中国临床案例

精神心理科病例精解

Psychiatric and Psychological Cases Analysis

主编 陈 俊

上海科学技术文献出版社
Shanghai Scientific and Technological Literature Press

图书在版编目（CIP）数据

精神心理科病例精解 / 陈俊主编 . -- 上海：上海
科学技术文献出版社，2022
（中国临床案例）
ISBN 978-7-5439-8630-5

Ⅰ.①精… Ⅱ.①陈… Ⅲ.①精神病—病案—分析
Ⅳ.① R749

中国版本图书馆 CIP 数据核字（2022）第 136131 号

策划编辑：张　树
责任编辑：应丽春
封面设计：李　楠

精神心理科病例精解
JINGSHEN XINLIKE BINGLI JINGJIE
主　　编：陈　俊
出版发行：上海科学技术文献出版社
地　　址：上海市长乐路 746 号
邮政编码：200040
经　　销：全国新华书店
印　　刷：朗翔印刷（天津）有限公司
开　　本：787mm×1092mm　1/16
印　　张：17.75
版　　次：2022 年 8 月第 1 版　2022 年 8 月第 1 次印刷
书　　号：ISBN 978-7-5439-8630-5
定　　价：158.00 元

http://www.sstlp.com

《精神心理科病例精解》

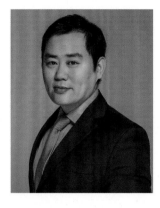

陈俊，男，精神病与精神卫生学博士，主任医师，博士生导师，世界精神病学协会/凯斯西储大学心境障碍项目访问学者。现任上海市精神卫生中心临床研究中心办公室主任，上海市精神疾病临床医学中心办公室主任，渥太华大学医学院创新医学教育系兼职教授。

兼任国际双相障碍学会（ISBD）常务理事、亚洲区主席、环太平洋精神病学家学会（PRCP）杰出会士，中华医学会精神医学分会（CSP）青年委员会副主任委员，中国医师协会精神科医师分会（CPA）委员，中国医促会（CPAM）医疗质量控制分会常务委员，中国医促会（CPAM）睡眠医学分会委员，海峡两岸医药卫生交流协会精神卫生和精神病学专业委员会委员，中国心理卫生协会心理治疗与心理咨询专业委员会内观疗法学组副主任委员，世界双重诊断协会（WADD）中国分会副主席。

主要研究方向为心境障碍的现象学和治疗学，包括使用认知影像学、遗传影像学等手段寻找心境障碍的生物学标记物，使用大数据分析方法寻找疾病的早期诊断和复发预测指标，使用强化基于评估的治疗方法改善患者的长期预后。

承担国家自然科学基金中加合作项目、青年科学基金项目、上海市科委医学引导类项目、上海申康三年行动计划项目、上海市市级医疗卫生优秀青年人才培养计划等多项国家级和市局级科研项目。此外，作为主要研究人员参与了国家863计划，国家十五、十二五、十三五科技攻关计划，国家自然科学基金情绪与记忆环路重大专项培育项目等众多国家级科研项目。

Neuropsychiatric Disease and Treatment 杂志副主编。发表论文上百篇，其中发表第一和通讯作者SCI期刊论文16篇，参与发表SCI期刊论文40余篇，发表中文论文25篇，参与发表中文论文50余篇，参编著作17部。

首先想说的是，国外精神心理类似案例集（case book）的书很多，像著名的 Case Files 系列之 *Case Files : Psychiatry* 已经出到第六版。案例集的用途多是两种情况，一是作为新出炉的诊断标准的演示说明，有时还有好几种，如《精神障碍诊断与统计手册》（*The Diagnostic and Statistical Manual of Mental Disorders*，DSM）第 5 版相关的就有 DSM-5 Clinical Cases，Learning DSM-5 by Case Example 或是 Casebook for DSM-5，旨在让医生能及时掌握最新诊断体系的精髓要义；二是服务于职业生涯早期的年轻医生，因其临床经验有限，读这类书可以增长见识，如 *Case Files : Psychiatry* 以 60 个真实病案来说明基本概念，每个病例包括完整的讨论、关键词的定义、对提问的正确答案的详尽解释、参考文献等。当然，属于精神科医师自传体式的书也不少，讲述个人行医体验、打消大众对精神科及精神障碍的神秘感。

好的案例集都是让读者首先走进人类生活的复杂现实，或语境，让人理解此时此地此人所思所想、所作所为，而不是简单地记住某个事实，它也有助于把晦涩难懂的概念转变为清晰明了的例子。

《精神心理科病例精解》是一本写得很用心的书。通览全书，我有这样的体会：

1. 案例来自于现实生活、来自临床第一线，年龄、性别、背景和生活条件各异，从儿童青少年到老年人，从门诊到住院。

2. 专家的诊断和治疗以循证为依据，以问题解决为导向。

3. 以最新的国际公认诊断体系进行诊断，是国内首个采用《疾病和健康有关问题的国际统计分类》第 11 版（ICD-11）之第 6 章精神、行为和神经发育障碍和第 7 章睡眠—觉醒障碍诊断标准的案例集，个别延伸至第 8 章神经系统疾病的诊断，有助于从总体上理解把握 ICD-11 的诊断架构；有些诊断是自 ICD-11 才开始出现的，如混合性抑郁焦虑障碍，对转变诊断观念有帮助；有些案例出现多重诊断，这是以往比较少见的。

4. 病例呈现形式和内容简明易懂。案例格式十分规范：病历摘要包括患者基本信息，主诉、现在史、既往史、家族史和个人史；体格检查和实验室检查；精神状态（精神检查）与症状评估；诊断与鉴别诊断；治疗计划和治疗方案依据；诊疗过程；对病例的分析和病种的介绍；由另一位专家进行案例点评，最后附上参考文献。文中给出示范性常规筛查工具，为患者诊断治疗提供了方便的清单。

5. 案例涉及的障碍和疾病覆盖范围较广，并提供了在一系列治疗场景中的相关经验：咨询中心，专科医院门诊、病房，综合性医院门诊、病房，联络会诊服务等。

6. 治疗方案及其原理依据当今先进的以循证为依据的个性化治疗，参照了国际公认的指南推荐，如 *Canadian Network for Mood and Anxiety Treatments*（CANMAT），也包括国内权威的指南如《中国抑郁障碍防治指南（第二版）》，可以进一步划分为诊断试验、精神药物治疗、心理治疗、心理教育、技能训练和转诊服务。

总之，《精神心理科病例精解》可以作为一本精神科医生、护士、精神病学和临床心理学研究生很好的补充教材。当然缺陷在所难免，如个别病例诊断或鉴别诊断依据偏简单，参考文献偏少，痴呆案例的影像学图片因印刷版面所限，不十分清晰，不过整体上瑕不掩瑜。

这本书的作者群，正是以"70后"为主打，在中国精神心理领域当前最活跃的一批中青年专家，有幸目睹他们一路成长起来，各自成为精神心理领域医教研防某一领域、方向有知名度、有影响力的专家名家。精读此书也是对我自身的相关知识进行更新充电，相当于接受了一次继续医学教育，获益良多，谨写此序，作为一点读后感。

上海市精神卫生中心
2021 年 10 月于上海

多位志同道合的精神科专家，也是我多年的学友和朋友。他们临床实践中常常关注并思考如何提高精神疾病的诊断准确性和治疗有效性，以及不同医疗机构医疗水平怎么样同质提升。为此，他们一拍即合，统括真实世界临床工作中多个典型案例，撰写成《精神心理科病例精解》，系统呈现精神疾病的诊治过程，希冀对各级临床医师以启发，给患者带来更合理、更有效、同质专家水平的帮助。善莫大焉！

长期以来，精神科临床工作面临着诸多困惑和患者未满足的需求，很大程度上是因为精神疾病的异质性，各类别精神障碍缺乏明确的病理性靶标。因而在疾病识别、评估、诊断方面往往常常不够客观、各说其是，而治疗方面则不够规范、五花八门，其结果导致精神疾病患者难以获得良好的转归与结局。众所周知，面向医学生的《精神病学》教材更多的是系统阐述公认的学科理论和精神疾病较为确定的主要发现，除外面向住院医师规范化培训的《精神病学》教材有所涉及临床案例，大多数教材鲜有介绍具体案例的诊治过程。鉴于此，《精神心理科病例精解》应运而生，通过真实世界鲜活的临床病例，充分展现和演示具体精神疾病的临床特征、评估要点、诊断思路、治疗选择，并对应点评分析，既是理论与实践结合的良好方式，更是年轻精神科医生快速成长的重要途径。

《精神心理科病例精解》选题接地气、布局从实际、编写甚用心。通过精神科临床门诊或住院、不同病种、不同人群的真实案例，将专家们依托评估的分析思路、遵照体系的诊断过程、基于循证的治疗计划一一展现，让年轻医生读者可以更顺畅、更简单地抓住要点、掌握诀窍、提高技能，理解精神活动的复杂性，梳理病理心理的异常表型，提炼精神障碍的诊治思路。

从加快年轻精神科医生的培养，到实现患者康复的共同需求，迫切需要更多类似《精神心理科病例精解》这样的专著，以补充教材、诊断手册、治疗指南等的过于理论化的短板，有迹可循地指导临床工作。该书可供精神科医生，尤其是刚进入规范化/专科化培训阶段的年轻医生、心理治疗师、护士、社工与康复师，全科医师，精神病学/临床心理学研究生的学习研读。

本书作者是当前我国精神心理领域思想活跃、颇有建树的一批中青年专家，他们不仅有丰富的临床实践经历，见识更与国际接轨，是我国精神医学界知名度和影响力俱佳的专家学者。期待读者们从他们的著作中获益，勤练内功，提升能力，更好地造福于广大的精神疾病患者。

上海交通大学医学院

2021 年 10 月于上海

　　时光荏苒，依稀记得第一次踏入"600 号"（上海市精神卫生中心）的大门是 2000 年本科临床实习。初次接触精神科临床工作的我，一边翻着厚厚的精神病学教科书和各种精神障碍诊断标准，一边面对病房里那些有着生动、鲜活精神症状的患者，总感觉精神科的诊断和鉴别诊断非常的深奥，对于初学者来说不够友好。随着自身经验的慢慢累积，经过了"看谁都有点精神病的"自恋期，我开始真正意识到，精神病学的魅力和挑战所在。我们面对的患者有着不同的成长经历，哪怕是同一个症状在不同患者身上都会有不同的表现形式和内容。因此，临床医生需要综合患者、家属和照料者的病史和观测，进行个体化评估和治疗。对于一个初学者来说，判断病和非病已很有难度，在目前没有生物学标记物的基础上明确诊断就更加扑朔迷离。所以，一个好的临床案例能够让医生对于疾病有明确的代入感，详尽的鉴别诊断更是提高医生临床诊疗思路的利器。国内外一直有各类精神科临床案例集，但是贴合世界卫生组织最新诊断标准 ICD-11 相关的案例集，目前还没有。

　　在一个雨后的清晨，编著一本和 ICD-11 诊断同步的新临床案例集——这个想法在我脑海中震荡。做一个决定容易，但编制过程需要来自全国各地的青年才俊支持。在本案例集中，每一个案例都倾注了各位同道的心血，从案例的选择到专家点评，各位编委克服新冠疫情带来的种种不利因素，付出了辛勤劳动，最终才有了现在这本内容精彩丰富、值得每一位精神科医师持有的案头书。

　　本书共 35 个案例，案例诊断贴合新的 ICD-11 诊断框架，每个案例都由具有丰富临床经验的精神科专家提供。案例内容包括从病史概述、诊断及鉴别诊断、诊疗经过及随访、病例分析、疾病介绍、专家点评等几个部分进行描述。经反复修改，保证了案例既有客观临床病史资料的呈现，同时也有医生的临床诊断分析和个人经验总结，以及关于该疾病最新的诊疗思路。每个案例的专家点评更是提纲挈领，切中关键。

　　希望这本案例集的出版能帮助到每一位精神科医师，特别是年轻精神科医师，能更准确地把握新的诊断标准，更好地治愈我们的患者。感谢本书的名誉主编徐一峰教授和方贻儒教授，在百忙之中给予悉心指导和严格审核，并为本书作序；还要感谢副主编马现仓教授、朱刚教授和胡少华教授在编著过程中出谋划策，让本案例集更加贴合临床应用。此外，还要感谢临床案例的每一位提供者和指导专家，是你们一次次的修正，才有了本案例集的精彩内容。最后，本案例集出版过程中得到了上海科学技术文献出版社的大力支持，一并致谢。

编　者

目 录

病例1　精神分裂症

一、病历摘要

基本信息：男性，20岁，学生，高中在读，2018年7月第二次住院。

主诉：凭空闻人语、疑心大2年，再发1个月。

现病史：2年前无明显诱因逐渐出现疑心大，认为有人要害自己，紧张、担心，怕外界的一切噪音。在人多的地方容易胸闷、气短，睡眠减少，入睡难，每晚能睡5～6小时，白天头痛、乏力，情绪烦躁，注意力涣散，上课老师讲老师的，自己想自己的事，学习状态不好，成绩下降，从以前的全班排名前十到最后的倒数十名。有时发呆，认为周围的人咳嗽等一举一动都是针对自己，耳朵里总是有个声音在骂自己，嘲笑自己，骂自己不要脸、学习不好，笑现在这个状态，声音无时不在，自言自语，和听到骂自己的那个声音对骂。另外，脑子里有个声音总是和自己对立，自己说东，那个声音就说西。自己心里想什么，感觉身边的人都知道，于是觉得很烦，用手打自己的脸，莫名其妙的难受、流眼泪。当时就诊于某医院住院治疗，诊断为精神分裂症，给予利培酮4mg口服后好转。出院后不规律服药，症状时有波动，半年前自行停药。1个月前无明显诱因逐渐出现晚上睡眠时凭空听见后院山坡上有人说话的声音，说话的是陌生人，说话的内容大多是在骂自己等，有时声音还会指挥自己做一些事情，但没有照着做，感觉有陌生人要害自己，吃的饭里有毒，有警察跟踪自己是想要保护自己，村里人笑话自己没钱，在背后说自己坏话，走在路上时感觉陌生人的眼神是在针对自己，感觉自己的想法不用说别人也知道，感觉自己被控制了，但具体说不清。注意力不集中，经常走神。现为求进一步诊治遂来医院，门诊以"精神分裂症"收治入院。自发病以来，否认外跑、伤人毁物等冲动行为。食纳及夜休差，大小便未见明显异常。

既往史：既往体健。否认高血压、糖尿病病史，否认肝炎、结核等急、慢性传染病病史，否认食物及药物过敏史，否认手术及输血史。

个人史：生于原籍，否认长期外地居住史。母孕体健，足月顺产，出生时有可疑的"难产缺氧"病史，走路、说话等生长发育未见明显异常，适龄上学，高中在读，成绩一般，与同学相处关系尚可。父母非近亲结婚，胞一行一，性格内向，人际关系一般。抽烟1年，半包/日，否认饮酒等其他不良嗜好。

家族史：父母健在。家族中两系三代否认精神发育迟滞、精神病史，否认酗酒者，否认其他家族性遗传病史。

体格检查：T 37.1℃，HR 94次/分，R 20次/分，BP 120/63mmHg。

一般内科查体无异常。

神经系统查体：眼球运动自如，直接间接对光反射灵敏，伸舌居中，颅神经检查未见阳性体征，四肢痛触觉对称存在，四肢肌力5级，肌张力始终，反射对称，双侧指鼻稳准，生理反射存在，双下肢病理征阴性，颈软，脑膜刺激征（−）。

精神检查：意识清晰，眼神欠灵活，家人陪同下自动步入病房，时间、地点及人物定向力可。年貌相符，衣着得体，接触被动，对周围环境态度尚可，精神检查尚合作。感知觉方面可查及评论性及命令性幻听：凭空听见后院山坡上有人说话的声音，说话的是陌生人，说话的内容大多是在骂自己等，有时声音还会指挥自己做一些事情。思维尚流畅，语音低，语量尚可，回答问题基本切题，思维形式方面暂未查及明显异常。思维内容方面可查及被害妄想：感觉有陌生人要害自己，吃的饭里有毒，有警察跟踪自己是想要保护自己；关系妄想：村里人笑话自己没钱，在背后说自己坏话，走在路上时感觉陌生人的眼神是在针对自己；被洞悉感：感觉自己的想法不用说别人也知道；被控制感：感觉自己被控制了，但具体说不清。情感反应不协调，情感平淡，回答问题时面部表情变化少。意志减退，不能正常完成工作，近期频繁换工作，个人卫生尚可自行完成。精神运动偏抑制，否认外跑、伤人毁物等冲动行为。注意力欠集中，问答时常走神，远近记忆力尚可，计算力可。自知力不全，不能正确认识自己病情，缺乏明确的求治渴望。

二、辅助检查

性激素全套示：垂体泌乳素57.74ng/ml。血常规、尿常规、粪常规、肝肾功电解质、糖化血红蛋白、感染性指标、超敏C反应蛋白均未见明显异常。

心电图示：窦性心律，大致正常心电图。

影像学检查：头颅 CT 平扫示脑实质未见明显异常，左侧上颌窦少许炎症。

阳性与阴性量表评分（PANSS）总分：103 分。

三、诊断

ICD–11 6A20.10 精神分裂症，多次发作，目前为症状性。

诊断依据：

1. 男性，青年，20 岁，高中文化。慢性起病，复发性病程，病史 2 年。

2. 以评论性幻听和被害妄想为首发症状，逐渐出现关系妄想、命令性幻听、被洞悉感、被控制感等精神病性症状为主要表现，病程连续性，经治疗后好转，停药后症状复发。

3. 神经心理测试显示存在较多阳性症状及少量阴性症状。

4. 查体、辅助检查、影像学检查未查及明显异常。

四、鉴别诊断

1. 重度抑郁发作或双相情感障碍伴精神病性症状　精神分裂症和重度抑郁发作或双相情感障碍伴精神病性症状之间的区别，取决于心境紊乱和精神病性症状的时间关系，以及抑郁或躁狂症状的严重程度。患者存在轻度的抑郁体验，但精神病性症状持续时间更长，症状更严重，故暂不考虑。

2. 分裂情感性障碍　诊断分裂情感性障碍，需要重度抑郁或躁狂发作与精神分裂症的活动期症状同时出现，心境障碍还要存在于活动期的整个病程的大多数时间。患者以精神病性症状为主，抑郁体验存在时长及严重程度均达不到该诊断。

3. 妄想性障碍　是一组以长期持续性妄想为唯一或最突出的临床特征的精神障碍，妄想的内容及出现的时间与患者的生活处境密切相关，具有逻辑性、系统性特点。患者妄想内容丰富、离奇，泛化明显，故不考虑。

五、诊疗经过

给予患者利培酮口服液 1mg 每晚 1 次，劳拉西泮 0.5mg 每晚 1 次起始，利培酮口服液逐渐滴定加量至 2mg 每日 2 次，出现轻微手抖、胳膊硬活动不灵活后加用苯海索 1mg 每日 2 次，同时联合 MECT 治疗 10 次。

治疗 1 周后，患者幻听较前减少，关系妄想、被害妄想仍然存在，自诉耳边能听到的声音较前少了，仍有不安全的感觉，感觉周围的人对自己不友好。治疗 2 周后，患者幻听消失，关系妄想、被害妄想等较前减轻，自知力仍不存在，自诉耳边的声音基本消失，不安全和被别人针对的感觉少多了，但认为现在没有这种感觉是因为医院里面比较安全。治疗 3 周后，患者幻听及被害妄想、关系妄想等精神病性症状基本消失，自知力未恢复，仍不愿意承认自己有病，但是能配合吃药，复查血常规、肝肾功电解质及心电图均未见明显异常，经评估后带药出院。住院期间针对上次出院后患者服药依从性差停药导致复发，加强对患者及家属的疾病教育，告知治疗的必要性及药物治疗的周期，嘱家属监督患者服药，定期门诊复诊。

六、随访

出院后定期门诊复诊，患者在家属的督促下能按时服药，症状控制可，逐渐停用劳拉西泮。半年后患者复学，由家属陪读监督服药，病情基本平稳，仅上课时稍感乏困，在完成学业及与同学相处方面遇到一些困扰，体重稍有增加，利培酮逐渐减量至 2mg 每晚 1 次，停用苯海索，在门诊给予患者长程的个体心理治疗，帮助患者恢复社会功能。一年后复诊，患者偶有漏服药物，症状未见反复，学业基本能完成，体重约增加 5kg。

七、病例分析

该病例患者为青年男性，慢性起病，复发性病程，以幻觉和妄想为突出表现，主要表现为评论性幻听、命令性幻听、关系妄想、被害妄想、被洞悉感等精神病性症状。查体、实验室检查及影像学检查均无明显异常，排除其他继发可能的原因，符合临床精神分裂症的诊断标准，是一例典型的精神分裂症患者。临床上还需要与重度抑郁发作或双相情感障碍伴精神病性症状、分裂情感性障碍和妄想性障碍等疾病进行鉴别。

通过对该患者的治疗和随访，我们能够具体的观察到这例精神分裂症患者的病情特点：发病以青少年多见，起病多缓慢，病程迁延，呈慢性化，需要长期坚持服药，患者自知力未完全恢复导致服药依从性差，需要家属监督。本病例在症状初期单用抗精神病药物，疗效效果较好，但患者不能坚持服药，导致病情存在波动，彻底停药后病情复发，再次入院治疗后单用抗精神病药物治疗效果不佳，联合MECT治疗后症状逐渐控制，二次出院后患者能规律随访、坚持服药，症状控制尚可。这也提示我们在精神分裂症患者的治疗过程中，除了急性期尽快控制症状，在巩固期和维持期还应该加强随访，建立医患联盟，加强患者及家属的疾病教育，指导患者和家属科学的治疗和康复。

八、疾病介绍

（一）概述

精神分裂症（schizophrenia）是一组病因、临床表现、治疗反应及病程不同的疾病。临床表现涉及感知、思维、情感、认知和行为方面的异常，这些表现在不同的患者及同一患者的不同时期会有不同。多缓慢起病，病程迁延呈慢性化和精神衰退的倾向，多起病于青壮年，疾病对患者的影响通常严重而持续。精神分裂症是最常见的重性精神疾病之一，但其本质特征尚未明了，诊断主要依据全面的病史材料和精神状况检查，缺乏特异的实验指标和病理生理体征。

精神分裂症的发病率与患病率在世界各国大致相等，终生患病率约为1%。总体上，男女患病率大致相等，发病的高峰年龄男性为10～25岁，女性为25～35岁。精神分裂症的患病率与家庭经济水平呈负相关。

（二）病因

导致精神分裂症的确切病因仍不清楚，发病主要与以下因素有关。

1. 遗传因素　家系调查、双生子及寄养子研究均发现遗传因素在本病的发生中起重要作用。但精神分裂症确切的遗传模式目前尚不清楚。

2. 神经发育　精神分裂症的神经发育假说认为，由于遗传因素和某些神经发育危险因素的相互作用，在胚胎期大脑发育过程中就出现了某种神经病理改变，主要是新皮质形成期神经细胞从大脑深部向皮层迁移过程中出现了紊乱，导致心理整合功能异常。

3. 神经生化异常

（1）多巴胺假说：该假说认为精神分裂症是中枢多巴胺（dopamine，DA）功能活动亢进所致，前额部 DA 功能低下可能与患者的阴性症状和认知缺陷有关。

（2）5- 羟色胺假说：该假说认为 5- 羟色胺（5-HT）功能过度是精神分裂症阳性和阴性症状产生的原因之一。

（3）谷氨酸假说。

（4）γ- 氨基丁酸假说。

4. 心理社会因素等有关　目前认为，心理、社会因素可以促发精神分裂症的发生，但常难以左右其最终的病程和结局，常见的社会心理因素包括文化、职业、社会阶层、移民、孕期饥饿、社会隔离与心理社会应激事件等。

（三）临床表现

精神分裂症的前驱期症状可以概括为以下几个方面：①情绪改变：抑郁、焦虑、情绪波动、易激惹等；②认知改变：出现一些古怪或异常的观念和想法等；③对自身和外界的感知改变；④行为改变：社交退缩或丧失兴趣，多疑敏感，职业功能水平下降；⑤躯体改变：睡眠和食欲改变、虚弱感、头痛、背痛、消化道症状等；⑥强迫症状。多数患者的前驱性症状持续数月甚至数年，且常在诊断确定后才会去回顾性的认定。

精神分裂症的显症期症状存在以下五个症状维度（亚症状群）：幻觉妄想症状群、阴性症状群、瓦解症状群、焦虑抑郁症状群和激越症状群。其中，前三类症状对诊断精神分裂症特异性较高。

1. 阳性症状　是指异常心理过程的出现，包括幻觉、妄想及言语行为紊乱（瓦解症状）。

（1）幻觉：以幻听最常见，在意识清晰状态下出现持续的评论性、争论性、命令性幻听常指向精神分裂症。幻听还可以以思维鸣响的方式表现出来。精神分裂症的幻觉体验不管是清晰具体还是朦胧模糊，多会给患者的思维、情绪和行动带来不同程度的影响。在幻觉的支配下，患者可能做出违背本性、不合常理的举动。

（2）妄想：属于思维内容障碍，绝大多数时候，妄想的荒谬性显而易见，但患者却坚信不疑。妄想是精神分裂症出现频率最高的症状之一，表现形式多样，临床上被害、关系、嫉妒、钟情、非血统、宗教和躯体妄想多见，同一患者可表现一种或几种妄想。在意识清晰的基础上持续出现某些离奇古怪或令人难以置信的妄想，常提示精神分裂症的可能。

（3）瓦解症状群：包括思维形式障碍和思维过程障碍、怪异行为和紧张症行为以及不适当的情感。

思维形式障碍定义为言语表达中明显的思维形式或思维活动量的紊乱，可以通过患者的言语和书写内容客观地观察到。思维形式障碍按严重程度由轻到重可表现为病理性赘述、思维散漫离题、思维破裂及词的杂拌。

行为症状可以表现为单调重复、杂乱无章或缺乏目的性的行为，可以是单个肢体的细微运动或涉及躯体和四肢的粗大动作，也可以表现为仪式化的行为（作态），但旁人无法理喻。紧张症行为表现为紧张性木僵或紧张性兴奋交替出现或单独发生。

不适当的情感是指患者的情感表达与外界环境和内心体验不协调，常表现为情感的反应性降低以及反应过度或不适当等形式。

2. 阴性症状　是指正常心理功能的缺失，涉及情感、社交及认知方面的缺陷，其中意志减退和快感缺乏是最常见的阴性症状。

（1）意志减退：患者从事有目的性的活动的意愿和动机减退或丧失。

（2）快感缺乏：表现为持续存在的、不能从日常活动中发现和获得愉快感，尤其是对即将参与的活动缺乏期待快感。

（3）情感迟钝：表现为不能理解和识别别人的情感表露和不能正确表达自己的情感。

（4）社交退缩：包括对社会关系的冷淡和对社交兴趣的减退或缺乏。

（5）言语贫乏：属于阴性的思维障碍，即言语的产生减少或缺乏。

3. 焦虑、抑郁症状　约80%的精神分裂症患者在其疾病过程中会体验到明显的抑郁和焦虑情绪，尤其以疾病的早期和缓解后期多见。精神分裂患者的抑郁、焦虑症状可能属于疾病的一部分，也可能是继发于疾病的影响、药物不良反应和患者对精神病态的认识和担心。

4．激越症状 主要表现为：①攻击暴力：部分患者可表现激越，冲动控制能力减退及社交敏感性降低，严重者可出现冲动攻击与暴力行为；②自杀：20% ~ 50% 的精神分裂症患者在其疾病过程中会出现自杀企图，最终死于自杀者约为5%。

5．自知力 精神分裂症患者在疾病发作期常缺乏自知力，自知力是影响治疗依从性的重要因素，自知力评估有利于治疗策略的制订。

（四）诊断

精神分裂症的诊断应结合病史、临床症状、病程特征及体格检查和实验室检查的结果来做出，典型病例诊断一般不难。

1．症状特点 一般来说，患者在意识清晰的基础上持续较长时间出现下述症状，出现的症状条目越多，诊断的信度和效度越高。

（1）思维鸣响，思维插入或思维被撤走以及思维广播。

（2）明确涉及躯体或四肢运动，或特殊思维、行动或感觉的被影响、被控制或被动妄想；妄想性知觉。

（3）对病人的行为进行跟踪性评论，或彼此对病人加以讨论的幻听，或来源于身体一部分的其他类型的听幻觉。

（4）与文化不相称且根本不可能的其他类型的持续性妄想，如具有某种宗教或政治身份，或超人的力量和能力（例如能控制天气，或与另一世界的外来者进行交流）。

（5）伴有转瞬即逝的或未充分形成的无明显情感内容的妄想，伴有持久的超价观念，连续数周或数月每日均出现的任何感官的幻觉。

（6）思潮断裂或无关的插入语，导致言语不连贯，或不中肯或词语新作。

（7）紧张性行为，如兴奋、摆姿势，或蜡样屈曲、违拗、缄默及木僵。

（8）"阴性"症状，如显著的情感淡漠、言语贫乏、情感反应迟钝或不协调，常导致社会退缩及社会功能的下降，但必须澄清这些症状并非由抑郁症或神经阻滞剂治疗所致。

（9）个人行为的某些方面发生显著而持久的总体性质的改变，表现为丧失兴趣、缺乏目的、懒散、自我专注及社会退缩。

2．病程特点 精神分裂症大多数为持续性病程，首次发作者通常要求在1个月及以上时期的大部分时间内确实存在上述症状条目 1 ~ 4 中至少一个或 5 ~ 8 中来自至少两组症状群的十分明确的症状。第 9 条仅用于诊断单纯型精神分裂症，且要求病期在一年以上。

3. 鉴别诊断　临床上常需与以下疾病鉴别。

（1）继发性精神病性障碍：凡能引起大脑功能异常的疾病均可能出现精神病性症状，当患者表现出任何不典型或少见的症状，或有意识水平变化时应重点与躯体疾病、脑器质性疾病、精神活性物质及治疗药物所致精神障碍相鉴别。

（2）其他精神病性障碍：分裂样精神障碍、急性短暂性精神病性障碍、分裂情感性障碍及妄想性障碍可以表现出与精神分裂症类似的症状，应予以鉴别。

（3）心境障碍：严重的抑郁或躁狂发作患者也会表现出与心境协调的幻觉或妄想，但这些精神症状在情绪症状有所改善时会较快消失，不是疾病的主要临床相。

（4）焦虑与强迫障碍。

（5）人格障碍。

（五）治疗

精神分裂症的治疗不论是首次发作还是复发的患者均应首选抗精神病药物治疗，而健康教育、工娱治疗、心理社会干预等措施应该贯穿治疗的全过程，即目前倡导的全病程治疗。对部分药物治疗效果不佳和（或）有木僵违拗、频繁自杀、攻击冲动的患者，急性治疗期可以单用或合用电抽搐治疗。目前常用的治疗手段如下。

1. 药物治疗

（1）药物选择原则：抗精神病药物的选择应根据患者对药物的依从性、疗效、耐受性、长期治疗计划、既往治疗的体验、年龄、性别及经济状况等综合考虑后选择药物。不同种类的抗精神病药物的不良反应差异较大，在临床实践中，针对每一个具体患者来说，药物治疗都是一个个体化的临床试验。

（2）药物使用的原则：建议早期、适量、足疗程、单一服药、个体化用药的原则。一旦确定患者有药物治疗指征，即应启动抗精神病药物治疗。抗精神病药物治疗一般不要突然停药。

（3）药物治疗程序：药物治疗包括急性治疗期（一般 4 ~ 6 周），其主要目的是尽快控制症状，防止疾病所致的继发性伤害；巩固治疗期（至少 6 个月），主要目的是防止疾病复发，协助患者恢复病前社会功能；维持治疗期（5年甚至更长），目的是防止疾病复发。

（4）药物选择：目前临床上使用较多的是第二代抗精神病药物，包括氯氮平、利培酮、奥氮平、喹硫平、齐拉西酮、阿立哌唑、氨磺必利、帕利哌酮等。

2. 心理治疗　有效的心理治疗可以提高精神分裂症患者对药物治疗的依从性、降低复发率和再住院率、减轻精神症状带来的痛苦、改善患者的社会功能和生活质量、为患者家属或照料者提供必要的支持。精神分裂症的优化治疗应将药物治疗与心理治疗进行有机地整合，以达到改善临床症状，提高社会功能和生活质量的治疗目的。精神分裂症心理治疗常用的方法包括支持性心理治疗、认知行为治疗、认知矫正治疗、家庭治疗、社交技能训练、心理健康教育、艺术治疗等。

3. 物理治疗　改良的电抽搐治疗（MECT）对精神分裂症患者有效，对急性发作的患者其疗效与抗精神病药物疗效相当，其他治疗方法还包括重复经颅磁刺激和深部脑刺激。

4. 健康教育　在精神分裂症的整个治疗过程中，建立医生、患者和家庭的医患联盟同样非常重要。医患联盟的职责包括向家属及患者介绍精神分裂症的疾病性质、症状表现及危害性、药物治疗的重要性和治疗过程中可能出现的不良反应及应对措施，争取家属和患者的配合，教育患者与医生合作，配合治疗，提高治疗的依从性，鼓励患者积极参加活动，加强社会功能训练，回归社会。

九、病例点评

精神分裂症是精神科一种比较常见、严重的精神障碍，也是精神科医生临床中必须掌握的常见病之一，但在临床诊断中仍然存在症状识别不清，诊断标准掌握不牢，评估不准确、药物方案不合理，全病程治疗理念不能够体现等系列问题，而精神分裂症是一种高复发，具有致残性的重型精神障碍，早期发现诊断和规范治疗显得尤为重要。本案例是一个临床中典型的精神分裂症复发案例，症状丰富，但是我们要注意从众多的幻觉妄想等阳性症状中去识别精神分裂症的特征性核心症状，因为幻觉妄想虽然常见于精神分裂症，但并不是精神分裂症的诊断依据。发现幻觉妄想，而不去注重幻觉妄想的性质、内容，非常容易造成误诊。精神分裂症的幻觉常以言语性幻听为主，而命令性幻听和争论性幻听才是精神分裂症的核心症状，精神分裂症的妄想则需要从妄想内容和逻辑上进行分析，具有怪异离奇，泛化的妄想内容才是精神分裂症的核心。而本案例中患者的幻觉妄想症状充分体现了这一特点，此外精神分裂症的情感和行为症状也常常表现出怪异不协调或者懒散退缩的特点，在临床中要注意发现和准确识别。

精神分裂症的治疗是以使用单一非典型抗精神病药物为主的全病程治疗理念，根据第二版《中国精神分裂症防治指南》，首发精神分裂症患者规律服药时间至少 1 ~ 3 年，甚至可能更长。本案例的患者正是因为首次发作时没有按时服药，造成半年后病情复发。而国内的研究提示精神分裂症患者出院后 1 年的复发率达到了 40.8%，平均复发时间 6 个月。所以在治疗中对患者自知力和主动服药依从性的评估非常重要，同时对患者家属或监护人的健康知识教育，对于患者按时服药的监督和提醒有着非常重要的作用。国外研究结果显示，每年停药时间达到 10 天，患者复发风险就会显著升高，所以每天规律服药对于阻止疾病复发非常重要。

参考文献

［1］郝伟，陆林.精神病学（第8版）［M］.北京：人民卫生出版社，2018.

［2］李凌江，陆林.精神病学（第3版）［M］.北京：人民卫生出版社，2015.

［3］赵靖平，施慎逊.中国精神分裂症防治指南（第2版）［M］.北京：中华医学电子音像出版社，2015.

［4］宓为峰，等.抗精神病药物依从性及精神分裂症复发情况调查研究报告［J］.中华精神科杂志，2012，45（1）：25-28.

［5］Weiden PJ，et al.Partial compliance and risk of rehospitalization among California Medicaid patients with schizophrenia［J］.Psychiatr Serv，2004，55：886-891.

（案例提供：焦　翔　西安交通大学第一附属医院）

（点评专家：马现仓　西安交通大学第一附属医院）

病例 2 分裂情感性障碍

一、病历摘要

基本信息：男性，21 岁，学生，大学在读，2019 年 6 月第一次就诊。

主诉：间断情感高涨，疑心大，1 年余，再发 1 个月。

现病史：1 年余前（大三）患者和女朋友驾车去内蒙古鄂尔多斯游玩，返回途中发生车祸，当时未昏迷，无明显外伤，自诉没事，未做任何检查及治疗。返回家中后家人发现患者话多，胡言乱语，说自己是皇上，是公司老总，很有钱，很厉害，到旅游景点买了许多纪念品计划送人。说交警队的人总跟踪和监控自己的行踪，要陷害自己。有时说自己不是自己，是受人摆布的。情绪容易激动，不允许女朋友回家，扬言女朋友走就自杀，用头撞墙来威胁家人和女朋友。不去上学，不愿出门，把自己关在家里。遂来住院，头颅 CT、脑电图、心电图、血常规等相关实验室检查未见明显异常，诊断为分裂情感性障碍，给予奥氮平 15mg/ 日，氯硝西泮 1mg/ 晚，辅助经颅磁和电子生物反馈等治疗，病情缓解后出院。出院后在家人监督下服用奥氮平维持治疗，病情平稳，返校上学，期间上课及成绩尚可，人际交往基本恢复正常。3 个月余前因实习，患者自行停药。1 个月前家属从患者微信朋友圈发现其说大话，胡言乱语，说把公司已经研究透了，要自己当大老板，和公司合作，患者父亲即驾车接患者回家，当晚凌晨 1 时，患者趁其父熟睡时，驾车外出兜风，家属报警后清晨才被找到。次日家属将患者送至当地医院要求住院治疗，但患者拒绝，即带药回家治疗（奥氮平 5mg/ 晚口服），服用 1 周效果不佳，患者仍兴奋话多，吹牛说大话，难以打断，说自己是大老板，能在手机上开像淘宝和拼多多一样的网店，向朋友借钱，透支银行卡，甚至网贷，在手机上乱花钱买东西。情绪不稳，爱发脾气。发现周围人看自己的眼神怪怪的，怀疑有人要害自己，跟踪、监视自己。能够听到好多人在议论和评价自己，觉得自己的思想和行为已经被那些人控制，他们让自己向左走自己不敢向右走，因此不敢出门。说父母不听自己的安排，要去看抑郁症，要自杀。家属因此来医院进一步诊治，门诊以

"分裂情感性障碍"收住院。本次发病以来食欲可，二便正常，睡眠差，每晚仅休息2～3个小时。无外跑、冲动伤人行为，存在自伤自杀观念。无发热、腹泻及感染病史。

既往史：体健。否认有高血压、糖尿病等重大躯体疾病史，否认肝炎、结核等急、慢性传染病病史，否认手术及外伤史，否认食物药物过敏史。

个人史：兄弟三人，排行老三。生于原籍，除上大学外无长期外地居住史。母孕体健，足月顺产，幼年成长发育正常，适龄上学，成绩一般，平素性格内向，与同学相处关系融洽。有吸烟史8年，最近每日20支左右，偶尔饮酒。

家族史：无特殊。

体格检查：T 36.1℃，HR 94次/分，R 20次/分，BP 136/72mmHg。

一般内科查体无异常。

神经系统查体：眼球运动自如，直接间接对光反射灵敏，颅神经检查未见阳性体征，四肢痛触觉对称存在，四肢肌力5级，肌张力对称，生理反射存在，病理征阴性，脑膜刺激征（－）。

精神检查：意识清楚，自动入室，衣着整洁，年貌相符，接触主动，讲话时眉飞色舞，滔滔不绝，难以打断，应答基本切题，精神检查欠合作。时间、地点、人物定向力完整。感知觉可查及言语性评论性及命令性幻听，自觉听见好多人议论自己，议论自己行事不恰当，命令自己出门开车。思维奔逸，稍显散漫，语音高，语速快，语量多，说话滔滔不绝，自觉脑子反应快，可查及夸大妄想，关系妄想，被害妄想，被控制感，认为自己是大老板，能力很强，发现周围人看自己的眼神怪怪的，怀疑有人要害自己，跟踪监视自己，觉得自己的思想和行为已经被控制。情感高涨，面部表情活跃，谈话中表情兴奋，有感染力，稍显急躁。意志行为增强，行为鲁莽，透支银行卡及网贷消费，半夜独开车外出，睡眠需要减少。精神运动不协调性兴奋，有外跑风险。粗测记忆力及智能无明显异常。自知力缺乏。

二、辅助检查

血常规、粪常规、尿常规、生化、甲功、肝炎、梅毒等检测无异常。

心电图示：窦性心律，大致正常心电图。

影像学检查：头颅CT未见明显异常。

BRMS 量表评分：26 分（严重躁狂）。

阳性与阴性量表评分（PANSS）总分 94 分，阳性因子总分 33 分，阴性因子总分 9 分。临床总体影响量表评分（CGI）：5 分。

三、诊断

ICD-11 6A21.1 分裂情感性障碍，多次发作。

诊断依据：

1. 青年，男性，21 岁，大学本科文化。病史 1 年余，发作性病程。

2. 首次发病时同时表现突出的精神分裂症症状（被害妄想，被控制体验）和躁狂发作症状（心境高涨，言语增多，易激惹，意志行为增强，夸大妄想），且同时满足精神分裂症和躁狂发作诊断需求，治疗后症状缓解，缓解期无残留症状，基本恢复正常社会功能。

3. 本次发病也同时表现为突出的分裂症症状和躁狂症状，包括言语性评论性及命令性幻听，思维被控制感，夸大，关系及被害妄想思维内容障碍；以及情感高涨，思维奔逸，兴奋话多，急躁，意志行为增强，偶有精神运动性兴奋表现。本次病程 1 个月。

4. 心理测试显示　突出的躁狂及精神病性症状，社会功能明显受损。

5. 辅助检查　实验室检查、影像学检查及脑电图检查均未见明显异常。

四、鉴别诊断

1. 器质性精神障碍　患者无重大躯体疾病，未使用可以导致精神症状的精神活性物质及药物，入院后实验室检查也无阳性发现，暂不考虑该诊断。

2. 精神分裂症　发作时主要表现情感反应不协调，躁狂情感色彩不鲜明，也不会具有感染力；行为方面多表现为精神运动性不协调，行为无目的和条理性，或被动懒散；因此，暂不考虑该诊断。

3. 躁狂发作　即使出现精神分裂症的症状，严重程度及特征也不是主要的临床相，症状不足以满足躁狂发作的诊断。

五、诊疗经过

给予患者奥氮平 5mg/ 次，2 次 / 日起始，联合丙戊酸钠 0.5g/ 晚，氯硝西泮片 2mg/ 晚，奥氮平逐渐滴定加量至 10mg/ 次，2 次 / 日口服。

用药 1 周后复查心电图、肝功能未见明显异常；患者睡眠明显改善，被控制感消失，跟踪监视感较前减少，外跑行为减少，但情绪仍高涨，接触主动，情绪不稳，时有烦躁，说大话，查房时说要送医生一辆路虎，自己的哥哥是厂长，自己是检验科科长。用药 2 周后，复查肝功能未见明显异常。心电图：HR 102 次 / 分，加用普萘洛尔 20mg/日。患者情感高涨明显减轻，情感反应及接触较前适切，偶有说大话，易激惹，认为自己还是有能力做大事的，自尊心强，认为大家看不起自己，但自我评价较前降低，被害及关系妄想消失。用药 3 周后，复查血常规、肝肾功、丙戊酸钠浓度未见明显异常。空腹血糖：5.1mmol/L。心电图 76 次 / 分。患者主被动接触适切，思维形式正常，对答切题流畅，情绪较前稳定，偶有急躁，无明显精神病性症状，自知力恢复，认为自己之前是有一些不正常的表现，比如吹牛说大话、晚上不睡觉、外跑等。家属陪同下出院。

六、随访

出院后半年坚持门诊随访，患者出院 3 个月后复查，血常规、肝肾功能、血脂、心电图及丙戊酸钠浓度未见异常。空腹血糖 5.3mmol/L，糖化血红蛋白 5%。自觉白天困乏无法坚持实习，将奥氮平减至 15mg/ 日，余药物治疗方案同前。患者能够坚持实习，勉强能够完成工作量，人际交往尚可，但自觉脑子反应不如从前，记忆力稍差，总体病情稳定，未见明显症状反复，用药依从性好。

七、病例分析

该病例患者为青年男性，急性起病，发作性病程，首次发病即同时表现出突出的分裂症症状和躁狂症状，经过第二代抗精神病药物治疗后症状缓解，缓解期无残留症状，基本恢复正常社会功能。患者停药 2 个月后再次发病，包括言语性评论性及命令性幻听，被控制感，夸大，关系及被害妄想等典型的精神分裂症症状，以及情感高涨、思维奔逸、兴奋话多、易激惹、意志行为增强等典型躁狂表现。2 次发作均既排除其他继发病因，也无法用单一的"精神分裂症"或"双相情感障碍躁狂发作"解释症状，依据 ICD-11 诊断标准，符合"分裂情感性障碍，多次发作（schizoaffective disorder, multiple episodes）"诊断，是一例典型分裂情感性障碍的患者。

对于分裂情感性障碍的治疗，首次发作使用的药物治疗方案选择第二代抗精神病药物治疗单药治疗，足量足疗程后疗效较好，症状完全缓解，社会功能也恢复病前水平。自行停药后病情反复，我们依据诊疗原则，分裂情感性障碍急性发作期需要尽快控制精神病性症状及情感症状，针对患者本次的精神病性症状及躁狂表现，尤其存在精神运动性兴奋及外跑行为，治疗上选择了第二代抗精神病药物，心境稳定剂及镇静催眠药物联合的个体化用药方案，力求尽快控制病情。同时，在整个治疗过程中密切关注患者的心电图，肝肾功能及血糖血脂等实验室指标，保证用药安全性。

通过对患者病程的回顾和随访，我们能够观察到分裂情感性障碍是一组精神分裂症状（幻觉，妄想等精神病性症状）和情感症状（该患者表现为躁狂）同时存在，症状又同样典型，具有反复发作特点的精神疾病，用药后症状缓解较快，预后也好于精神分裂症。因为临床症状的复杂，治疗上主要针对目标症状进行治疗，该患者表现为突出的躁狂及分裂症样表现，对于分裂情感性障碍躁狂相来说，现有证据提示第二代抗精神病药物单药或联合心境稳定剂均有疗效，应该依据既往用药疗效及症状的严重程度个体化用药，患者首次发病奥氮平单药治疗效果较好，第 2 次发病时考虑情感症状更为严重，且伴有冲动外跑行为，因此选择奥氮平联合丙戊酸钠尽快控制精神病性症状及躁狂症状，同时评估用药安全性，且对患者及家属加强疾病教育，充分认识疾病特点，提高治疗的依从性。

八、疾病介绍

1. 概述　分裂情感性障碍为一类发作性精神障碍，分裂症症状及情感症状在同一次发病中同时出现又同样突出，且常有反复发作的倾向。本病多在青少年期或成年期发病，较抑郁症及躁狂发作发病年龄轻。起病多数较急，病程多为间歇发作，缓解良好，预后一般不及情感性障碍，但好于精神分裂症。精神分裂症的终生患病率在

3.8‰~8.4‰。美国报道的这一数字高达13‰，年发病率报道约为0.22‰。对于SAP的属性尚无统一看法，认为是精神分裂症或情感性精神病的一个变型，或是两种疾病的混合状态或中间状态，但国际疾病分类，无论是ICD-11，DSM-5均将其列入精神分裂症及其他原发性精神病性障碍章节。

2. 病因机制　分裂情感性障碍目前病因不明，其本身是否是一类独立的精神疾病目前尚存争议。来自遗传学、神经精神病学、神经影像学以及分子神经病学的研究资料并没有发现精神分裂症、分裂情感性障碍、情感障碍之间存在明确的分界。相反，有些证据支持其与精神分裂症及情感障碍在遗传和病理生理上存在重叠。Tsuang的研究发现，家族成员患分裂情感性障碍的危险程度在精神分裂症和情感障碍之间，并认为抑郁型靠近精神分裂症、双相型靠近传统的情感障碍、分裂情感性障碍与精神分裂症及情感障碍有遗传学上的关系。Meltzer等回顾了关于分裂情感性障碍的研究结果，发现分裂情感性障碍与情感障碍有一些相似之处，如5-HT重吸收减少，REM潜伏期缩短。而Wehby等使用了抑郁症的两种标记物进行研究，通过DST（地塞米松抑制试验）、TRH（催乳素抑制试验），发现分裂情感性障碍患者的反应更接近精神分裂症，而与情感障碍相差较大。由此，有的学者认为分裂情感性障碍是分裂症与情感障碍的共同体；而有的学者认为分裂情感性障碍实际是情感障碍与精神分裂症连续谱系上的一个中点。因此，对于分裂情感性障碍在疾病分类中的地位目前仍存在较大争议。

3. 症状特征及诊断　分裂情感性障碍为一种发作性精神障碍，其特征是在一次发作中，精神分裂症症状与情感性症状均很突出，且同时满足精神分裂症的诊断，以及躁狂、中度-重度抑郁发作或混合发作的诊断。患者有显著的精神分裂症的症状（例如妄想，幻觉，思维形式障碍，被影响体验，被动、被控制体验），同时伴有典型的心境发作症状，如躁狂发作（心境高涨，言语增多，躯体和思维活动速度增快），抑郁发作（抑郁心境，兴趣缺乏，精力减退）或混合发作。可有精神运动性紊乱，包括紧张症。精神分裂症和情感症状可以同时出现，也可在一次发作的前后几天内先后出现。症状必须持续至少1个月。ICD-11将其分为：分裂情感性障碍，首次发作(schizoaffective disorder, first episode)；分裂情感性障碍，多次发作（schizoaffective disorder, multiple episodes）；分裂情感性障碍，持续性发作（schizoaffective disorder, continuous）；其他特定的分裂情感性障碍（other specified schizoaffective disorder）；分裂情感性障碍，未特定（schizoaffective disorder, unspecified）。

做出分裂情感性障碍的诊断时需要先对现病史、既往病史、个人史、体格检查、神经系统检查及辅助检查的资料进行综合分析，明确症状不是另一种健康问题的临床表现（如脑肿瘤或某种躯体疾病），也不是某种作用于中枢神经系统的物质或药物（如糖皮质激素）的效应，包括戒断效应（如酒精戒断）所致，再进一步明确诊断。

4. 治疗　此病的药物治疗涉及的药物种类较多，目前临床在很大程度上与精神分裂症和心境障碍的治疗一致，应针对主要症状使用抗精神病药物，心境稳定剂和抗抑郁药物。对于分裂情感性障碍躁狂型，常用第二代抗精神病药物单药治疗或联合心境稳定剂，轻度患者可以单药治疗起始，足量足疗程治疗；重度患者可以联合治疗起始；但联合治疗时需注意药物相互作用，如氟哌啶醇与锂盐合用可能会增加血锂浓度，引起锂盐中毒，因此联用时需密切关注。对于分裂情感性障碍抑郁型，可以选择抗精神病药物单药或联合抗抑郁药物和心境稳定剂，与 SSRI 类抗抑郁药物联合时应注意该药物的肝酶抑制作用，可以适当降低抗精神病药物的剂量，避免出现因药物浓度过高所致不良反应。病情严重，如自杀风险高，拒食危及生命，严重兴奋或难治性患者可以首选 MECT 治疗。对于混合型，或躁狂型—抑郁型交替发作的患者作为双相情感障碍治疗基石的心境稳定剂（锂盐，丙戊酸盐及卡马西平等）在治疗中起重要作用。

分裂情感性障碍需要长期维持治疗，由于每次治疗效果尚可，因此长期治疗依从性较差，所以需要加强心理社会干预，包括疾病的健康教育，家庭的干预方式等，有利于改善依从性和长期预后。

九、病例点评

分裂情感性障碍是同时伴有精神病性症状及情感症状的一类精神障碍，本例即为关于分裂情感性障碍的典型案例。本病在临床上实际并不少见，然而在临床工作中，该类疾病并未引起精神科医生足够的重视。其原因可能有二：其一：分裂情感性障碍在国际疾病分类中始终没有被单独分类，在 1952 年和 1968 年的 DSM-Ⅰ 和 DSM-Ⅱ 中，分裂情感性障碍一直被归为精神分裂症的一部分；到 1987 年出版的 DSM-Ⅲ-R 才将其归为一个独立的精神障碍，并阐述了诊断标准，归为精神分裂症及其他精神病性障碍。近年来，虽然与该病诊断方面的研究越来越多，但仍然没有实质性的进展，只能继承既往的疾病分类及诊断标准，但同时也体现出对于疾病分类的谨慎，更有利于我们继续探索分裂情感性障碍的病因，提供更多的神经生物学依据。其二：由于分裂情感性障碍涉及症状较多，同时存在突出的分裂症症状及情感症状，精神科医生在对于目前的 DSM-5 与 ICD-11 诊断标准的实际应用存在诸多困惑，尤其在与心境障碍及精神分裂症鉴别诊断方面存在一定困难，增加了临床诊断的难度。因此在临床工作中，我们应注意基础理论的学习和实践，提高对精神症状的鉴别能力。

目前在治疗分裂情感性障碍方面的研究较少，因此关于分裂情感性障碍的治疗没有特定的指南，也没有明确的药物治疗标准，治疗上主要是依据出现的精神病性症状及情感症状对症以抗精神病药物、心境稳定剂或抗抑郁药物单独或联合治疗。因此，许多被广泛应用于精神分裂症和心境障碍的药物也被同样应用于分裂情感性障碍，但这种治疗方式实际上增加了潜在的不良反应，也增大了临床决策的难度。因此在治疗期间应定期评估症状，监测药物血药浓度，肝肾功能及心电图等指标，并且加强患者及家属教育，定期复诊，提高治疗依从性，适时调整治疗方案。

希望通过这个案例加强精神科医生对于分裂情感性障碍的充分认识，同时提高对于分裂情感性障碍的诊断，鉴别诊断和个体化药物治疗的知识。

参考文献

［1］陆林.沈渔邨精神病学（第6版）［M］.北京：人民卫生出版社，2017.

［2］郝伟.精神病学（第8版）［M］.北京：人民卫生出版社，2018.

［3］World Health Organization.ICD-11 Reference Guide（draft）［Z］.2017-10-09.

［4］张道龙，刘春宇，张小梅，等，译.美国精神医学学会.精神障碍诊断与统计手册（第5版）［M］.北京：北京大学出版社，2015：257-281.

［5］Tsuang MT.Morbidity risks of schizophrenia and affective disorders among first-degree relatives of patients with schizoaffective disorders［J］.The British journal of psychiatry : the journal of mental science，1991，158.

［6］Meltzer HY，Arora RC，Metz J.Biological studies of schizoaffective disorders［J］.Schizophrenia bulletin，1984，10（1）：49-70.

［7］Wahby Victor S，Ibrahim Guirguis A.LeeChuy Ismael，Saddik Fouad W，Giller Earl L，Mason John W.Prolactin response to thyrotropin-releasing hormone in schizoaffective depressed compared to depressed and schizophrenic men and healthy controls［J］.Elsevier，1990，3（5-6）.277-281.

（案例提供：董莹莹　西安交通大学第一附属医院）

（点评专家：王　崴　西安交通大学第一附属医院）

病例3　急性短暂性精神病性障碍

一、病历摘要

基本信息：男性，30岁，销售员，高中文化，第一次就诊。

主诉：急起胡语、行为异常5天。

现病史：患者于5天前无明显诱因渐出现精神异常，主要表现为胡语，称自己已经死掉了，不知道怎么活过来了，经常从梦中惊醒。敏感多疑，称身边所有的人都在针对自己，想害自己。因母亲的个人私事没给他讲，患者随身带一把刀声称要杀了母亲及母亲的情人，称自己一生都划不来，被人骗了。冲动、发脾气、行为紊乱，在家打砸东西，将自家的车钥匙、保险资料及其他证件随便丢弃路上，将上衣全部脱光丢掉。情绪不稳，有时兴奋不停说话，有时自卑自责，偶有自伤，用头撞墙。家人觉其异常，于今日将其送入我院，门诊以"精神障碍"收治。

此次起病以来，患者有冲动、自伤行为，无外跑、自杀行为，生活可自理，饮食差，睡眠差，大小便正常。

既往史：2014年曾行"睾丸静脉曲张"术。否认有后遗损害，否认肝炎、结核等传染病史，否认高血压、糖尿病、心脏病等重大躯体疾病史，否认地方病、职业病病史，否认高热惊厥史，否认输血史，否认食物药物过敏史，预防接种按当地免疫计划实施。

个人史：行大，下有一弟，体健。母孕期体健，足月顺产，否认有产伤、窒息史。自幼生长发育与同龄人无异。7岁上学，成绩一般，与同学相处和睦，无留级记录。顺读至初中毕业，从事销售工作至今，发病前尚能正常工作。否认有工业毒物、粉尘、放射性物质接触史。否认冶游史。吸烟史10年，每日20支。应酬性饮酒，无醉酒、晨饮表现。婚育史：与现妻自由恋爱，25岁结婚，婚后夫妻感情和睦，育有一女，妻女均体健。病前性格：较内向，不爱说话，脾气不稳定，与人关系一般。

家族史：否认父母为近亲婚配，否认父母两系三代其他家族成员有类似病史，以及癫痫病史、智力低下、异常人格、酒精及药物滥用者。

体格检查：T 36.6℃，HR 121 次 / 分，R 20 次 / 分，BP 122/79mmHg。心肺腹查体未见明显异常。

神经系统查体：神清语利，颈软，脑膜刺激征（－），眼球运动自如，双侧瞳孔等大等圆，D ＝ 3mm，直接间接对光反射灵敏，面纹对称，伸舌居中，四肢肌力对称正常，肌张力稍高，生理反射存在，病理征阴性。

精神检查：意识清，人物定向力尚可，时间、地点定向力差，观其衣着尚整，年貌相符，接触被动，多问少答，注意增强，关注周围人一举一动，交谈中不时警惕周围环境的各种细节。未查及错觉、幻觉及感知综合障碍，思维散漫，语句间缺乏联系，难以理解。存在 Fregoli 综合征，称有一个老头是他的仇人，之前的病房到处都是老头，尽管外貌并不相同，但他确定就是那个老头。存在被害妄想，并有妄想的逆行性扩张，认为自己饭里有毒，家人要害自己，称他最近才知道那个老头 20 年来一直想害他。情绪显紧张不安，与周围环境不协调，双手紧握，对周围环境敏感，发现床铺上有约束带，担心会约束他，要求医师将约束带撤走才同意交谈。情绪不稳，易激惹，时显恐慌，对家人大发脾气。意志活动增强，用手到处乱抓工作人员，向工作人员吐口水，对其他患者有攻击行为。有拒食行为。计算力减退，言语理解能力可，命名正常，无失用及失认，瞬时、远近记忆力粗测正常。无自知力。

二、辅助检查

血常规：白细胞（WBC）21.38×10^9/L ↑↑、中性粒细胞（GRA）19.53×10^9/L ↑、中性粒细胞百分数（GRA%）91.40% ↑、淋巴细胞百分比（LYM%）4.60% ↓、红细胞（RBC）3.80×10^12/L、血红蛋白（HGB）123.00g/L、血小板（PLT）179.00×10^9/L。

尿液分析：GLU-U（－）mg/dl、pH 6.0、NIT（－）、KET（＋－）mmol/L、BLD（－）Cell/μl。

心肌酶谱（4 项）：肌酸激酶同工酶（CKMB）30544.0U/L ↑、乳酸脱氢酶（LDH）2326U/L ↑。

血清肌红蛋白：肌红蛋白（Myo）414.74ng/ml ↑。

肝功能：总胆红素（TBIL）21.0μmol/L ↑、直接胆红素（DBIL）2.2μmol/L、谷丙转氨酶（ALT）222U/L ↑、谷草转氨酶（AST）892U/L ↑、AST/ALT 4.0、谷氨酰转

移酶（GGT）8U/L、碱性磷酸酶（ALP）38U/L↓、总蛋白（TP）56.3g/L↓、白蛋白（ALB）37.0g/L↓、球蛋白（GLO）19.3g/L↓、A/G 1.9。

肾功能3项：尿素氮（BUN）9.6mmol/L↑、血肌酐（CRE）99.6μmol/L↑、尿酸（UA）934μmol/L↑。

血小板比容（PCT）1.12ng/ml↑。

CRP、免疫系列、甲状腺功能、D-二聚体、TnI：（-）。

血气分析：pH 7.39，PCO_2 37.5mmHg，PO_2 97mmHg，HCO_3^- act 22.4mmol/L，HCO_3^- std 23.0mmol/L，K^+ 3.1mmol/L、Na^+ 141mmol/L。

心电图示：窦性心动过速，HR 108次/分。

影像学检查：头部、胸部CT：未见明显异常。

脑电图：未见异常。

阳性与阴性量表评分（PANSS）总分：98分。

三、诊断

ICD-11 6A23.00 急性短暂性精神病性障碍，首次发作，目前为症状期。

ICD-11 8C84 继发性横纹肌溶解症。

诊断依据：

1. 急性短暂性精神病性障碍（6A23.00）

（1）中年男性，无明显诱因，急性起病。

（2）思维散漫，荒谬的被害妄想，妄想逆行性扩张，Fregoli综合征，继发注意力增强，情绪恐慌焦虑，易激惹，意志活动增强，冲动攻击，拒食行为。无阴性症状。

（3）社会功能受损，不能正常工作、生活、与人交往，对自己病情没有认识。

（4）急性起病，病程5天。

2. 继发性横纹肌溶解症（8C84）

（1）兴奋躁动病史5天。

（2）心肌酶谱（4项）：肌酸激酶同工酶（CKMB）30544.0U/L↑↑、乳酸脱氢酶（LDH）2326U/L↑。

（3）血清肌红蛋白：Myo 414.74ng/ml↑。

（4）肾功能 3 项：尿素氮（BUN）9.6mmol/L ↑、血肌酐（CRE）99.6μmol/L ↑、尿酸（UA）934μmol/L ↑。

四、鉴别诊断

1．病毒性脑炎所致精神障碍、自身免疫性脑炎所致精神障碍　患者急性起病、定向障碍不合作、肌张力稍高、心动过速，白细胞增高、感染指标高，同时烦躁、易激惹、妄想、异常行为，应与该病鉴别，但患者起病前无头痛、发热、恶心、呕吐等上呼吸道或消化道症状，意识清楚，神经系统查体未见明显阳性体征，头部 CT、脑电图未见明显异常，认知功能减退不明显。完善脑脊液检查进一步排除。

2．精神活性物质所致精神障碍　使用精神活性物质可引起急性精神症状，有的表现为急性妄想发作，但与家属及患者核实病史，均否认精神活性物质使用史，尿检阴性，无明显戒断症状，可排除。

3．妄想性障碍　患者妄想明显，应与妄想性障碍鉴别，后者以妄想为唯一或突出表现，妄想内容有现实基础，除与妄想有关的内容外，余精神活动正常，社会功能损害不明显，而患者妄想内容荒谬，一听就知为病态，社会功能受损明显，故可鉴别。

4．分裂情感性精神障碍　该病亦可急性发作，其分裂样与心境障碍症状同时出现，程度相当，而该患者以精神病性症状为主要临床相，以突出原发性妄想为主要症状，情感反应为继发症状，与之特点不符，可排除。

5．精神分裂症　通常有前驱期表现，精神病性症状稳定，可有阴性症状，持续至少 1 个月。患者急性起病，无明显诱因，症状不稳定，无阴性症状，病程 5 天，可排除。

五、诊疗经过

患者处于应激状态，躁动不安，横纹肌溶解，予以心电监护下咪达唑仑镇静，同时碱化尿液，大量补液促代谢，纠正电解质紊乱。患者拒食，予以胃管鼻饲。奥氮平 5mg 1 次/晚、丙戊酸镁缓释片 250mg 2 次/天、劳拉西泮 1mg 3 次/天起系统治疗。同时患者言行紊乱，自我照料差，加强基础护理。完善脑脊液检查抗酸染色、常规、生化、找隐球菌正常。

第5天脑脊液自身免疫性指标、病毒全套检查：均阴性。心肌酶谱（4项）：CKMB 2354.0U/L↑、LDH 671U/L↑。血清肌红蛋白：Myo 213.74ng/ml↑。肾功能（−）。肝功能：谷丙转氨酶（ALT）78U/L、谷草转氨酶（AST）37U/L。PCT 0.5ng/ml↑，K^+ 4.1mmol/L 均明显好转。奥氮平加至足剂量 20mg 1 次/晚。

第11天患者被害妄想动摇，焦虑情绪缓解。2周后劳拉西泮逐渐减量，3周后停用。第21天患者饮食、夜眠、二便正常，未诉不适。查体：生命体征平稳，心肺腹查体未见明显异常。精神检查：意识清，定向准，否认感知觉障碍，思维形式及逻辑未见明显异常。否认被害妄想，Fregoli 综合征消失，情绪平稳，意志活动适中，对未来有计划。自知力存在。患者病情好转出院。

六、随访

患者 1 个月后门诊复诊，奥氮平渐减为 10mg 1 次/晚，2 个月后门诊复诊，病情稳定，奥氮平渐减为 5mg 1 次/晚，精神病性症状未再出现，恢复工作，能与人正常相处。对自己病情能够正确认识。

七、病例分析

目前认为急性短暂性精神障碍，患者一般在 2～3 个月（往往在几周甚至几天内）痊愈，仅有一小部分发展成持久的精神疾病或残疾，凭现有知识尚无法预测究竟哪一小部分不会很快恢复。由于诊断分类上的分歧和改动，迄今尚未见有关急性短暂性精神障碍的流行病学资料。Langfeldt（1937）最早提出了分裂样（schizophreniform）这一术语，是为了将分裂样精神障碍与真正的分裂症相区别，在目前的诊断系统中，这两种疾病有着密切的联系，只要病程超过 1 个月，分裂样精神障碍即要改诊为精神分裂症，从而成为了一个过渡性诊断，怎样找到急性分裂样精神障碍与过渡性诊断病例之间的某些提示因素，仍然缺乏系统资料。Reiser（1989）发现分裂样精神障碍的诊断效度不高，有 58%～62% 的患者发展成精神分裂症，只有 19%～23% 的患者仍维持分裂样精神障碍的诊断，国内伍业光等（1995）对分裂样障碍的研究认为，有 67%

的患者改诊为精神分裂症，7% 改诊为情感障碍，25% 的患者维持原诊断。维持分裂样障碍的患者与改诊为精神分裂症的病例相比较有如下特点：起病急、病程短、接触良好，临床表现阳性症状多、阴性症状少（情感淡漠少），联想障碍、原发性妄想及被动体验少，症状缓解快、社会功能好。

八、疾病介绍

急性短暂性精神病性障碍是一组急性起病、缓解彻底、持续时间短暂的精神病性障碍。发病机制可能有生物因素、社会文化因素，家族研究发现短暂精神病性障碍患者一级亲属短暂精神病性障碍发病率是精神分裂症患者一级亲属的三倍，而精神分裂症的发生率是后者的 1/4。关于短暂精神病性障碍与生物化学、生理学和解剖学的关联目前资料很有限。有研究表明，特定人格类型（偏执型、边缘型、脱抑制型）与短暂精神病性障碍有关，发病年龄在发达国家更晚，女性更常见。

根据 ICD-11 诊断标准需要具备以下基本特征：急性起病，无前驱期症状，可以 2 周内从无精神病状态快速发展为精神病状态，精神病性症状包括妄想、思维紊乱或被影响被控制体验，精神运动型症状等，症状的性质和强度均可快速变化，精神病性发作期不会出现阴性症状，症状持续不超过 3 个月，这些症状不是其他躯体疾病所致，也不是物质滥用或药物滥用所致。除了以上基本特征以外还存在其他特征如随着发病社会功能和职业功能明显受损，随着症状缓解，患者的社会功能能恢复到病前水平，常伴随情感症状、短暂的思维混乱或意识模糊或注意力集中困难，起病前常有急性应激事件，但这不是诊断的必要条件，如果症状持续超过 3 个月，应根据患者症状特点考虑其他诊断如精神分裂症、分裂情感障碍或妄想性障碍。

治疗上对首发精神分裂症的药物和非药物治疗方案同样适用于短暂精神病性障碍的治疗，尤其需要注意冲动、自伤风险和躯体疾病的识别和处理。推荐首选抗精神病药物治疗短暂精神病性障碍，抗精神病药物采取个体化治疗策略。如果存在明显激越或情感症状也可以合并使用心境稳定剂和苯二氮䓬类药物。如果应激事件与发作有关应提供心理支持治疗，待病情稳定后再评估患者是否存在创伤性事件，进行进一步的专业心理干预。该病病程短暂，大部分患者 2 ~ 3 个月完全缓解，预后良好。有研究表明在 3 ~ 12 年的随访期内，仅 1/3 患者维持原有诊断，剩余患者大部分更改诊断为精神分裂症或双相情感障碍。

九、病例点评

该病例患者为中年男性无明显诱因急性起病，病程 5 天，主要表现散漫的思维、荒谬的被害妄想、妄想逆行性扩张、Fregoli 综合征，继发注意力增强，情绪恐慌焦虑、易激惹，意志活动增强，冲动攻击，拒食行为。不能正常工作、生活、与人交往，对自己病情没有认识。除了丰富的精神症状外还存在横纹肌溶解、低钾血症、高尿酸血症、肾功能异常、肝功能异常、心肌酶谱异常、窦性心动过速。入院后需要快速评估患者精神症状与目前躯体疾病的关系和躯体疾病的风险，尽早处理躯体疾病，预防可能发生的进一步损害如横纹肌进一步溶解导致的急性肾衰竭、低钾血症导致的心律失常、心肌酶的进一步恶化等。该患者为急性起病，需及时完善相关检查排除感染因素、血管因素、代谢因素、外伤因素等导致的急性脑功能紊乱，另外需评估患者目前躯体问题是急性还是慢性原因导致。经过完善病史和相关检查，排除了上述继发性因素导致的急性脑功能紊乱，考虑目前精神症状为原发性精神障碍。分析病情考虑患者精神症状与目前躯体疾病的关系为由于患者原发性的精神障碍，冲动攻击的行为导致了横纹肌溶解，导致肾性肾功能异常；拒食行为导致患者水电解质紊乱，脱水会加重肾功能损害和心肌损害，兴奋躁动使心率增快，导致心肌氧耗量加大，加重了心肌损害。因此通过抗精神病药物和苯二氮䓬类药物及时对因治疗，大量补液促代谢，纠正电解质紊乱胃管鼻饲，碱化尿液等对症治疗预防躯体疾病的进一步恶化。该患者经过系统处理随着精神疾病的有效控制，躯体疾病也逐渐改善，提示精神科医生在关注精神症状的同时也要有整体思维。

参考文献

［1］沈渔邨.精神病学（第 5 版）［M］.北京：人民卫生出版社，2009.

［2］格尔德，哈里森，考恩（英）.牛津精神病学教科书（第 5 版）［M］.刘协和，李涛，译.成都：四川大学出版社，2010.

［3］Galletly C，Castle D，Dark F，et al.Roya asralian and new zealand college of psychatrists cinical practice guidelines for the management of schizoprenia and related disorders［J］.Aust N Z J Psychiatry，2016，50：410-472.

［4］郝伟.精神病学（第8版）［M］.北京：人民卫生出版社，2018.

［5］Muller N.Immunology of schizophrenia［J］.neuroimmunomodulation，2014，21：109-116.

［6］Kirkbride JB，Jones PB，Urich S，et al.Social deprivation，inequality，andtheeighborhood level incidence o psychotic syndromes in East London［J］.Scizophr Bull，214，40（1）：169-180.

（案例提供：江　雪　武汉市精神卫生中心）

（点评专家：李　毅　武汉市精神卫生中心）

病例 4　妄想性障碍

一、病历摘要

基本信息：女性，27 岁，本科学历，第 1 次入院。主诉：疑亲害己、情绪不稳 5 年。

现病史：患者于 2016 年 1 月因患类风湿性关节炎在武汉就诊期间突感心慌、胸闷，有濒死感，电话父母要求将其送至医院抢救，由于父母在外地无法支付急救 120 费用而未及时给患者治疗，患者躯体不适持续数分钟后自行缓解。此后患者就坚信父母要放弃自己，无法接受父母的解释，反复质问父母。父母感觉其异常，买了"符纸化成水"给患者服用，患者对此抵触，坚称父母要害自己，情绪激动，在街上与父母发生争执，冲动之下买水果刀扎伤其父亲，周围人报警后共同将其送至当地精神病院就诊，诊断、治疗均不详，治疗 2 个月后办理自动出院，能外出上班，工作能力尚可。患者多次谈及此次入院是父母与外人合伙共谋给其扣上精神疾病的帽子，令其无法在社会上立足，流露出消极意念。患者父亲担心其发病，故给钱希望患者能去深圳与父母打工处一起居住，而患者却认为父母要与其分家，遂辞职在家，经常在电话中与父母发生争执，反复坚信父母表面对自己好，实际背地里诋毁自己，曾因给父母打电话，电话未及时接通，坚信父母故意欺骗和抛弃自己，多次手机录音与父母的对话作为证据，拨打 110 报警希望司法部门介入调查其与父母的关系，以证清白，被拒绝后，患者主动要求入院，希望住院摘掉精神疾病的帽子。家属将其送至我院，门诊以"精神分裂症"收入我科。

此次起病以来，患者有冲动、伤人行为，曾有消极意念和计划，不愿充分暴露，无裸体、外跑行为，生活可自理，饮食、睡眠正常，大小便正常。

既往史：2003 年患类风湿性关节炎，一直服阿司匹林肠溶片治疗，2018 年前因类风湿性关节炎致股骨头坏死行双侧髋关节置换术。对头孢曲松钠过敏。否认肝炎、结核病史，否认高血压、糖尿病史，否认外伤、输血史，否认烟酒史。

个人史：病前性格内向，大学本科，与家人关系差。

家族史：阴性。

体格检查：T 36.8℃，HR 90 次 / 分，R 20 次 / 分，BP 120/70mmHg。双侧瞳孔等大等圆，直径约为 3mm，眼球活动自如，对光反射存在，伸舌居中，心脏听诊未闻及杂音，肺部听诊清音，未闻及干、湿啰音，腹软，肝脾肋下未触及肿大，无压痛及反跳痛，双下肢无水肿，四肢肌张力正常，肌力 5 级，脑膜刺激征（－），病理征（－）。双侧臀部各有 20cm 左右手术瘢痕，不能下蹲。

精神检查：患者意识清楚，定向完整，接触交谈可，未获及幻觉、错觉及感知综合障碍，存被遗弃妄想，坚信父母不想管她，不愿意给她花钱治病，希望她早点死，反复拿出录音证实父母对自己都是假情假意，说的都是口是心非骗自己，言语中伤自己，不愿意继续治疗自己的疾病，否认存在非血统妄想、物理影响妄想等，提及父母时情绪激动，情感反应尚协调，病理性意志活动增强，曾有冲动行为，用刀刺伤父亲，智能一般，自知力无。

二、辅助检查

血常规：GRA% 70.80%↑、LYM% 19.20%↓。血生化、尿常规、甲功、肝炎、梅毒、尿毒品筛查无异常，血沉 15mm/h，抗链球菌溶血素 O 100U/m，类风湿因子 8U/ml，心电图、脑电图未见异常，颅脑＋胸部 CT 未见明显异常。

阳性与阴性量表评分（PANSS）总分：45 分。

三、诊断

ICD-11 6A24 妄想性障碍。

诊断依据：

1. 青年女性，27 岁，本科学历，病史 5 年。

2. 存在固定系统的妄想，坚信父母不愿意管她，不愿意给她花钱治病，希望她早点死，病理性意志增强，情感反应、言语均正常。

3. 查体未见明显异常，神经心理测试显示：存在顽固性妄想，偶有情绪不稳，智能一般，日常生活能力、社会功能尚可。

4. 辅助检查　影像学检查示未见明显异常。

四、鉴别诊断

1. 物质滥用或躯体疾病所致精神障碍　可出现偏执，但均为激发于中毒或躯体疾病之后，详细的病史采集、体格检查和实验室检查可有阳性发现。患者无物质滥用病史，尿毒品筛查无异常，既往长期患类风湿性关节炎，目前风湿免疫检测均在正常，脑电图未见异常，无发热、昏迷、抽搐史，无脑外伤史，神经系统检查未见异常，物质滥用或躯体疾病所致精神障碍证据不充分，故暂排除。

2. 精神分裂症　多起病于青年，具有知觉、思维、情感、认知、行为及社会功能等多方面的障碍和精神活动不协调，一般没有意识障碍，自然病程多迁延，社会功能损害较大。患者虽存明显妄想，但不伴有幻觉，妄想内容系统、固定，不泛化，情感反应协调，社会功能尚可，故不考虑精神分裂症。

3. 抑郁障碍　由各种原因引起，以显著而持久、与处境不相称的心境低落为主要体征。临床上可以从闷闷不乐到悲痛欲绝，甚至发生木僵，部分病例有明显的焦虑和运动性激越，严重可出现幻觉、妄想等精神病性症状。患者虽有自卑，自我评价低，但无明显低落情绪，主要以妄想为主，故不考虑此病。

4. 分裂型障碍　一组病因不明的以类似于精神分裂症的古怪行为以及异常思维和情感为特征，但在疾病的任何时期均无明确和典型的精神分裂症性表现，其演化和病程往往类似于人格障碍。病人应至少2年持续性或发作性地存在3～4个典型特征：情感不恰当或受限；古怪离奇或独特的行为或外表；人际关系差，倾向于社会退缩；古怪的信念或巫术性思维影响着病人的行为并与亚文化规范不符；猜疑或偏执观念；无内在阻力的强迫性穷思竭虑；不寻常的直觉体验，人格解体或现实解体；思维模糊、赘述、隐喻性的、过分琐碎或刻板，表现为离奇的言语或其他形式，无严重的言语不连贯；偶发短暂性精神病性发作，伴有严重的错觉、幻听或其他幻觉以及妄想样观念，往往没有外界诱因。患者病情不符合上述特点。

5. 分裂情感性障碍　一组精神分裂症和情感障碍两种病同时存在又同样突出的精神障碍，情感性症状与分裂性症状在疾病的同一次发作中都很明显，两种症状多为同时出现或至多只差几天。患者精神分裂症和情感障碍的症状都不突出，故不考虑。

6. 急性短暂性精神障碍　急性起病，无前驱期症状，症状的性质和强度变化急速，精神病性症状包括幻觉、妄想、思维紊乱或被控制体验，精神病性发作期不会出现阴性症状，症状持续不超过 3 个月。患者以顽固妄想为主要表现，精神症状稳定，时间持续 5 年，不符合急性短暂性精神障碍诊断标准。

五、诊疗经过

入院后完善相关检查，明确诊断，主要予以认知行为治疗和药物治疗。认知行为治疗上主要是建立良好医患关系，改变患者不合理的认知，改变患者对己、对人或对事的看法与态度；药物治疗方面奥氮平 5mg 1 次 / 晚、丙戊酸镁缓释片 250mg 2 次 / 日起始，后逐渐加量至奥氮平 10mg 2 次 / 日。用药 2 周，患者仍表现为对父母抵触，反复叙述父母以前怎么对自己不好，言语中伤自己，毁坏自己名誉，对自己造成了伤害，谈及此情绪略显激动，病理性意志增强。用药 3 周，患者仍坚持认为父母对自己不好，但表示自己可以转移注意力，专注自己今后的发展，情绪较前平稳。

六、随访

治疗 1 个月进行电话随访，患者维持既往药物治疗方案。据照料者诉，患者对父母抵触减轻，且对未来生活有规划。

七、病例分析

该病例患者为成年女性，慢性病程 5 年，以固定系统的妄想为突出表现，是一例典型的妄想性障碍的患者。临床上主要与偏执性精神障碍、器质性精神障碍、情感障碍、心因性妄想等鉴别。

第二代抗精神病药物为妄想性障碍的一线治疗，此前有奥氮平及利培酮治疗成功的案例，临床使用也最为广泛。患者既往治疗不详，此次首先奥氮平联合丙戊酸镁缓释片治疗，并逐渐滴定至 20mg/ 日，丙戊酸镁缓释片 500mg/ 日，维持此剂量治疗 7 天后，通过后期随访，我们能够观察到药物治疗情绪明显改善，但对于妄想缓解有限。患者为年轻女性，使用奥氮平和丙戊酸镁均可能导致体重增加、粒细胞减少、肝功能不良、血糖升高等不良反应，影响治疗依从性与安全性，故需要定期评估 BMI、血象、肝肾功能和血糖等变化，酌情调整诊疗计划。

八、疾病介绍

妄想性障碍是一组以系统的妄想为唯一或突出临床症状的精神障碍。妄想往往较为持久，甚至持续终身。妄想的内容多与患者的生活处境有关，常为被害、疑病或夸大性质的，也有与诉讼或嫉妒相关的或表现为坚信其身体畸形或确信他人认为自己有异味或是同性恋者等。妄想必须至少存在 3 个月，必须明确为患者的个人观念，而非亚文化观念。可间断性地出现抑郁症状甚至完全的抑郁发作，但没有心境障碍时妄想仍持续存在。没有或偶有听幻觉，无精神分裂症症状的病史。患者往往存在一些不健全人格体征，包括固执偏见、敏感多疑、自我为中心等。在不涉及妄想内容的情况下，患者常常不表现出明显的精神异常，并有一定的工作和社会适应能力，能够正常生活，一般也不出现明显的人格衰退和智能缺损。患者一般没有自知力。

药物治疗可予以低剂量抗精神病药物治疗，必要时应用注射剂，可起到镇静情绪、缓解妄想的作用。由于妄想性障碍患者经常拒绝精神科治疗，建议提供心理支持，包括支持、教育、引导并劝阻妄想激发的破坏性行为。对于不能接受或耐受精神病药物的妄想性障碍，建议采用认知行为治疗。

九、病例点评

在 ICD-11 诊断标准精神分裂症及其他原发性精神病性障碍章节中，有精神分裂症、分裂情感性障碍、分裂型障碍、急性短暂性精神病性障碍、妄想性障碍的诊断分类。本例是精神科关于妄想性障碍的典型病例。通过此病例我们可以进一步了解到妄想性障碍的妄想固定，内容不显荒谬，可有一定的现实基础，结构比较系统严密，患者的情感、态度和行为与妄想一致，在不涉及妄想内容的情况下，其他方面基本正常。典型病例缺乏其他精神病理改变，如清晰、持久的听幻觉和精神分裂症的其他特征性症状，无脑器质性疾病、物质滥用等证据。病程演进较慢，妄想往往持久，但一般不出现人格衰退，常有一定的工作生活能力。诊断此病，需通过与患者、家人和知情人沟通澄清妄想是否存在。需要与躯体疾病及代谢中毒状态所致妄想、精神分裂症、心境障碍、躯体形式障碍及偏执性人格障碍等鉴别。

治疗棘手，因大多缺乏自知力而不愿就医，难以建立良好的医患关系，治疗依从性差。抗精神病药物可改善妄想性障碍的症状并防止恶化或复发，伴有焦虑和抑郁、躯体障碍妄想患者，可予以抗焦虑抗抑郁药物。对服药依从差的患者，可选择长效抗精神病药物制剂。心理干预有助于良好医患关系的建立，提高依从性。治疗应围绕患者对于妄想信念产生的主观痛苦进行，治疗者不要支持、反对或质疑患者的妄想信念，也不要试图让患者马上改变其想法。此病程多呈持续性，有的可终生不愈，少数患者经治疗后可有较好的缓解。

希望通过这个案例提高精神科医生对于妄想性障碍的诊断、鉴别诊断和药物治疗的认知。

参考文献

［1］沈渔邨.精神病学（第5版）［M］.北京：人民卫生出版社，2009.

［2］格尔德，哈里森，考恩（英）.牛津精神病学教科书（第5版）［M］.刘协和，李涛，译.成都：四川大学出版社，2010.

［3］Kaplan HI.Synoposis of Psychiatry.8th ed［J］.Baltimore：Williams & wilkins，1998：512-518.

［4］Muller N.Immunology of schizophrenia［J］.neuroimmunomodulation，2014，21：109-16.

［5］Ming T Tsuang，Willian S Stone，Stephen V Faraone. Schizoaffective and Schizotyped disorders［J］.New Oxford Textbook of Psychiatry.Vol.I，2000：636-639.

［6］Galletly C，Castle D，Dark F，et al.Roya asralian and new zealand college of psychatrists cinical practice guidelines for the management of schizoprenia and related disorders［J］.Aust N Z J Psychiatry，2016，50：410-472.

［7］郝伟.精神病学（第8版）［M］.北京：人民卫生出版社，2018.

［8］Muller N.Immunology of schizophrenia［J］.neuroimmunomodulation，2014，21：109-116.

（案例提供：范　芳　武汉市精神卫生中心）

（点评专家：李　毅　武汉市精神卫生中心）

病例5 双相Ⅰ型障碍

一、病历摘要

基本信息：45 岁，女性，中专，个体户，1993 年 7 月 29 日首次就诊。

主诉：反复兴奋忙碌与烦闷不乐 30 年，情绪低落加重 2 周。

现病史：患者于 1990 年被老师批评后渐出现闷闷不乐，从外向开朗变为喜欢独处、少语，上课时莫名哭泣，学习成绩下降，夜眠差等，经熟悉医生推荐服用卡马西平治疗（具体剂量不详），3 个月后病情逐渐缓解，能继续上学。1992 年 12 月中旬患者渐出现兴奋话多，搭讪陌生人，挥霍乱用钱，购买大量服饰和化妆品，出门必招出租车，出入高档娱乐场所唱歌跳舞，有时外出整夜不归，伴有眠差等表现。1992 年 12 月末其至上海市曲阳医院就诊，诊断为神经症，服用多塞平、奋乃静治疗（具体剂量不详），一周后情绪改善，患者立即自行停药，其后整个学期病情稳定。至 1993 年 5 月工作实习期间，患者再次出现兴奋话多，好发脾气，不遵守劳动纪律，外出乱跑，当时至上海市第一人民医院专家门诊，诊断不详，服用舒必利、多塞平（具体剂量不详），病情时好时坏，各门功课勉强及格毕业。同年 7 月 20 日患者再次兴奋话多，夜间不眠，外出乱跑，管闲事，乱花钱，整天打电话谈生意，有时一天可打 60 余个电话。7 月 29 日至我院门诊就诊，诊断为情感性障碍，予氯氮平（最大剂量 125mg/ 日）、碳酸锂（最大剂量 0.75g/ 日）治疗，患者定期门诊随诊，病情偶有反复，发作时表现为忙碌，话多乱跑。后因患者情绪低落 1 个月，1997 年 5 月 23 日门诊调整药物剂量，加用阿米替林治疗（最大剂量 25mg/ 日），病情尚稳定。2004 年 7 月门诊医生推荐新型抗抑郁药，调整治疗方案，予氯氮平（最大剂量 50mg/ 日）、碳酸锂（最大剂量 0.5g/ 日）、氟西汀（最大剂量 20mg/ 日）治疗，患者定期随诊，情绪尚稳定。2017 年 4 月患者出现兴奋忙碌与烦闷不乐交替发作，持续 1 个月，伴有夜眠差等表现，门诊调整方案为丙戊酸钠（最大剂量 1.0g/ 日）、氯氮平（最大剂量 50mg/ 日）、氟西汀胶囊（最大剂量 20mg/ 日）。患者病情波动，自觉情绪兴奋与抑制交替频率增快，甚至每 2 个月就要再发或者交替发作一次，既往每次情绪稳定期能持续 2～3 个月，严重时仅可维持 2～3 周。一般夏季主要为兴奋忙碌，其他三季则为抑郁多次发作。每次发作自行调整药物，如心情差就每日服用氟西汀 20mg；如兴奋忙碌即改为隔一日或者隔两日服用氟西汀 20mg（余药遵医嘱）。2020 年 1 月 21 日患者称每月都会不开心，情绪时常波动。门诊再次调整方案，嘱丙戊酸镁（最大剂量 0.5g/日）、氟西汀（最大剂量 20mg/日）、艾司唑仑（最大剂量 1mg/晚）治疗，同时给予个体心理治疗。数次心理治疗后患者情绪改善不明显，近 2 周来（2020 年 5 月）患者情绪差，对任何事情都没有兴趣，注意力不能集中，感觉自己什么都做不了，疲乏无力，胃纳差，常常哭泣，有消极想法，同时又有易怒激惹，话语多，容易发脾气，言语行为冲动，伴有睡眠需求减少。在心理治疗师建议下，2020 年 5 月 23 日患者至专家就诊复核诊断，门诊拟"双相情感障碍"收治入院。

自起病以来，患者夜眠需求明显减少，胃纳尚可，二便情况正常，近期无体重明显变化。有外出乱跑表现，有冲动言行，有消极观念，无相应行为，近期无藏药行为。

既往史：发现双侧乳腺结节多年，随访中。2019 年发现宫颈癌前病变，接受手术治疗，定期随访复查。否认颅脑外伤、昏迷史，否认肝炎、结核、伤寒等传染性疾病，否认心脏病、糖尿病、高血压等重大躯体疾病史，否认骨折、外伤史，否认药物食物过敏史。

个人史：排行老大，母孕期平稳，足月顺产，幼时发育良好。适龄上学，成绩一般，中专毕业，现为自己做生意，工作能力可。性格外向，无烟酒等嗜好，否认精神活性物质使用史，否认冶游史。

婚育史：1998 年 10 月第一次结婚，2001 年 5 月再婚，目前未育。配偶健康，否认近亲结婚。

月经史：初潮 14 岁，周期 27～30 天，每次持续 3～4 天。末次月经：2020 年 05 月 12 日。量中，色暗红，否认痛经，否认白带异常。

家族史：叔叔有精神分裂症病史，具体治疗不详。姑姑有精神分裂症病史，1969 年自杀死亡。否认两系三代其他家族成员精神病史。

体格检查：T 36.6℃，R 20 次/分，HR 80 次/分，BP 130/80mmHg。神清，气平，全身皮肤巩膜无黄染，全身浅表淋巴结未及，甲状腺、咽、两肺未及异常，心律齐，未及额外心音或病理性杂音。腹软，无压痛，四肢关节活动好。

神经系统检查：瞳孔居中，等大等圆，直径 3mm，眼球运动自如，对光反射灵敏，伸舌居中，其余颅神经检查未见阳性体征，四肢痛触觉对称存在，四肢肌力 5 级，肌张力适中，反射对称，双侧指鼻稳准，生理反射存在，双下肢病理征阴性，颈软，脑膜刺激征（-）。

精神检查：意识清，定向全，仪态尚整，愁苦面容，语量较多，注意力难集中，对答切题，接触合作。未引出错觉、幻觉及感知觉综合障碍，思维联想速度较慢，逻辑尚可，未及其他思维内容形式障碍，情绪低落明显，自我评价低，有自责内疚感，兴趣减退，自觉乏力懒动，有消极观念，无消极自伤自杀行为，交谈中时有易怒，情绪激惹，言语鲁莽冲动，伴睡眠需求减少，智能粗测可，自知力存在。

二、辅助检查

实验室检查：血常规、CRP、血糖、肝功能、肾功能、电解质、血脂、心肌酶、甲状腺功能、肝炎、梅毒、HIV、毒品尿检等均无异常。EKG（-），BEAM（-）。

自评量表：

宗氏抑郁量表（SDS）：中度抑郁。

宗氏焦虑量表（SAS）：轻度焦虑。

他评量表：

汉密尔顿抑郁量表（HAMD）总分：23 分。

杨氏躁狂量表（YMRS）总分：13 分。

三、诊断

ICD-11 6A60.9 双相 I 型障碍，目前为不伴精神病性症状的混合性发作。

DSM-5 双相 I 型障碍，目前为重度抑郁发作伴混合特征。

诊断依据：女性患者，15 岁发病，病程 30 年，精神疾病家族史阳性。

1. 以抑郁发作为首发症状，抑郁与躁狂交替或混合发作。躁狂发作占主要时相，存在社会功能良好的缓解期。病情反复波动，治疗欠规范，近年来发作愈发频繁，发作时多为混合状态。

2. 本次发作以下列抑郁症状为主要表现　精力减退，兴趣及愉快感缺乏，注意力难集中，自我评价低，自责内疚，进食少，伴随消极观念，疲乏感，思维运动性迟滞等，抑郁发作期间同时伴有易激惹、言语鲁莽冲动、睡眠需求减少等（轻）躁狂表现，持续2周。

3. 患者情感症状与平常的行为相比变化明显，且感到严重的不适及痛苦，对人际交往、工作、技能学习等社会功能造成显著影响。

4. 患者相关辅助检查均未及异常，暂无明显证据指向或归因于脑器质性疾病或躯体疾病所致精神障碍、精神活性物质所致精神及行为障碍。

四、鉴别诊断

1. 重性抑郁障碍　患者本次发作中出现懒动，精力兴趣减退，行为意志活动减少，伴有消极观念等表现，应考虑该诊断可能。重性抑郁障碍患者首次抑郁发作多发生在青少年及成年早期，以情绪低落、精力减退、意志行为活动抑制等病理性情感症状为核心，可同时伴有睡眠、食欲、体重等内源性症状，抗抑郁药物治疗有效。患者既往病史中明确出现情绪高涨、精力充沛、意志活动增加、睡眠需求减少等躁狂症状，故可予以排除。

2. 精神分裂症　家系中有两个精神分裂症患者，患者既往有兴奋话多、外出乱跑等言行异常，需与精神分裂症进行鉴别。精神分裂症以思维障碍为原发症状，思维、情感和意志行为等精神活动是不协调的，病程呈发作进展或持续进展，缓解期常有残留精神症状或人格改变。该患者反复交替出现情绪低落与高涨伴相应的精力活动改变，目前以情绪低落、兴趣减退、乏力、自我评价低、自责内疚、消极观念等抑郁发作为主要表现，伴有情绪易激惹、言语鲁莽冲动和睡眠需求减少等躁狂症状，思维、情感和意志行为相协调，无幻觉、妄想等精神病性症状，既往发作间歇期基本正常，可以排除精神分裂症诊断。

五、诊疗经过

患者入院后完善相关辅助检查，经三级查房后依据ICD-11明确诊断为"双相Ⅰ型障碍，目前为不伴精神病性症状的混合性发作"，予丙戊酸钠缓释片（最大剂量1.0g/天）、喹硫平缓释片（最大剂量 200mg/ 晚）、唑吡坦（最大剂量 10mg/ 晚）治疗，4 周末患者情绪稳定，疗效达"显进"出院。

六、随访

出院后 2 周（6 周末）患者出现情绪不稳，兴奋话多，易激动，花钱多，一次性花费 6000 余元买化妆品。患者明显话多，情绪不稳，哭泣流泪，称自己躁狂发作给别人造成麻烦，感觉自己病治不好了。门诊调整方案为丙戊酸钠缓释片（最大剂量 1.5g/ 天）、喹硫平缓释片（最大剂量 300mg/ 晚）、唑吡坦（最大剂量 10mg/ 晚）。8 周末患者情绪趋于稳定，门诊随访至今。目前治疗方案为丙戊酸钠缓释片（1.0g/d）、喹硫平缓释片（200mg/ 晚）。

七、病例分析

该病例为中年已婚女性，病程达 30 年，青少年时期起病，以情绪低落、精力兴趣减退、意志活动减少、睡眠障碍等抑郁症状为早期表现。后逐渐出现典型的躁狂症状，如情绪高涨、目标导向性活动增多、精力旺盛、行为冲动挥霍、不计后果等，故明确诊断为双相情感障碍。此后患者躁狂与抑郁位相交替出现，近期愈发频繁，表现为大部分时间内抑郁与躁狂症状混合出现，本次抑郁发作中存在语量增多、言语冲动鲁莽、睡眠需求减少等躁狂症状，对患者社会功能造成显著负性影响，符合 ICD-11 "双相 I 型障碍，目前为不伴精神病性症状的混合性发作"诊断标准；若依据 DSM-5，可诊断为"双相 I 型障碍，目前为重度抑郁发作伴混合特征"。

患者既往诊疗欠规范。心境稳定剂是双相障碍药物治疗的基础治疗：在双相障碍抑郁发作急性期治疗期间，心境稳定剂单药治疗及与抗精神病药物的联合治疗均可作为首发双相障碍抑郁发作患者的初选治疗策略。伴有混合特征的双相抑郁发作不建议使用抗抑郁药物，单药治疗策略推荐丙戊酸盐、锂盐、喹硫平，联合治疗推荐丙戊酸盐 / 锂盐＋喹硫平 / 奥氮平。改良性电抽搐休克治疗（ECT）能够有效缓解双相障碍混合发作患者的情感症状，尤其适用于药物治疗不佳的严重情感发作，对混合状态的躁狂及抑郁症状均显效。此外，重复经颅磁刺激治疗（rTMS）对双相障碍混合发作的疗效也有明确临床证据支持。心理治疗对双相障碍伴混合特征的患者亦有裨益，有条件时建议心理治疗与药物治疗联合使用。可根据患者的素质、诱发、维持等因素差异进行针对性治疗，如对存在认知／行为障碍的患者进行认知行为治疗；存在高情感表达家庭环境的患者，可给予家庭集中治疗；存在高自杀倾向／情绪调节异常／并发症的患者，可予以辩证行为治疗等。

双相障碍自杀率及成功率比较高，本病例有消极观念，无相应行为，临床上应加强安全护理和动态临床观察，谨防消极自伤自杀等高风险行为。

八、疾病介绍

双相（情感）障碍是全球常见的慢性精神疾病之一。2011 年 Merikangas 等人主持的世界心理健康调查计划表明，双相障碍患病率较高：全球范围内双相Ⅰ型障碍、双相Ⅱ型障碍及阈下双相障碍患病率分别为 0.6%、0.4%、1.4%，美国为 1.0%、1.1%、1.4%，而中国为 0.3%、0.2%、1.0%。2019 年中国精神疾病流行病学调查数据发现，国内双相障碍终生患病率为 0.6%，其中双相Ⅰ型障碍为 0.4%，双相Ⅱ型障碍为 0.1%。前后两者数据差异可能与被调查地区的经济水平、社会文化差异，以及疾病诊断标准和访谈工具不一致等影响因素有关。世界卫生组织数据显示，至 2015 年双相障碍患者患病总数较 2005 年相比增加 14.9（每千人），双相障碍给家庭及社会的负担逐渐加重，正成为一个全球性的医学课题和社会问题。

双相障碍的首发症状通常发生在青少年时期，平均发病年龄为 21 岁，但许多诊断在 30 岁之前无法做出，双相障碍患者从出现症状到诊断明确往往需要 8 ～ 10 年。临床上对发生在青少年时期的情感疾病识别及诊断通常存在难度，根据患者的临床表现，在从单相抑郁中识别双相抑郁的过程中，可存在以下鉴别要点（病例 5 表 1）。

病例 5 表 1　双相障碍抑郁发作与单相抑郁鉴别点

指征	双相障碍抑郁发作	单相抑郁
性别	结论不一，双相障碍Ⅱ型／轻躁狂、快速循环和混合发作，女性相对多见	男女比例约 1：2
年龄	较早（25 岁前）	较晚（中年多见）

续表

指征	双相障碍抑郁发作	单相抑郁
家族史	双相障碍家族史或有 3 个以上亲属患心境障碍	双相障碍家族史少见
起病形式	起病较急	起病较缓慢
病程	病程较短（3～6 个月）	病程较长（3～12 个月）
复发	反复发作较频繁（抑郁发作 5 次或以上）	缓解期时间较长
心境稳定性	抑郁混合发作，缓解期仍表现为心境不稳定和情感强烈气质	心境较稳定，尤其是缓解期
激惹性	愤怒、敌对多见，极端表现为冲动	较少见
激越	精神运动性激越多见	精神运动性迟滞多见
思维形式障碍	思维竞赛/拥挤多见，主观感受"不愉快"	思维迟缓多见
注意障碍	随境转移多见	反应时间延长
自杀	自杀观念和企图较多见	较少见，但成功率高
睡眠增加	多见	少见
肥胖/体重增加	多见	少见

数据表明，双相障碍伴混合特征临床发生率较高。一项纳入 17 例研究，共 19 198 例重性抑郁障碍或双相障碍患者的 Meta 分析结果表明，重性抑郁障碍、双相 I 型、双相 II 型患者伴混合特征的检出率分别为 23.8%、35.1%、35.2%。而不同诊断系统对双相障碍混合发作的界定存在差异。ICD-11 诊断系统将混合性发作定义为：目前发作以躁狂和抑郁症状混合或迅速交替（即在数小时内）为特征，躁狂和抑郁症状大部分时间均很突出，至少持续 2 周，归属双相 I 型障碍。DSM-IV 诊断系统则规定混合发作应同时符合躁狂发作和抑郁发作诊断标准，持续至少 1 周，也归属双相 I 型障碍。但在临床实践运用中发现上述诊断系统对混合发作的定义过于严格，不符合真实世界需求。DSM-5 诊断系统提出了"混合特征"的概念，即情感发作（符合躁狂/轻躁狂发作或抑郁发作标准）同时具有至少 3 项相反极相的情感症状（病例 5 表 2）。

病例5表2 DSM-5诊断系统对双相障碍伴混合特征的定义

发作类型	主要极相	伴随混合特征（至少3项）
躁狂伴混合特征	满足躁狂/轻躁狂发作的诊断标准	明显的烦躁或抑郁心境
		兴趣明显减退及活动乐趣丧失
		精神运动性迟滞
		疲乏感或精力丧失
		无价值感或过度罪恶感
		反复出现死亡意念
抑郁伴混合特征	满足抑郁发作的诊断标准	心境高涨
		自我评价过高或夸大
		言语增多或言语急于表达
		思维奔逸或主观想法增多
		精力充沛或有目标活动增多
		冒险活动增多或过度不计后果行为
		睡眠需求减少

从治疗的角度来看，应与患者建立良好的治疗联盟关系，并坚持全程、综合、量化评估与监测的原则。治疗方案决策时充分考量各种因素，评估相关影响，定期对治疗反应、个体耐受性、治疗安全性、患者生活质量及社会功能恢复程度、治疗经济负担等方面予以量化监测，综合评估并进一步优化治疗方案。双相障碍伴混合特征的治疗药物推荐等级具体如下（病例5表3、病例5表4）。

病例5表3 躁狂/轻躁狂发作伴混合特征药物治疗建议

药物选择	药物推荐
单药	丙戊酸盐，锂盐 奥氮平，利培酮，帕利哌酮，阿立哌唑，卡马西平
合用	丙戊酸盐/锂盐＋奥氮平/利培酮/帕利哌酮/喹硫平/阿立哌唑
不推荐	抗抑郁药

病例 5 表 4　抑郁发作伴混合特征药物治疗建议

药物选择	药物推荐
单药	丙戊酸盐，锂盐，喹硫平
合用	丙戊酸盐 / 锂盐＋奥氮平 / 喹硫平
不推荐	抗抑郁药

九、病例点评

本例为一例双相Ⅰ型障碍重性抑郁发作伴混合特征的临床案例。首先，双相障碍临床漏诊和误诊现象比较普遍，最常见是被误诊为抑郁症，从而导致不规范治疗甚至造成疾病恶化。本案例就是以抑郁发作首发，在发病后 3 年被诊断为"情感性障碍"，长期给予抗抑郁药联合治疗，导致抑郁与躁狂快速转换或混合状态存在，病情一直未获得较好缓解。而在 30 年后患者才得以被明确诊断为"双相Ⅰ型障碍，目前为不伴精神病性症状的混合性发作"（依据 DSM-5 诊断为"双相Ⅰ型障碍，目前为重度抑郁发作伴混合特征"）；其次，双相障碍伴混合特征在临床上并不少见，但临床医生不能很好识别及制定相应治疗策略。早期识别诊断和基于循证依据的个体化治疗是关键。双相障碍伴混合特征原则上应避免抗抑郁药使用，而该病例一直使用抗抑郁药治疗显然不符合诊疗规范；再次，应认识到在建立良好治疗联盟的基础上，贯穿全病程的基于评估和反馈的个体化治疗理念具有重要价值，秉持照护和关怀原则的治疗策略往往能够让治疗更添医学人文色彩。对疾病全病程的综合管理意味着，临床精神科医师眼中不仅仅需要看到精神心理疾病，更需要看到身处困境中的患者，关注患者所处的社会环境和文化背景，理解临床症状所含的功能，倾听共情，尽己所能，从而更好地帮助到患者。

参考文献

［1］美国精神病学会 . 精神障碍诊断与统计手册（第 5 版）［M］. 张道龙，刘春宇，童慧琦，译 . 北京：北京大学出版社，2014.

［2］于欣，方贻儒 . 中国双相障碍防治指南（第 2 版）［M］. 北京：中华

医学电子音像出版社，2015.

［3］中华医学会精神医学分会双相障碍协作组.双相障碍伴混合特征临床诊治指导建议［J］.中华精神科杂志，2018，51（2）：83-89.

［4］Merikangas KR，Jin R，He JP，et al.Prevalence and correlates of bipolar spectrum disorder in the world mental health survey initiative［J］. Arch Gen Psychiatry，2011，68（3）：241-251.

［5］Huang Y，Wang Y，Wang H，et al.Prevalence of mental disorders in China：a cross-sectional epidemiological study［J］.Lancet Psychiatry，2019，6（3）：211-224.

［6］GBD 2015 Disease and Injury Incidence and Prevalence Collaborators. Global，regional，and national incidence，prevalence，and years lived with disability for 310 diseases and injuries，1990-2015：a systematic analysis for the Global Burden of Disease Study 2015［J］.Lancet，2016，388（10053）：1545-1602.

［7］Goodwin GM，Haddad PM，Ferrier IN，et al.Evidence-based guidelines for treating bipolar disorder：Revised third edition recommendations from the British Association for Psychopharmacology［J］.J Psychopharmacol，2016，30（6）：495-553.

［8］方贻儒，汪作为.双相障碍临床研究现状与趋势［J］.上海精神医学，2011，23（1）：12-16.

［9］费玥，黄乐萍，王宇，等.简明国际神经精神访谈躁狂发作伴混合特征问卷中文版信效度研究［J］.中华精神科杂志，2020，53（6）：501-507.

［10］Vázquez GH，Lolich M，Cabrera C，et al.Mixed symptoms in major depressive and bipolar disorders：A systematic review［J］.J Affect Disord，2018，225：756-760.

（病例提供：吴创鑫　上海市虹口区精神卫生中心）

（点评专家：汪作为　上海市虹口区精神卫生中心）

案例6　双相障碍Ⅱ型抑郁发作

一、病历摘要

基本信息：女性，30岁，海归硕士，自由职业，于2018年4月首次就诊。主诉：情绪低落，消极悲观，烦躁易怒，喜怒无常10年，加重5个月。

现病史：患者自述从10年前读大学时开始，经常会出现一些短暂的心情不好，难受，不想说话，不想动，什么兴趣都没有，伴有失眠、胃纳差。这些症状持续的时间不长，一般也就是几天到几周，自行好转，因此从未重视。近10年来每当患者出现心情不好时，常常会伴有容易烦躁，控制不住的易发脾气，飙骂脏话，甚至破坏物品。有时患者的情绪变化很快，甚至一天之内都会由晴转阴，或者完全相反，突然从难受的心情中解脱出来。患者逐渐形成了一套自我调整心态的方法，喜欢通过骑摩托飙车、与朋友抽烟喝酒泡吧、暴饮暴食、大手大脚花钱买东西来让自己高兴起来。情绪不好的时候会这么做，而情绪好的时候更容易这么做。患者并没有觉得这样做有什么不妥，甚至认为这才是自己该有的状态，但这样的状态并不能持续很久，一般也就是几天，最长不超过1周。患者于5年前从法国留学归来，主修音乐，回国后从事音乐老师的工作。4年前与外籍男友成婚，之后辞职全职在家。

5个月前患者顺产一男婴，自从分娩之后患者的情绪开始出现明显变化，开心不起来，控制不住的担心、紧张。患者觉得生孩子之后丈夫的关注焦点不再是自己，同时也无法适应母亲的新角色，害怕照顾不好孩子。每当孩子哭闹之时，患者更易出现心烦意乱，无所适从。有时患者会对着婴儿大吼大叫，甚至有几次打过孩子，幸未造成严重伤害。其实患者自身也不好受，每次烦躁发怒之后陷入更为持久的情绪低落，无法开心起来，乏力，什么都不想做，自责，觉得自己不配做母亲，还不如死了算了。虽然从未有过具体行动，但这样的想法越来越多，挥之不去，自感前途无望。

患者自发病以来睡眠差，入睡困难，眠浅易惊醒；有时又是嗜睡，整天躺着不想动。胃纳好，体重上升5kg，目前为70kg，两便无殊。

既往史：体健。否认高血压、糖尿病等重大躯体疾病史，否认手术、外伤史，否认食物药物过敏史。

个人史：G1P1，性格外向，耿直。母孕期无殊，幼年生长发育与同龄人无异，学习成绩好，曾出国留学学习英语，硕士毕业后回国，目前为全职主妇。吸烟史10年，每天10根。饮酒史10年，主要为洋酒、红酒，不规律使用。否认其他成瘾性物质使用史。已婚，育一子，月经规律，1-0-0-1。

家族史：否认两系三代遗传疾病或精神疾病史。

体格检查：T 36.5℃，HR 81次/分，R 17次/分，BP 110/75mmHg。

体检未见明显异常。

精神检查：意识清，接触合作，对答切题。语声高，语速快，表情悲伤。情感低落，情绪不稳定，易激惹，愉快感缺乏，兴趣动力减退，精力体力不足。存在明显的精神性焦虑，自我感觉差，自我评价低，自责，可引出无望感、消极观念，但否认相应行为。承认病史中有过短暂情感高涨、易激惹、精力和体力增加、言语增多、联想加速、冲动鲁莽行为增加。未引出幻觉、妄想。智能尚可，意志要求存在，有主动求治愿望，但自觉无法改变自己的应对方式，自知力部分。

二、辅助检查

血常规，生化常规检测无异常。

心电图示：窦性心律，未见明显异常。

患者健康问卷抑郁量表（PHQ-9）总分：17分。

17项 – 汉密尔顿抑郁量表（HAM-D）总分：23分。

广泛性焦虑量表（GAD-7）总分：12分。

汉密尔顿焦虑量表（HAM-A）总分：20分。

轻躁狂评定量表（HCL-32）总分：16分。

三、诊断

ICD-11 6A61.2双相 II 型障碍，目前为不伴精神病性症状的中度抑郁发作。

附加特征：伴围生期特征，伴显著的焦虑特征，伴混合特征（此条非 ICD-11 附加特征）。

诊断依据：

年轻女性，30 岁，硕士，病史 10 年，加重 5 个月。

症状学标准：以情感性症状群为主要表现，包括情绪低落和悲伤，兴趣及愉快感明显减退，精力和体力下降；情绪低落与情感高涨、易激惹交替出现，与患者平常的心境状态明显不同。同时存在认知 – 行为症状群，包括自我价值感低、自责、无望感、消极观念；情感高涨时过于自信，活动增多或主观体验到精力旺盛，冲动或鲁莽行为，与患者一贯的状态水平明显不同。自主神经系统症状群，包括失眠或嗜睡，纳差或暴饮暴食，疲乏或精力体力增加。

病程标准：在每天的大多数时间存在以上症状，抑郁发作持续超过 2 周以上，轻躁狂发作持续超过 4 天以上。

严重程度标准：患者经常感到痛苦，其个人、家庭等其他重要领域的功能显著受损，无法完成母亲角色。

排除标准：依据病史和查体，可排除器质性精神障碍、精神活性物质所致精神障碍。

四、鉴别诊断

1. 产后抑郁症　患者在妊娠后出现明显、持久的情绪低落，应与产后抑郁症鉴别，但患者的症状还包括易激惹、冲动、鲁莽行为增加，情绪变化不稳定。加之既往 10 年前就已经出现了短暂的情绪低落与情感高涨、易激惹、精力体力增加、鲁莽冲动行为交替的表现，因此与单相抑郁的表现不符。

2. 心境恶劣障碍　患者病程 10 年，加重 5 个月，持续 2 年以上的轻度持续性抑郁需考虑心境恶劣障碍的可能性。但该患者的情绪特点为不稳定，除外持续的情感低落，也有很多持续的情感高涨或激惹性增高，活动增多或鲁莽冲动行为增多。虽然持续时间不长，但与患者平常的心境状态明显不同，且各种心境状态的快速转换是常见现象，因此可以鉴别。

3. 焦虑障碍　患者症状中存在控制不住的担心、紧张，害怕照顾不好孩子，烦躁，因此需要与焦虑障碍进行鉴别诊断。焦虑的核心症状是无法自控的担心，灾难化的解释，而抑郁发作的核心症状是情感低落、兴趣减退、精力体力不足。该患者两类症状都具备，虽然 ICD-11 已经将广泛性焦虑的病程标准模糊设置为"数月"，但按照诊断分级原则，仍应首先诊断等级更高的双相障碍抑郁发作，而焦虑可以作为附加特征，或者也可以作为共病诊断。

五、诊疗经过

给予该患者舍曲林 50mg 1 次 / 日口服，喹硫平 100mg 1 次 / 晚口服的起始治疗。1 周后加至舍曲林 100mg 1 次 / 日口服，喹硫平 150mg 1 次 / 晚口服。

2 周时复诊，诉服药初期有比较明显镇静嗜睡反应，还伴有轻度的心慌、手抖，1 周左右减轻，无其他不良反应主诉。患者自觉特别消极的想法减少，虽然仍然会情绪低落，或自觉活得糟糕，但不再想与死相关的问题，能够感受到丈夫的关心。情绪激动，烦躁，发脾气，冲动有减少。

4 周时复诊，无明显药物副反应主诉，无双手震颤。入睡快，夜眠 8 ~ 10 小时，睡眠质量好。情绪有改善，明显的情绪低落消失，轻度的不想动，开心不起来仍有，但开始可以感到快乐，与儿子相处时能够平心静气，感受到作为母亲的愉悦。

8 周时复诊，无明显药物副反应主诉，无双手震颤。睡眠好，生活规律，胃纳可以控制。精力体力明显改善，开始体育锻炼，兴趣爱好有恢复，可以弹琴，也喜欢开摩托车，但不会飙车。喜欢参与闺蜜的社交活动，能够开心起来，自觉恢复平静的生活。嘱患者继续舍曲林 100mg 1 次 / 日口服，喹硫平 150mg 1 次 / 晚口服治疗方案，3 ~ 6 个月复查血常规、生化常规、甲状腺素。

六、随访

治疗后半年门诊随访，患者一直能够坚持服药和规律随访。生活规律，健康，戒酒、戒烟，睡眠质量好，体重下降至 60kg。治疗后一年门诊随访，患者与朋友合伙开了一家小店，每天工作半天，享受这样的生活，情绪稳定，但体重未能进一步如愿下降。患者对于双相障碍的疾病常识有所了解，愿意继续维持治疗，依从性良好。

七、病例分析

该病例为产后孕妇，妊娠后出现明显的情绪低落，消极悲观，烦躁易怒。此类表现极易让人联想到"产后抑郁"，但从流行病学的角度来看，产后出现的"抑郁"是双相障碍抑郁发作的可能性更高。回顾病史，患者从 20 岁左右就开始频繁出现短暂的、轻度的情绪低落，心境的快速转化，并且随之出现很多的鲁莽冲动行为、睡眠过多和暴饮暴食、食欲体重增加、具情绪反应性、易激惹等非典型抑郁症状，应该仔细进行躁狂／轻躁狂的鉴别诊断。此时，运用针对双相障碍的筛查量表，例如 HCL-32，将有助于寻找临床线索，更好地识别躁狂／轻躁狂。

该案例中患者习惯于使用鲁莽、冲动、寻求刺激危险的行为来改善自己的情绪，虽然持续的时间不长，但也应引起临床医生足够的重视。双相障碍的准确诊断难点在于判断轻躁狂与正常开心之间的差异，尤其当年轻患者长期处于情绪忽高忽低的波动中，更难准确地描述自己的正常情绪，甚至有时就把轻躁狂状态认作是自己的"正常"状态。在轻躁狂的诊断中，其症状条目数可与躁狂发作相同，关键区别在于严重程度和持续时间。轻躁狂与患者平常的心境状态明显不同，熟悉她的人能够感受到。此外，各种心境状态的快速转换也是常见现象，即心境的不稳定性，也可以体现为活动增多或主观体验到精力旺盛。与躁狂发作相对，轻躁狂不应出现严重的功能损害、严重的肇事后果、精神病性症状，抑或导致强制治疗。

在该案例的治疗中，选择了 SSRIs 抗抑郁药物舍曲林与第二代抗精神病药物喹硫平的联合使用。在双相障碍抑郁发作的治疗指南中，更强调广义心境稳定剂对于稳定患者情绪的作用，而选择喹硫平是因为其作为一种第二代抗精神病药物，具有均衡的抗抑郁、抗躁狂以及维持治疗作用。选择舍曲林是考虑到转躁风险相对较轻。该患者在治疗后很快显示出情绪的稳定性增加，因此更加坚定了患者持续治疗的信心，这点对于双相障碍患者的长期治疗非常重要。

八、疾病介绍

双相障碍（bipolar Disorders，BD）是指既有躁狂或轻躁狂发作，又有抑郁发作的一类心境障碍。BD 具有"五高一低"的特点，即高患病率（终身患病率为 4.4%）、高复发率（90% 病人多次复发）、高致残率（WHO 将其列为十大致残疾病）、高死亡率（11% ~ 19% 自杀身亡）、高共病率（60% 共病药物依赖），以及低龄化（50% BD 患者的首发年龄 ≤ 19 岁）特点。BD 给患者、家庭和社会带来了沉重的负担，业已成为全球最迫切需要解决的精神卫生问题之一。遗憾的是，目前对于 BD 的重视还远远不够。临床实践中，非常易将 BD 和抑郁症、难治性抑郁症，甚至精神分裂症相混淆，由此造成漏诊和误诊。

按照躁狂或轻躁狂发作，可将双相障碍分为双相Ⅰ型障碍和双相Ⅱ型障碍——这样的分类方式以前只存在于美国的 DSM 诊断系统中。但从 ICD-11 开始，也接受了这样的疾病划分方式，将躁狂发作定义为至少有过 1 次躁狂或混合发作；将轻躁狂发作定义为至少 1 次轻躁狂发作和至少 1 次抑郁发作。

双相Ⅱ型障碍抑郁发作的治疗与单相抑郁完全不同，治疗的重点在于广义心境稳定剂的使用，而非单纯的抗抑郁治疗。实际上，在双相障碍抑郁发作的治疗中，抗抑郁药物一直是饱受争议的一个话题，绝大多数双相障碍的防治指南均不建议单一使用抗抑郁药物，而应该更谨慎的使用抗抑郁药物。因此，在双相障碍抑郁发作时应以广义心境稳定剂作为基础治疗，谨慎选择抗抑郁药物。

九、病例点评

该病例为双相Ⅱ型抑郁发作的一个典型病例。双相抑郁发作急性期患者容易被误诊为抑郁症，在临床上需要留意具有一些非典型特征的抑郁发作患者如青少年起病、伴精神病性症状、伴混合特征、产后发病、共患物质滥用及双相家族史等，这些患者罹患双相障碍抑郁发作的风险较高。此外，与双相Ⅰ型障碍患者相比，双相Ⅱ型障碍患者往往更可能被误诊，因为轻躁狂较躁狂更轻微且更难诊断。这更要求临床医生在采集病史时需要全面地了解患者情绪变化，从而更好把握双相障碍的诊断。

对于双相抑郁发作，临床治疗的关键是合理使用心境稳定剂，避免抗抑郁单药治疗。近年来发现一些第二代抗精神病药物具有心境稳定作用，如喹硫平、奥氮平、鲁拉西酮等，均被证明作为单药治疗双相抑郁有效。目前专门针对双相Ⅱ型障碍患者治疗的临床研究仍很少，但通常建议对双相Ⅱ型障碍患者使用与双相Ⅰ型障碍相似的药物治疗方案。2015 年出版的《中国双相障碍防治指南》推荐喹硫平作为双相 II 型抑郁发作急性期的首选药物，为 A 级证据推荐。对于双相抑郁急性发作期合并抗抑郁药物治疗应当谨慎，通常应避免将抗抑郁药用于既往抗抑郁药治疗结局较差的双相重性抑郁患者，例如治疗期间转为躁狂 / 轻躁狂、快速循环或出现急性自杀观念及行为以及伴有躁狂症状（即混合特征）或处于物质使用障碍发病期的患者。本病例中选取了喹硫平作为基础治疗，并合并转躁风险相对较低的 SSRI 类药物进行抗抑郁治疗是合理的。

维持期抗抑郁药应继续使用多久，尚无定论。对于该病例中的舍曲林要继续维持治疗多久及何时能够减量，均需给予个体化的治疗考虑。在抗抑郁药物维持治疗期间，应注意评估患者有无心境循环增加，若期间出现躁狂 / 轻躁狂症状，则应立即停药并优化抗躁狂治疗。不过，若停用抗抑郁药时容易反复出现抑郁症状，可能会受益于抗抑郁药物更长期治疗。

此外，患者为哺乳期妇女，考虑到哺乳需求，为尽量避免药物进入乳汁对婴儿造成影响，使用情感稳定剂丙戊酸或锂盐往往需要更加谨慎，使用第二代抗精神病药物稳定情绪通常更加合适。并且在抗抑郁药物中，使用舍曲林时婴儿药物暴露剂量相对较低，也更为推荐。因此从这个角度来讲，本病例的药物联合治疗方案也颇为合理。

参考文献

［1］Yatham LN，Kennedy SH，Parikh SV，et al.Canadian Network for Mood and Anxiety Treatments（CANMAT）and International Society for Bipolar Disorders（ISBD）2018 guidelines for the management of patients with bipolar disorder［J］.Bipolar Disord Mar，2018，20（2）：97-170.

［2］Schaffer A，Yatham LN，Parikh SV，et al.Patient and Family Guide to the CANMAT and ISBD Guidelines on the Management of Bipolar Disorder.2020 ed，2020.

［3］Schaffer A，Parikh SV，Toma S，et al.Expanding the target audience for management guidelines：Co-development of the patient and family guide to the CANMAT and ISBD bipolar disorder guidelines.Bipolar Disord，2021，23（5）：528-530.

［4］Calabrese JR，Elhaj O，Gajwani P，et al.Clinical highlights in bipolar depression：focus on atypical antipsychotics.J Clin Psychiatry，2005，66 Suppl 5：26-33.

［5］Chen J，Fang Y，Kemp DE，et al.Switching to hypomania and mania：differential neurochemical，neuropsychological，and pharmacologic triggers and their mechanisms.Curr Psychiatry Rep Dec，2010，12（6）：512-521.

［6］Wang Z，Chen J，Yang H，et al.Assessment and management of bipolar disorder：Principal summary of updated Chinese guidelines.Bipolar Disord May，2018，20（3）：289-292.

（案例提供：陈　俊　上海市精神卫生中心）
（点评专家：彭代辉　上海市精神卫生中心）

案例 7 抑郁发作伴显著睡眠紊乱

一、病历摘要

基本信息：女性，28 岁，公司财务，硕士研究生学历，于 2020 年 5 月首次就诊。

主诉：情绪低落，紧张担心，失眠乏力伴记忆力下降 5 个月，加重 2 周余。

现病史：患者自研究生毕业后加入现单位工作至今，一直从事财务工作，表现一贯中规中矩，能够胜任。自 2020 年 1 月开始，由于财务工作繁忙，渐渐出现失眠，表现为入睡很困难，经常辗转反侧，需要 1 ~ 2 小时才能入睡；睡至半夜噩梦不断，容易惊醒，醒后又很难再入睡；后半夜睡眠浅，自觉几乎没有睡着。之后不久新冠疫情开始全国流行，患者更加觉得紧张、压力大、担心害怕犯错、无法自控。经常担心自己无法胜任工作，工作状态也越来越糟糕，经常是前说后忘，注意力无法集中，小错不断。同时，患者的心情变得沉重起来，几乎感受不到开心愉悦，虽然家人和男友一直劝导，但几乎没有任何效果。患者每天感觉疲乏无力，早晨起床后情绪就开始低落，担心如何捱过这一天。白天上班时自觉浑浑噩噩，如在梦游。下班回家后，浑身瘫软无力，躺于床上什么也不想做，但其实无法入睡。患者的兴趣爱好大幅度减少、降低，原来喜欢的连续剧也不看了，化妆打扮也不上心了，也不愿意和闺蜜、同事相处，回避社交活动，害怕自己的异常被人发现。

2 周前由于工作中的小差错，患者的症状开始加重。茶不思，饭不想，夜不能寐，电视也不看，手机也不接，请假休息在家。近 2 周来几乎没有出过家门，每天有 12 ~ 16 小时都躺在床上，但其实并不能睡好。夜晚的睡眠更糟糕，往往是 3 ~ 4 个小时后才能勉强入睡，2 ~ 3 个小时后就反复醒来，凌晨天还没有亮就再也无法入睡。患者的情绪也更加糟糕，觉得自己变得多愁善感，甚至还会莫名哭泣，长久处于这种状态无法自拔。患者自觉思维变得迟钝，反应很慢，甚至有时觉得脑袋空空，害怕自己是不是傻了。害怕自己会丢了工作，认为自己成为了父母和男友的负担，活得失败，看不到未来的希望，甚至不如死了算了，但尚未出现过任何伤害自己的行为。家属觉其明显异常，因此在劝说之下由男友陪同来诊。

患者自发病以来否认情绪高涨、易激惹、精力体力增加等表现。睡眠差，胃纳差，体重下降5kg，目前44kg，两便无殊。

既往史：体健，否认高血压、糖尿病等重大躯体疾病史，否认手术、外伤史，否认食物药物过敏史。

个人史：行一，性格内向，谨慎，敏感。母孕期无殊，幼年生长发育与同龄人无异，学习成绩好，硕士研究生毕业后工作至今。无烟酒不良嗜好，否认成瘾性物质使用史。未婚未育，月经规律，0-0-0-0。

家族史：否认两系三代遗传疾病或精神疾病史。

体格检查：T 36.6℃，HR 88次/分，R 18次/分，BP 110/70mmHg。

体检未见明显异常。

精神检查：意识清，接触合作，对答切题。语声低微，语速慢，表情悲伤，哭泣。情感低落，愉快感缺乏，兴趣动力减退，精力体力明显不足。存在明显的精神性焦虑，躯体性焦虑症状不突出。自我感觉差，自我评价低，自责，可引出无助感、无望感、消极观念，否认消极行为。否认情感高涨、易激惹、精力体力增加。未引出幻觉、妄想。智能尚可，即刻记忆力差，主动注意减弱，被动注意增强。意志要求存在，有主动求治愿望，自知力部分。

二、辅助检查

血常规，生化常规检测无异常。

心电图示：窦性心律，未见明显异常。

患者健康问卷抑郁量表（PHQ-9）总分：15分。

17项－汉密尔顿抑郁量表（HAM-D）总分：21分。

广泛性焦虑量表（GAD-7）总分：11分。

汉密尔顿焦虑量表（HAM-A）总分：19分。

轻躁狂评定量表（HCL-32）总分：2分。

与睡眠相关的因子分：PHQ-9第3条(入睡困难或睡太多)3分，HAM-D第4条(入睡困难)2分，第5条（睡眠不深）2分，第6条（早醒）2分，HAM-A第4条（失眠）3分。

三、诊断

ICD-11：6A70.1单次发作的抑郁障碍，中度，不伴精神症状。

附加特征：伴显著的焦虑特征，伴显著的睡眠紊乱（此条非ICD-11附加特征）。

诊断依据：

年轻女性，28岁，硕士文化，病史5个月，加重2周余。

症状学标准：以情感性症状群为主要表现，包括情绪低落和悲伤，兴趣及愉快感明显减退，精力和体力下降。同时存在认知－行为症状群，包括注意力下降，自我价值感低，自责，无助感，无望感，消极观念；自主神经系统症状群，包括显著的睡眠紊乱（入睡困难，中段失眠，早醒，睡眠过多），食欲下降，体重下降，精神运动性抑制，疲乏。

病程标准：在每天的大多数时间存在以上症状，连续超过2周以上。

严重程度标准：患者自觉痛苦，生活、工作、人际关系均受影响。

排除标准：依据病史和查体，基本可排除器质性精神障碍、精神活性物质所致精神障碍。这些症状也不能用居丧反应来解释。

四、鉴别诊断

1. 应激相关障碍　患者病前有工作压力增加和新冠肺炎全国流行等社会心理因素，之后出现情绪症状，应与应激相关障碍相鉴别。该患者虽然有社会心理因素，但症状并非完全围绕应激事件，持续时间5个月。更为重要的是，患者的症状无论是从症状的严重程度，还是症状的数量上都已经超过应激所致精神障碍的范畴，达到了抑郁发作的诊断标准。

2. 焦虑障碍　患者症状中存在紧张焦虑，无法自控的担心，需要与焦虑障碍进行鉴别诊断。焦虑的核心症状是无法自控的担心，灾难化的解释；而抑郁的核心症状是情感低落、兴趣减退、精力体力不足。该患者两类症状都具备，虽然ICD-11已经将广泛性焦虑的病程标准模糊设置为"数月"，但按照诊断分级原则，仍应首先诊断等级更高的抑郁症。而焦虑可以作为附加特征，或者也可以作为共病诊断。

3. 双相障碍抑郁发作　双相障碍患者在首发时经常以抑郁为首发症状，而躁狂/轻躁狂症状并不明显，因此需要进行鉴别。该患者主要以抑郁发作症状为主，特点为伴有焦虑和伴有显著的睡眠紊乱，并未出现躁狂的核心症状，例如情感高涨、易激惹、精力体力增加，并且既往也没有相关的症状。目前 HCL-32 总分 2 分，有助于排除双相障碍。可对该患者进行长期的随访，以观察将来是否会出现躁狂/轻躁狂症状。

4. 睡眠 - 觉醒障碍　睡眠 - 觉醒障碍的特点是难以启动或维持睡眠（失眠障碍）、过度嗜睡（过度嗜睡障碍）、睡眠期间呼吸紊乱（睡眠相关呼吸障碍）、睡眠—觉醒节律障碍（睡眠—觉醒昼夜节律紊乱），睡眠中的异常运动（睡眠相关运动障碍），或入睡时、睡眠中或从睡眠中醒来时出现的有问题的行为或生理事件（异态睡眠）。本例患者虽然符合症状描述，但失眠前有明显生活事件诱因，失眠后同时伴有明显的抑郁症状和焦虑症状，且已符合抑郁发作的诊断标准，因此不予诊断。

五、诊疗经过

给予该患者文拉法辛 75mg 1 次/日口服联合阿戈美拉汀 25mg 1 次/晚口服的起始治疗。1 周后加至文拉法辛 150mg 1 次/日口服，阿戈美拉汀 50mg 1 次/晚口服。

2 周时复诊，诉服药初期有比较明显的胃肠道反应，包括反酸、恶心，1 周左右减轻，无其他不良反应主诉。同时，患者自觉入睡加快，但仍需 1 小时左右。睡眠质量提升，中段失眠减少，但仍然梦多，睡眠 6 小时。情绪低落和紧张焦虑没有之前那么严重，但仍然感到开心不起来，情绪低落，精力动力不足。

4 周时复诊，无明显药物不良反应主诉。入睡困难基本消失，夜眠 7 ~ 8 小时，梦多，早醒好转。情绪有改善，能够感到快乐，但有过几次轻度的低落，不想动，乏力，紧张，担心，但持续 1 ~ 2 天后能缓解。患者仍然休息在家，一想到要回去上班症状就会加重。此时调整为文拉法辛 225mg 1 次/日口服，阿戈美拉汀 50mg 1 次/晚口服。

8 周时复诊，无明显药物副反应主诉。睡眠好，无入睡困难、中段失眠或早醒，睡眠 8 小时左右。精力体力明显改善，能够坚持锻炼，兴趣爱好有恢复，也能够参与一些社交活动，从中能够体会到快乐。未出现明显的情绪低落或紧张焦虑，想要尝试复工。嘱患者继续文拉法辛 225mg 1 次/日口服，阿戈美拉汀 50mg 1 次/晚口服治疗方案，3～6个月复查血常规、生化常规、甲状腺素。

六、随访

治疗后半年门诊随访，患者一直能够坚持服药和规律随访。从治疗后的第4个月起，已经恢复了原有工作，能够胜任，基本恢复至病前的状态。生活规律，睡眠质量好，体重也恢复至49kg。复查血常规、生化常规、甲状腺素，均未见明显异常。患者对于维持治疗充满信心，依从性良好。

七、病例分析

该病例为年轻女性、首发抑郁症患者，以显著的睡眠紊乱和焦虑症状为附加特征。

虽然在WHO的ICD-11中只列入了"伴显著的焦虑症状"，而未列入"伴显著的睡眠紊乱"，但睡眠紊乱在抑郁症的临床诊疗中却是最常见的伴随症状之一。无论是在抑郁发作的急性期，还是在治疗之后的康复过程中，睡眠紊乱总是最常见的症状之一，尤其是在抑郁症的残留症状中，睡眠紊乱排名第一。由此可见，重视抑郁症患者的睡眠紊乱症状是临床实践中必须关注的重点，重视患者迫切想要解决的症状。

本案例中患者首发症状是失眠，而且是失眠的三种类型均有，包括入睡困难、中段失眠和早醒。尤其是早醒，更是忧郁型抑郁症的典型症状之一，对于抑郁症和焦虑症的鉴别有帮助（焦虑症以入睡困难更多见）。随着症状的加重，患者的失眠也加重，失眠与抑郁情绪相互影响，恶性循环，失眠也就成为了加重抑郁的一个促进因素。此外，睡眠紊乱不仅仅表现为失眠，也可以表现为睡眠过多，或睡眠质量下降，白天疲乏无力，日间功能减退。该患者在病休期间就转变为睡眠过多，但实际睡眠质量较前更差。

针对该病例的睡眠紊乱，治疗中应首选具有帮助睡眠作用的抗抑郁药物。针对目前的治疗指南推荐的一线抗抑郁药物选择，不同的药物帮助睡眠的机制不同，优缺点也不同。考虑患者睡眠紊乱、生物节律紊乱特点明显；年轻女性对体重比较在意，不愿意增加体重；白领对日间工作状态要求高，因此选择了褪黑素能抗抑郁药物阿戈美拉汀。针对该病例的焦虑特征，选择了双通道阻滞剂文拉法辛，希望能够更好地治疗抑郁和焦虑。

患者在治疗第 2 周已经有部分症状改善，符合早期改善的标准，因此在 2 周时并未增加药物剂量。在第 4 周时，患者的焦虑症状仍然存在，似乎进入了一个"平台期"，因此选择继续增加文拉法辛的剂量至 225mg，希望发挥更好的抗抑郁、抗焦虑作用。

八、疾病介绍

抑郁症是严重危害人类身心健康的精神疾病与公共卫生问题，具有高患病率、高复发率、高致残率、高自杀率和疾病负担沉重等特点。目前全世界已有 3 亿多抑郁症患者，而抑郁症是致残和全球疾病负担的首要原因。在中国，抑郁症是继心脏病之后的第二位最常见疾病，由疾病所导致的疾病负担每年大约为 520 亿人民币（约合 83.5 亿美元）。

然而，目前对于抑郁症的诊断、治疗、预后预测都难以满足临床的需求。因此，如何提高抑郁症的治疗效果成为了一个重要问题，而个体化治疗是目前解决这一问题的有效手段之一。个体化治疗的前提是对抑郁症人群进行精准的亚型划分，针对不同亚型特点的患者，给予相应的治疗方案。ICD-11 描述了 4 种针对抑郁发作的附加特征，包括伴焦虑痛苦、伴忧郁特征、伴季节模式、伴围生期特征。除此以外，伴睡眠紊乱是临床更为常见的特征之一，更为重要的是，针对此特征，已经有充足的循证证据证明了某些药物具有更好的疗效。因此，在加拿大情绪和焦虑治疗网络（CANMAT）的最新版抑郁障碍指南中，就针对伴睡眠紊乱特征的抑郁症治疗给出了一线和二线药物推荐。由此可见，针对不同抑郁特征的个体化治疗确实能够带来更好的临床获益，应该引起临床医生的重视。

九、病例点评

抑郁症患者多会伴有睡眠障碍，主要表现为失眠，可能会影响约 90% 的患者，也可表现为嗜睡。本病例在临床中非常常见，是抑郁障碍伴发失眠的典型案例。

睡眠障碍不仅是抑郁症的一个诊断标准，并且被认为是抑郁发作的独立危险因素，也与抑郁症状严重程度及自杀风险密切相关。这和临床的直观印象相符——睡不好觉的抑郁患者往往焦虑症状较明显及自杀风险较高。此外，研究报道，抑郁缓解期仍然有 50% 的患者残留有睡眠障碍，这也被证实是抑郁症复发的危险因素。既往有随机对照试验表明同时治疗失眠和抑郁的效果优于单独治疗抑郁。如一项研究发现，氟西汀和右佐匹克隆联合治疗在降低抑郁严重程度和缓解时间方面优于氟西汀单独治疗。这些均提示无论是急性期、维持期还是缓解期，积极处理抑郁患者的失眠症状尤为重要。

抑郁症患者最为持续的睡眠改变是慢波睡眠的减少和快动眼（REM）期潜伏期缩短，并且绝大多数抗抑郁药物均会影响快动眼（REM）睡眠。有研究报道，SSRIs 类抗抑郁药物在治疗过程中可能会诱发失眠，减少 REM 睡眠的时间和比例，并且有失眠史的患者在 SSRI 治疗过程中，失眠可能持续加重。此外其他一些抗抑郁药物包括 SNRIs、安非他酮等也有报道认为会加重失眠。因此，对伴有显著失眠特征的抑郁障碍在抗抑郁药物选择上需要更有针对性，并给予个体化的治疗，而不能以加重失眠为代价。

目前 CANMAT 指南建议对于伴有失眠特征的抑郁障碍治疗，阿戈美拉汀为一级证据推荐。米氮平、喹硫平和曲唑酮均为二级证据推荐，这些药物对 REM 睡眠的抑制作用均较弱。其中，阿戈美拉汀能够特异性激动褪黑素受体，同时拮抗 5-HT2C 受体，因此具有抗抑郁和镇静作用，能够改善睡眠，调节昼夜节律，对于伴有失眠特征的抑郁障碍患者较为适用，但在治疗过程中需要注意定期监测肝功能。

参考文献

［1］Lopez R，Barateau L，Evangelista E，et al.Depression and Hypersomnia：A Complex Association［J］.Sleep Med Clin Sep，2017，12（3）：395-405.

［2］Tsuno N，Besset A，Ritchie K.Sleep and depression［J］.J Clin Psychiatry Oct，2005，66（10）：1254-1269.

［3］Murphy MJ，Peterson MJ.Sleep Disturbances in Depression［J］.Sleep Med Clin Mar，2015，10（1）：17-23.

［4］Nierenberg AA，Husain MM，Trivedi MH，et al.Residual symptoms after remission of major depressive disorder with citalopram and risk of relapse：a STAR*D report［J］.Psychol Med Jan，2010，40（1）：

41-50.

［5］Smith K.Mental health：a world of depression［J］.Nature，2014，515
（7526）：181.

［6］Chen J，Hu S.Individualized Treatment Strategy for Depressive Disorder
［J］.Adv Exp Med Biol，2019，1180：219-232.

［7］Kennedy SH，Lam RW，McIntyre RS，et al.Canadian Network for
Mood and Anxiety Treatments（CANMAT）2016 Clinical Guidelines for
the Management of Adults with Major Depressive Disorder：Section 3.
Pharmacological Treatments［J］.Can J Psychiatry Sep，2016，61（9）：
540-560.

（案例提供：陈　俊　上海市精神卫生中心）

（点评专家：彭代辉　上海市精神卫生中心）

病例 8　伴有精神病性症状的重度抑郁发作

一、病历摘要

基本信息：男性，28 岁，个体经商，本科文化，2018 年 7 月第一次就诊。主诉：情绪低落、兴趣丧失波动 2 年，加重伴猜疑 1 个月。

现病史：患者于 2018 年 7 月无明显诱因下出现睡眠差，晚上玩手机不睡觉，晨间早醒，白天赖床，不愿工作，自诉头晕，注意力无法集中，至某医院行头颅 MRI 检查未见异常。此后，患者因为注意力不能集中无法坚持上班，逐渐出现情绪压抑，感觉没有动力，乐趣消失，容易发脾气，与家人沟通少，生活作息不规律。2018 年底于某精神卫生中心门诊就诊，考虑诊断中度抑郁发作，给予盐酸安非他酮缓释片口服，剂量从 0.15g/ 日逐渐增加至 0.3g/ 日，情绪改善，能够恢复工作。2019 年 4 月底患者因工作不顺利，经济压力大，出现情绪不稳定，猜疑生意伙伴"搞自己"，担心妻子出事，后于 2019 年 5 月再次至该精神卫生中心就诊，加用"奥氮平片 5mg/ 日"口服治疗，患者服药后白天困倦，猜疑现象减少，仍旧有不安全感，但是能坚持门诊随访。2020 年 8 月，患者无诱因再次出现闷闷不乐，对什么事都提不起兴趣，整日躺在床上，感明显疲倦，不能工作，做事情积极性不高，对生活没有安排，经常自责，要与妻子离婚，跟妻子说："外面有人对自己不利，不离婚你和孩子都有危险"，觉得吃药就是有人在加害自己，因此拒绝服药。家属觉其病情严重，于 2020 年 9 月 2 日送其到该精神卫生中心住院治疗。

病程中，患者胃纳可，睡眠差（表现为晚睡、早醒、睡眠浅），大小便无殊。无冲动、消极及外跑言行。体重近期无明显变化。

既往史：体健，否认有甲状腺、高血压、糖尿病等重大躯体疾病史，否认有手术、外伤史，否认食物药物过敏史。

个人史：独生子，平素性格内向，人际关系一般，孕产期无特殊，幼年成长发育正常，本科毕业后个体经商。吸烟 4 年，10 ~ 20 支 / 天，无饮酒史。已婚，育有一子。长期生活于原籍，否认疫水疫区接触史，否认工业毒物、粉尘或放射性物质接触史，否认冶游史。

家族史：否认两系三代精神异常疾病史。无近亲婚育史。

体格检查：T 37.2℃，HR 102 次 / 分，R 18 次 / 分，BP 126/72mmHg。

一般内科查体无异常。

神经系统查体：眼球运动自如，直接间接对光反射灵敏，伸舌居中，颅神经检查未见阳性体征，四肢痛触觉对称存在，四肢肌力 5 级，肌张力正常，反射对称，双侧指鼻稳准，生理反射存在，双下肢病理征阴性，颈软，脑膜刺激征（–）。

精神检查：意识清楚，定向力全，仪态整齐，接触被动合作，对答切题，注意力可。未引出错觉、幻觉及感知综合障碍，思维联想缓慢，存在关系妄想、被害妄想。情绪低落，兴趣丧失，情感反应协调。意志要求减退，动力缺乏，有消极观念，无消极行为。智能及记忆力可，自知力可。

二、辅助检查

血常规，尿常规，肝肾功能，电解质，甲状腺功能，性激素等检测无异常。

尿毒品全套：均为阴性。

心电图：窦性心动过速。

头颅磁共振：无异常。

汉密尔顿抑郁量表（HAMD）（24 项）总分：28 分。

三、诊断

ICD-11 6A71.4 复发性抑郁障碍，目前为伴精神病性症状的重度发作。

诊断依据：

1. 青年起病，发作性病程 2 年余。

2. 具备 3 条情感性症状群　抑郁心境，兴趣 / 愉快感缺失及精力下降。

3. 其他症状群≥ 4 条　集中注意和维持注意的能力下降、自责与自我价值感低、消极意念、失眠。

4．伴随症状　关系妄想、被害妄想。

四、鉴别诊断

1．继发性抑郁障碍　脑器质性疾病、躯体疾病、某些药物和精神活性物质等均可引起继发性心境障碍。鉴别要点：①继发性抑郁障碍有明确的器质性疾病或者病前有服用某种药物或使用精神活性物质，体格检查有阳性体征，实验室及其他辅助检查有相应指标的改变，而本患者抑郁症状发作之前没有上述相关临床问题；②继发性抑郁障碍通常会出现意识障碍、遗忘综合征及智能障碍等临床症状，而本患者无此类临床症状；③继发性抑郁症障碍随原发疾病的病情消长而波动，而本患者的抑郁症状是在社会心理因素影响下发作、或者无明确诱因自发波动。综上所述，不诊断为继发性抑郁障碍。

2．精神分裂症　患者存在被害妄想等精神病性症状，需要和精神分裂症鉴别。鉴别要点：①全病程中，患者的被害妄想等症状是在情感症状波动发作的背景中出现，该患者的原发症状为心境低落；②精神分裂症病程多数为发作进展或持续进展，而抑郁障碍常是间歇发作性病程，此患者为波动发作、缓解期社会功能部分恢复。综上所述，不诊断为精神分裂症，考虑其精神病性症状为抑郁发作的伴发症状。

五、诊疗经过

给予氟西汀20mg/日、奥氮平片5mg/晚口服，治疗一周后将奥氮平增至10mg/晚。治疗1个月余，患者症状较前明显好转，情绪基本平稳，被害妄想消失。药物治疗同时，给予了支持性心理治疗，辅助认知治疗，包括：帮助患者认识自己的问题，制订治疗计划并帮助患者坚持治疗；改变患者的负性认知方式和行为治疗。患者住院治疗6周后，以临床治愈出院。

六、随访

出院后1个月，患者至门诊随访，期间患者服药依从性可，情绪平稳，能够正常工作。有时白天感到困倦，作息有时不规律会熬夜。HAMD24项总分：8分。

七、病例分析

该病例青年男性，发作性病程，以情绪低落，兴趣下降为主要表现，同时存在注意力下降，自我评价低，眠差等表现，既往发作在抗抑郁药物治疗下可以缓解，社会功能部分恢复。本次为急性发作，抑郁症状加重，兴趣减退，精力减退，出现精神病性症状，消极意念，这些症状并无继发性因素，符合复发性抑郁障碍的诊断标准。综合评估患者其他症状、社会功能及严重程度，考虑诊断为重度发作，伴有精神病性症状。

八、疾病介绍

抑郁障碍的临床表现一直是精神病学界关注的核心问题之一，在不同的年龄、性别、文化背景以及疾病状态下有不同的表现形式。为此，笔者总结了包括抑郁发作、慢性抑郁以及不同年龄、性别情况下抑郁障碍的主要临床症状，以方便读者进一步理解。

抑郁发作的主要临床表现包括核心症状以及其他相关症状，核心症状为情绪低落、兴趣减退、快感缺失，在核心症状的基础上常常还伴有其他认知、躯体以及行为表现，如注意力不集中、反应迟钝、睡眠障碍、行为活动减少以及疲乏感。需要提出的是，在具体的症状归类上，有些症状常常是相互重叠的，很难简单划一。既往曾将抑郁发作的表现概括地称为"三低"，即情绪低落、思维迟缓和意志消沉。这三种症状被认为是典型的重度抑郁的症状，但是并不一定出现在所有的抑郁障碍患者，甚至并非出现于多数抑郁发作中，因此本书中不再采用"三低"的阐述。

抑郁发作的表现可分为核心症状群、心理症状群与躯体症状群三方面。

1. 核心症状　情感症状是抑郁障碍的主要表现，包括自我感受到或他人可观察到的心境低落，高兴不起来，兴趣减退甚至丧失，无法体会到幸福感，甚至会莫名其妙出现悲伤。低落的心境几乎每天都存在，一般不随环境变化而好转。但一天内可能出现特征性的昼夜差异，如有些患者晨起心境低落最为严重，傍晚开始好转。抑郁的核心症状包括心境或情绪低落，兴趣减退以及快感缺失。

（1）情绪低落：主要表现为自我感受到或他人可观察到的显著而持久的情感低落、抑郁悲观。情绪的基调是低沉、灰暗的。患者常常诉说自己心情不好、不高兴，可出现典型的抑郁面容，如额头紧锁、双眉间呈"川"字形。终日愁眉苦脸、忧心忡忡、郁郁寡欢、长吁短叹。程度轻的患者感到闷闷不乐，任何事情都提不起劲，感到自己"心里有压抑感""高兴不起来""提不起精神"，觉得自己简直如同"乌云笼罩"，常哭泣，无愉快感。程度重的可痛不欲生、悲观绝望，有度日如年、生不如死之感，患者常诉说"活着没意思""心里难受"等。患者低落的心境几乎每天存在，一般不随环境变化而变化。需要注意的是，在 DSM-Ⅳ 中抑郁障碍的 E 部分，抑郁症有一个排除标准，即丧失亲人以后抑郁症状持续不足 2 个月（即排除居丧反应）。但在新的 DSM-5 中该排除标准被移除，认为居丧反应也是抑郁发作的范畴。

（2）兴趣减退：患者对各种以前喜爱的活动或事物兴趣下降或缺乏兴趣，任何事都提不起劲，如文娱、体育活动、业余爱好等。典型者对任何事物无论好坏等都缺乏兴趣，离群索居，不愿见人。例如患者以前是很喜欢打球的人，现在对打球却一点兴趣都没有。

（3）快感缺失：患者丧失了体验快乐的能力，不能从平日从事的活动中获得乐趣。即使从事自己以前喜欢的事情或工作，如看书、看电视等活动，但其目的主要是为了消磨时间。有些抑郁障碍患者有时可以在百无聊赖的情况下参加一些活动，主要是自己单独参与的活动，如看书、看电影、看电视，从事体育活动等，表面看来患者的兴趣仍存在，但进一步询问可以发现患者根本无法从这些活动中获得乐趣，从事这些活动的主要目的是希望能从悲观失望中摆脱出来。

以上三个主征是相互联系的，可以在一个患者身上同时出现，互为因果。但也有不少患者只以其中某一、两种症状突出。有的患者不认为自己情绪不好或是没有任何情感体验，但就是对周围事物不感兴趣。

2. 心理症状群　抑郁发作还包含许多心理学症状，可分为心理学伴随症状（焦虑、自罪自责、精神病性症状、认知症状以及自杀观念和行为、自知力等）和精神运动性症状（精神运动性迟滞或激越等）。有时这些体验比抑郁心境更为突出，因而可能掩盖抑郁心境导致漏诊或误诊。

（1）焦虑：焦虑与抑郁常常伴发，而且经常成为抑郁障碍的主要症状之一。患者表现为心烦、担心、紧张、胡思乱想，担心失控或发生意外等，有些患者可表现出易激惹、冲动，常常因过度担忧而使注意力不能集中。可伴发一些躯体症状，如胸闷、心慌、尿频、出汗等，躯体症状可以掩盖主观的焦虑体验而成为临床主诉。

（2）思维迟缓：患者表现为思维联想速度减慢，反应迟钝、思路闭塞、思考问题困难，自觉"脑子像是生了锈的机器"或是"像涂了一层糨糊一样"。决断能力降低，变得优柔寡断、犹豫不决，甚至对一些日常小事也难以顺利做出决定。临床上可见主动言语减少，语速明显减慢，声音低沉，对答困难，严重者无法顺利与他人交流。

（3）认知症状：情感低落常会影响患者的认知功能，主要表现为近事记忆力下降、注意力障碍，抽象思维能力差、学习困难，空间知觉、眼手协调及思维灵活性等能力减退。许多抑郁障碍患者会描述自己注意力不集中、容易分心、信息加工能力减退、对自我和周围环境漠不关心。既往认为这种抑郁性认知损害有些是一过性的，尤其是注意范围、注意力集中程度、记忆储存和再现能力等。神经心理测验或全面的精神检查可以发现这些认知损害表现。当抑郁症状缓解后这些一过性认知功能损害可恢复到病前正常水平。但最新研究发现某些认知症状即使在患者抑郁情绪恢复以后仍存在一定损害，不随抑郁症状的缓解而缓解。因此有学者提出认知功能损害可能是抑郁症的一种特征性症状，其与抑郁症的关系仍需进一步探究。需要注意的是，老年抑郁患者的情感症状可不典型，就诊时可能以认知损害为特征，严重者可达类痴呆程度，容易被误诊。因此，对于表现为类痴呆症状的患者，需要仔细识别和治疗潜在的抑郁障碍。

此外，认知扭曲或负性认知偏差也是认知障碍的主要特征之一，如对各种事物均做出悲观、消极的解释，将周围一切事物都看成灰色的。患者会产生"三无"症状，感到无用、无助与无望。

无用：自我评价降低，认为自己生活毫无价值，充满了失败，一无是处。认为自己给别人带来的只有麻烦，不会对任何人有用，认为别人也不会在乎自己。

无助：感到自己无能为力，孤立无援，无法/不会求助他人，他人也无法帮助自己。对自己的现状缺乏改变的信心和决心。常见的叙述是感到自己的现状如疾病状态无法好转，对治疗失去信心。

无望：认为自己没有出路，没有希望。想到将来，感到前途渺茫。预见自己的工作要失败、财政要崩溃、家庭要出现不幸。此症状常与自杀观念密切相关，在临床上应注意鉴别并提高警惕。

（4）自责自罪：抑郁心境的一种加工症状。在悲观失望的基础上，会产生自责自罪。患者会过分地贬低自己，总以批判的眼光、消极的否定态度看待自己。不再自信，对任何成功都持怀疑态度，认为只是凑巧而已，自己毫无功劳。对自己既往的一些轻微过失或错误痛加责备，认为自己的一些作为让别人感到失望。认为自己患病给家庭和社会带来巨大的负担，连累了家庭和社会。例如，患者会因过去微不足道的不诚实行为或者曾让别人失望而有负罪感。通常多年来患者对这些事情都未曾在意，但当他抑郁时，这些事情就像洪水一样涌入记忆中，并带有强烈的感情色彩。严重时患者会对自己的过失无限制的"上纲上线"，产生深深的内疚甚至罪恶感，认为自己罪孽深重，必须受到社会的惩罚，甚至达到了罪恶妄想的程度。

（5）自杀未遂和行为：严重的抑郁障碍患者常常伴有消极自杀的观念和行为。他们脑子里反复盘旋与死亡有关的念头，感到生活中的一切都没有意义，活着没有意思、没劲，甚至思考自杀的时间、地点和方式。抑郁障碍患者的自杀观念常常比较顽固，反复出现。消极悲观的思想及自责自罪可萌发绝望的念头。在自杀观念的驱使下，认为"结束自己的生命是一种解脱""自己活在世上是多余的"，部分患者会产生自杀未遂，然后发展成自杀行为，并反复寻求自杀。患者所采取的自杀行为往往计划周密，难以防范，因此自杀行为是抑郁障碍最严重的、最危险的症状。临床工作者应对曾经有过自杀观念或自杀未遂的患者保持高度警惕，应反复提醒家属及其照料者将预防自杀作为长期任务，并认真做好自杀风险的评估和预防。抑郁障碍患者最终会有 10% ~ 15%死于自杀。有些患者还会出现所谓"扩大性自杀"行为，患者会认为活着的亲人也非常痛苦，可在杀死亲人后再自杀，导致极严重的后果。因此，它绝非一种可治可不治的良性疾病，积极的治疗干预是非常必要的。

（6）精神运动性迟滞或激越：抑郁障碍患者还可出现精神运动性迟滞或激越表现。精神运动性迟滞患者在心理上表现为思维发动的迟缓和思流的缓慢。在行为上表现为显著持久的抑制，行为迟缓、生活被动、懒散，常独坐一旁，或整日卧床。不想做事，不想学习工作，不愿外出，不愿参加平常喜欢的活动或业余爱好。不愿和周围人接触交往，常闭门独居、疏远亲友、回避社交。严重者个人卫生都不顾，蓬头垢面、不修边幅，甚至发展为少语、少动、少食或不语、不动、不食，达亚木僵或木僵状态，成为"抑郁性木僵"，但仔细检查时，患者仍流露出痛苦抑郁情绪。

精神运动性激越患者则与之相反，脑中反复思考一些没有目的的事情，思维内容无条理，大脑持续处于紧张状态。但由于无法集中注意力来思考一个中心议题，因此思维效率下降，无法进行创造性思考。在行为上则表现为烦躁不安、紧张，有手指抓握、搓手顿足或踱来踱去等症状。有时不能控制自己的动作，但又不知道自己因何烦躁。

（7）精神病性症状：严重的抑郁障碍患者可出现幻觉或妄想等精神病性症状，可以与抑郁心境协调或不协调。与心境协调的精神病性症状内容多涉及无能力、患病、死亡、一无所有或应受到惩罚等，如罪恶妄想、无价值妄想、躯体疾病或灾难妄想、嘲弄性或谴责性的听幻觉等。而与心境不协调的精神病性症状则与上述主题无关，如被害或自我援引妄想、没有情感背景的幻听等。精神病性症状的存在往往是抑郁复发和精神症状反复的危险因素。

（8）自知力：相当一部分抑郁障碍患者自知力完整，能够主动求治并描述自己的病情和症状，但严重的抑郁障碍患者会出现自知力不完整甚至缺乏问题。如存在明显自杀倾向者自知力可能有所扭曲，缺乏对自己当前状态的正确认识，甚至完全失去求治愿望。伴有精神病性症状者自知力不完整甚至完全丧失自知力的比例更高。双相障碍抑郁发作患者自知力保持完整的程度不如单相抑郁障碍患者。

3. 躯体症状群　躯体症状在抑郁障碍患者中并不少见，包括睡眠、饮食、体重和行为活动表现等方面。此外，部分患者还存在疼痛、心动过速、口干、便秘等症状。国外有学者将这些躯体症状也称为生物学症状，注意当患者的激越或迟滞症状十分突出时，患者可能不愿或不能描述其他的许多症状，另外存在认知功能障碍的患者可能也无法详细描述主观体验，这种情况下客观观察到的躯体症状对于诊断尤为重要。

（1）睡眠障碍：是抑郁障碍最常伴随的症状之一，也是不少患者的主诉症状。表现为早段失眠（入睡困难）、中段失眠（睡眠轻浅、多梦）、末段失眠（早醒）、睡眠感缺失等。其中以早段失眠（入睡困难）最为多见，一般比平时延时半小时以上，而以末段失眠（早醒）最具有特征性，一般比平时早醒2～3小时，醒后不能再入睡。与这些典型表现不同的是，在不典型抑郁障碍患者中可以出现睡眠过多和贪睡的情况。

（2）饮食及体重障碍：主要表现为食欲下降和体重减轻。食欲减退的发生率约为70%。轻者表现为食不知味、没有胃口，但进食量不一定出现明显减少，此时患者体重的改变在一段时间内可能并不明显。严重者完全丧失进食的欲望，对自己既往喜欢的食物也不感兴趣，甚至不愿提到吃饭。进食后感觉腹胀、胃部不适，体重明显下降，甚至出现营养不良。不典型抑郁障碍患者则会有食欲亢进和体重增加的情况。

（3）精力丧失：表现为无精打采、疲乏无力、懒惰，感到筋疲力尽、疲惫不堪、能力下降。患者感到自己整个人都垮了、散架了，常常诉说"太累了""没有精神""完成不了任务""没劲、缺乏动力"等。例如，一位平常讲究家庭摆设的女性可能不再收拾床铺，任由桌上杂物堆积。有些患者主诉"腿上像灌了铅一样"，感觉非常沉重。

（4）抑郁情绪昼重夜轻：抑郁情绪在晨起后加重，大约50%的患者情绪低落呈现出如此波动变化。患者清晨一睁眼，就在为新的一天担忧、不能自拔，有度日如年之感；在下午和晚间则有所减轻。此症状是内源性抑郁的典型表现之一。但是也有些心因性抑郁障碍患者的症状则可能在下午或晚间加重，与之恰恰相反。

（5）性功能障碍：可以是性欲的减退乃至完全丧失、性功能障碍。有些患者勉强维持有性行为，但无法从中体验到乐趣。女性患者会出现月经紊乱、闭经等症状。

（6）其他非特异性躯体症状：抑郁障碍患者有时以其他躯体症状作为主诉，因而长期在综合医院门诊反复就诊，被诊断为各种自主神经功能紊乱。与疑病症状不同的是这类患者只是诉说这类症状，希望得到相应的治疗，但并未因此而产生牢固的疑病联想，认为自己得了不治之症。当然，抑郁障碍伴发疑病症状的病例并不少见。这类非特异性症状包括头痛、脖子痛等躯体任何部位的疼痛，口干，出汗，视物模糊，心慌，胸闷，喉头肿胀，恶心，呕吐，胃部烧灼感，胃肠胀气，消化不良，便秘，尿频，尿急等。

九、病例点评

伴有精神病性症状的抑郁发作的诊断与治疗。

伴精神病性症状的抑郁发作在临床中并不鲜见，有15%～20%的患者可能同时伴有精神病性症状，表现为存在幻觉或/与妄想，可与心境协调（自罪妄想，疑病妄想与虚无妄想等）或与心境不协调（被害妄想，思维插入与被控制感等）。伴有精神病性症状的抑郁症患者往往病情更为严重，共病焦虑也更加常见，此外自杀意念更为突出。因此更好地识别，给予规范化的治疗，具有重要的意义。

然而，临床有时仅仅关注到了抑郁症状的严重性，而遗漏其精神病性症状，有研究表明约 40% 伴精神病性症状的抑郁患者被漏诊为无精神病性症状的抑郁障碍，这就会对治疗方案的制订造成影响。目前大多数指南建议针对伴有精神病性症状的抑郁患者，其一线治疗方案为抗抑郁药物联合抗精神病药物，这与不伴有精神病性症状的抑郁发作是存在差异的；部分临床研究提示急性期可以应用 MECT 治疗。目前探讨抗抑郁药物和抗精神病药物合用治疗伴精神病性症状抑郁的研究较少，有一些临床研究报道舍曲林联合奥氮平，氟西汀联合奥氮平及文拉法辛联合喹硫平等治疗方案较单一用药更为有效，并且联合治疗方案还能减少伴精神病性症状的抑郁障碍的复发风险。

对该病例的精神检查发现，除抑郁症状外，患者还存在关系妄想和被害妄想。入院明确诊断后给予舍曲林联合奥氮平治疗是合适的。由于患者无拒食，木僵及严重的消极行为，未使用 MECT 治疗。在急性期治疗阶段，需要注意评估患者的消极风险。该患者在急性期治疗后情绪症状好转，精神病性症状消失。关于维持期该如何治疗，多个指南建议急性期治疗后，联合治疗方案仍应维持治疗 4 ~ 6 个月，也有研究建议维持 9 个月，然后再考虑减少抗精神病药物剂量直至停用，而抗抑郁药物需要继续维持治疗至少 2 年。与不伴精神病性症状的抑郁相比，伴有精神病性症状的抑郁患者远期预后通常较差。此外，对于该患者后续需要注意评估和监测是否出现轻躁狂或躁狂发作。因为伴有精神病性症状的抑郁诊断稳定性较差，有研究表明最初被诊断为伴有精神病症状的抑郁症的患者中，最终诊断为双相情感障碍的约占 5% ~ 20%，还有一部分患者最终会被诊断为精神分裂症。

伴有精神病性症状的抑郁在临床上虽然并不少见，但是无论在诊断率及诊断稳定性，还是在治疗方案的选择，临床转归及长期预后等方面仍有较多的问题，且迄今仍缺乏大样本的 RCT 研究，存在进一步临床研究的空间。

参考文献

［1］Anthony J Rothschild.Unipolar major depression with psychotic features：Acute treatment［J］.In：UpToDate，Post，TW（Ed），UpToDate，Waltham，MA，2021.

［2］Taylor DM，Barnes TRE，Young AH.The Maudsley prescribing guidelines in psychiatry（12th ed.），2015.

［3］Taylor DM，Barnes TRE，Young AH.Maudsley 精神科处方指南（第 12 版）［M］.北京：人民卫生出版社，2015.

（病例提供：丁　蕾　上海市精神卫生中心）

（点评专家：彭代辉　上海市精神卫生中心）

病例 9 复发性抑郁障碍

一、病历摘要

基本信息：女性，63 岁，退休，中专文化，离异，2020 年 9 月 30 日入院。主诉：病程 12 年，情绪低落、兴趣减退伴失眠反复 4 周。

现病史：患者于 2008 年因朋友借钱不还打官司逐渐出现夜眠差，入睡难，早醒，心情差，不开心，注意力不集中，提不起兴趣，甚至烧饭烧菜也不想做，担心很多负面的东西，有时感觉活着很没有意思，于 2008 年 12 月至第一人民医院心理科就诊，诊断为抑郁症，予帕罗西汀 10mg/ 日、氟哌噻吨美利曲辛片（黛力新）每日半粒治疗后完全缓解。2014 年初停氟哌噻吨美利曲辛（黛力新），继续帕罗西汀 10mg/ 日维持治疗。2014 年 12 月患者头晕，经头颅 CT 发现腔隙性脑梗死，无肢体活动异常，头晕经治疗后好转，但患者出现不敢出门，不愿与别人交流，不愿意做家务，感到疲倦，做事提不起兴趣，注意力难以集中，一个人独自在家中感觉有恐惧感。夜眠差，早醒，一天中早晨心情最差。后至第一人民医院心理科就诊，诊断同前，予帕罗西汀 20mg/ 日、黛力新每日半粒治疗后完全缓解，1 年左右患者自行停药。2020 年 8 月中旬，患者因家中房子动迁事宜与儿子闹矛盾，病情反复，觉得对不起姐妹，夜眠差，入睡难，早醒，心情差，不开心，注意力不集中，不愿意出门，觉得很恐惧，天天想着动迁分钱和儿子的事情，烧饭烧菜也没兴趣，做事力不从心。2020 年 8 月 25 日患者至上海市第一人民医院就诊，诊断同前，予帕罗西汀 10mg/ 日、黛力新每日半粒治疗，患者服用后未见明显改善。2020 年 9 月 7 日来我院门诊就诊，予换用草酸艾司西酞普兰片 5mg/ 日、米氮平片 15mg/ 晚和氯硝西泮片 1mg/ 晚治疗，睡眠和心情稍有改善，患者不愿再增加药物剂量。2020 年 9 月 11 日患者儿子给其发短信威胁称要断绝母子关系，患者情绪变差，低落，没有兴趣，家人无法照顾，遂住院治疗。

发病以来，饮食可，夜眠差，入睡难，眠浅。否认消极冲动行为，二便情况正常，体重变化不详。既往无兴奋话多、挥霍冲动等行为。

既往史：有高血压病史 10 年，长期服用坎地沙坦酯片（博力高）8mg/ 日，血压稳定在正常范围。有高血脂病史 8 年，辛伐他汀片 20mg/ 晚口服。有腔隙性脑梗死病史 8 年，长期口服阿司匹林肠溶片 100mg/ 日。有关节炎病史 20 年，行走时偶尔有些不稳，2 个月前曾在膝关节注射玻璃尿酸针剂 6 次。

个人史：出生于上海，长期居住于上海，家中排行第四，第四胎第四产，母孕期不详，足月顺产，幼年生长发育无异常，适龄入学，成绩尚可，初中毕业，毕业后做营业员，50 岁退休。无工业毒物、粉尘、放射性物质接触史。病前性格急躁。无烟酒等嗜好，否认精神活性物质使用史，否认冶游史。

婚育史和月经史：已绝经多年，29 岁结婚，育有 1 子，体健，2004 年离异。

家族史：否认两系三代有精神病史。

体格检查：BP 140/90mmHg，HR 80 次 / 分，T 36.5℃，R 20 次 / 分。神清，气平，全身皮肤巩膜无黄染，全身浅表淋巴结未及，甲状腺、咽、两肺未及异常，心律齐，未及额外心音或病理性杂音。腹软，无压痛，四肢关节活动好。

神经系统检查：右侧眼睑下垂，瞳孔居中，等大等圆，直径 3mm，眼球运动自如，直接间接对光反射灵敏，伸舌居中，其余颅神经检查未见阳性体征，四肢痛触觉对称存在，四肢肌力 5 级，肌张力适中，反射对称，双侧指鼻稳准，生理反射存在，双下肢病理征阴性，颈软，脑膜刺激征（－）。

精神检查：意识清，定向全，仪态尚整，大部分时间显得表情愁苦，与之接触则显得紧张不安，不时称"我很担心"。接触合作，注意力欠集中，反应迟钝。思维联想速度较慢，语速减慢，语量减少，对答尚切题，存在自责、自罪，未引出被害妄想、关系妄想等思维内容障碍。情感反应协调，情绪低落，感到生活中乐趣全无，无愉快感。对未来和前途感到悲观失望。行动迟缓，自感精力减退、易疲劳。睡眠时间减少，以入睡困难和早醒为主，食欲无明显变化。意志要求存在，有希望改善情绪的要求；无消极言行。智能正常，智力水平与受教育背景相符。自知力部分，承认存在情绪问题。对既往病程的异常情感体验描述为：每次发作时均感觉情绪低落、凡事皆无兴趣和乐趣、缺乏自信、睡眠减少、头脑反应迟钝、做事犹豫不决，从未有过情绪高涨和精力活动增加等表现。

二、辅助检查

实验室检查：血常规：红细胞总数 3.79×10^{12}/L↓，血小板分布宽度 12.1↓，血小板比容 0.26%↑；肝功能：白蛋白 38.6g/L↓；血脂：总胆固醇 3.16mmol/L↓，三酰甘油 2.95mmol/L↑，高密度脂蛋白 0.82mmol/L↓，载脂蛋白 A11.16g/L↓，载脂蛋白 B0.63g/L↓，载脂蛋白 E 46.50mg/L↑；肾功能：尿酸 363.0μmol/L↑；电解质（－）；血糖（－）。甲状腺功能、肝炎、梅毒、HIV、毒品尿检等均无异常。胸片（－）。EKG（－）。B 超：脂肪肝。

心理量表测试：宗氏抑郁量表（SDS）:75 分，重度抑郁；宗氏焦虑量表（SAS）:63 分，中度焦虑；WMS : 65 分，轻度缺损；WAIS : 83 分；EPQ : 被试有时情绪控制力欠佳。

三、诊断

ICD-11 6A71.3 复发性抑郁障碍，目前为不伴精神病性症状的重度发作。

ICD-11 6A80.3 目前抑郁发作伴忧郁特征。

诊断依据如下：

1. 目前符合"复发性抑郁障碍，目前为重度发作，不伴精神病性症状"的诊断标准。

（1）患者反复情绪低落 12 年，既往有过数次情绪低落、兴趣减退、精力下降、自责自罪、行为减少等症状表现，不存在符合躁狂标准的心境高涨和活动过度的独立发作。本次复发 4 周，有心境抑郁和兴趣、愉悦感丧失，并有以下症状。

（2）几乎每天大部分时间心境抑郁，兴趣明显减少，失眠（早醒），精神运动性迟滞，疲劳和精力不足，有自责自罪，以及思考和集中注意力的能力减退。

（3）这些症状引起患者主观痛苦，并导致患者在个人、家庭、社交等领域无法保有功能或功能严重受限，导致入院，不伴精神病性症状。

（4）这些症状不能归因于某种物质的生理效应，或其他躯体疾病。

2. 目前抑郁发作伴忧郁特征　在本次发作最严重的时期内，患者存在下列数条症状：对通常能享受乐趣的活动丧失兴趣或愉快感；对通常令人愉快的环境缺乏情感反应；早上较平时早醒 2 小时或更多；早晨抑郁加重；明显的精神运动性迟滞。

一般只有肯定存在 4 条上述症状时，才被视为有躯体综合征。

四、鉴别诊断

1. 器质性精神障碍　患者老年女性，有高血压、高血脂、腔隙性脑梗死史，且体检时发现患者有右侧眼睑下垂，故需鉴别。因患者 10 多年前起病时无腔隙性脑梗死，多次抑郁发作有生活事件为诱因，临床表现以情绪低落、兴趣和精力减退等为主，经治疗后病情缓解。本次入院时智能和记忆力可，虽自诉记忆力下降，但对既往发生的事件能准确回忆，且 WAIS 83 分，WMS 示轻度缺损，思维逻辑及推理能力尚可，且无明显情感脆弱表现，人格尚完整，认知受损局限于决断力的下降，目前尚达不到器质性障碍的诊断标准。建议条件许可情况下予做头颅磁共振以进一步确实之。但就病情发展而言，患者共病器质性精神障碍风险较高。

2. 双相情感障碍　患者本次为第 3 次抑郁发作，故需考虑与该病鉴别。患者每次发作均以情绪低落、兴趣减退、活动减少、睡眠障碍等为主，患者自诉既往比较活跃、喜欢旅游等，但进一步追溯其病史未发现有明显情绪高涨、活动增多等躁狂或轻躁狂的表现，其表现活跃等还是考虑和自身性格有关，故目前"双相情感障碍"依据不足。

3. 创伤后应激障碍　创伤后应激障碍患者常伴有抑郁症状，但患者往往遭遇到了严重的、灾难性、对生命有威胁的重大事件，且患者有闪回、回避等症状。患者每次发病均有明显的诱因，但患者的应激源均生活事件，且每次的生活事件均不一样，故均为诱因，而非主要的根源。

五、诊疗经过

米氮平片：第 1 ~ 2 周：15mg/ 日，第 3 周：10mg/ 日，第 4 周 5mg/ 日，逐渐停用。

度洛西汀肠溶片：第 2 ~ 3 周：20mg/ 日起始，第 3 周：40mg/ 日，第 4 周开始：60mg/ 日，持续治疗至 12 周末，病情明显好转。

六、随访

患者于 2021 年 1 月 8 日达疗效"显进"正式出院，出院后服药度洛西汀肠溶片 60mg/ 日，目前患者情绪平稳，能正常做家务及照顾刚出生的孙子，门诊随访至今。

七、病例分析

该病例有如下特点：

1. 全病程特点为发作—缓解—发作，缓解期功能状况保持良好。

2. 首发表现为抑郁症状群，本次发作仍为抑郁症状群，病程中从未出现过情感高涨、言语增多 / 夸大、行为忙碌、挥霍钱财等躁狂症状。

3. 本次发作病程 4 周，表现为抑郁发作症状群，不伴有精神病性症状，忧郁特征显著。

4. 风险评估　当前表现为抑郁症状群，目前无明确自杀观念等自杀相关症状，故评估低自杀风险。

5. 既往史　有高血压、高血脂及关节炎的病史，本次发作期间均无急性或活动性躯体疾病、脑器质性疾病存在的证据。

八、疾病介绍

抑郁症被认为是具有异质性特征的一组精神障碍，美国精神障碍诊断与统计手册第三版（DSM- Ⅲ）首先提出忧郁型抑郁症（melancholic depression）的操作性定义，通常也被称为"内源性抑郁""典型抑郁症"和"A 型抑郁"等，后来 DSM-Ⅳ 将抑郁症分为忧郁型、不典型、紧张型、产后发作等亚型 DSM-5 提出了抑郁障碍特殊类型标注的新概念，以"伴忧郁特征（with melancholic features）"取而代之，其核心特征是快感缺失（anhedonia），在症状特点、病情严重程度、病理生理机制、人格特征、对治疗反应性及预后等方面有其特异性。

DSM-5 伴忧郁特征被定义为在本次抑郁发作最严重阶段至少存在 1 项核心症状

（对全部或几乎全部的活动失去乐趣、对于平常的快乐刺激失去反应），以及 3 项或更多其他症状：显著持久的抑郁心境、抑郁通常在早晨加重、早醒（比平常早醒至少 2 小时）、明显的精神运动性激越或迟滞、明显厌食或体重减轻、过度或不适当的内疚。ICD-11 对于伴忧郁特征的定义与 DSM-5 基本一致，有以下数条症状：兴趣和愉快感丧失、对通常令人愉快的环境缺乏情感反应、早上较平时早醒 2 小时或更多、早晨抑郁加重、客观证据表明肯定有精神运动性迟滞或激越、食欲明显下降或体重降低。

忧郁 / 快感缺失型抑郁症治疗与管理的一般原则参考中国抑郁障碍防治指南（第 2 版）和 CANMAT 2016 年成人抑郁症管理临床指南。治疗推荐基于循证医学证据，同时需要考虑临床医生的专业知识和患者的感知与偏好，证据等级较高的治疗由于临床问题（如不良反应或安全性问题）被降至低一级推荐选择。《忧郁 / 快感缺失型抑郁症临床评估与诊治指导建议》将忧郁型抑郁症治疗推荐分为一线、二线和三线推荐（见病例 9 表 1），这些被推荐药物可以单药治疗或者与其他药物或非药物联合治疗。

病例 9 表 1　忧郁 / 快感缺失型抑郁症治疗推荐

药物	机制	日剂量范围
一线		
阿戈美拉汀	MT_1 和 MT_2 激动剂、5-HT2C 拮抗剂	25 ~ 50mg
氟西汀	SSRI	20 ~ 60mg
舍曲林	SSRI	50 ~ 200mg
文拉法辛	SNRI	75 ~ 225mg
度洛西汀	SNRI	60 ~ 120mg
安非他酮	NDRI	150 ~ 450mg
伏硫西汀	多模式作用机制	10 ~ 20mg
rTMS（辅助治疗）	–	–
二线		
氯米帕明、去甲替林等	TCA	因药物不同剂量不一致
左旋米那普仑	SNRI	40 ~ 120mg
CBT（辅助治疗）	–	–
ECT（辅助治疗）	–	–
三线		

药物	机制	日剂量范围
阿米替法定	SNDRI/TR	50 ~ 100mg
锂盐（辅助治疗）	心境稳定剂	根据血锂浓度调整剂量
氯胺酮（单药或辅助治疗）	谷氨酸拮抗剂	0.5mg/kg
赛洛西宾（辅助治疗）	致幻剂	10 ~ 25mg
哌甲酯（辅助治疗）	兴奋剂	18 ~ 54mg

注：MT1 和 MT2：褪黑激素受体 1 和 2；5-HT2C：5- 羟色胺 2C 受体；SSRI：5- 羟色胺再摄取抑制剂；SNRI：5- 羟色胺与去甲肾上腺再摄取抑制剂；NDRI：去甲肾上腺素与多巴胺再摄取抑制剂；TCA：三环类抗抑郁药；rTMS：重复经颅磁刺激治疗；CBT：认知行为治疗；ECT：电抽搐治疗；SNDRI/TR：5- 羟色胺 – 去甲肾上腺素 – 多巴胺再摄取抑制剂 / 三重再摄取抑制剂。

九、病例点评

本例为一例重性抑郁障碍伴忧郁特征的临床案例。抑郁障碍是以情绪低落为主要临床表现的一组疾病，由于患病率、复发率和自杀率高，造成其疾病负担位居所有精神疾病负担首位。本例患者初始治疗存在抗抑郁药物剂量不足、治疗疗程不充分等问题，不能获得临床痊愈或病情缓解，导致疾病容易反复发作。目前提倡抑郁障碍基于评估的治疗策略，在足量足疗程治疗基础上尽量达到临床痊愈，促进患者社会功能恢复和生活质量提高，并需要根据患者情况实施巩固维持治疗。本例患者反复多次发作，建议长期维持治疗，一般至少 2 年，鉴于患者每次起病有生活事件为诱因，需要建立治疗联盟及充分调动社会支持系统，结合心理与康复治疗，提高治疗依从性，以有效预防复发。

忧郁 / 快感缺失型是抑郁症常见类型之一，其病因及发病机制、病情严重程度、抗抑郁药治疗反应等存在独有的特征，定式临床访谈工具忧郁特征模块、抑郁症状量表忧郁特征相关条目以及快感缺失量表等可以帮助临床医生识别和诊断忧郁型抑郁症。这类抑郁症患者症状严重程度及功能受损较重，复发和自杀风险高，为防意外往往需要住院治疗。当前，忧郁型抑郁症治疗包括药物治疗、物理治疗和心理治疗，推荐阿戈美拉汀、氟西汀、舍曲林、氟伏沙明、文拉法辛、安非他酮、沃替西汀、氯米帕明、吗氯贝胺、左旋米那普仑以及 rTMS 辅助治疗等作为忧郁型抑郁症治疗选择，个体化治疗选择需要考虑抑郁症状严重程度。

参考文献

［1］汪作为，彭代辉，刘晓华，等．忧郁 / 快感缺失型抑郁症临床评估与诊治指导建议［J］．临床精神医学杂志，2021，31（1）：1-5.

［2］美国精神病学会．精神障碍诊断与统计手册（第 5 版）［M］．张道龙，刘春宇，童慧琦，译．北京：北京大学出版社，2014.

［3］甘照宇，钟智勇，王继辉，等．中国汉族女性忧郁型与非忧郁型抑郁症患者临床特点与大五人格特征的比较研究［J］．中国神经精神疾病杂志，2012，38（10）：615-618.

［4］Xiang YT，Wang G，Hu C，et al.Demographic and clinical features and prescribing patterns of psychotropic medications in patients with the melancholic subtype of major depressive disorder in China［J］.PLoS One，2012，7（6）：e39840.

［5］Sun N，Li Y，Cai Y，et al.A comparison of melancholic and nonmelancholic recurrent major depression in Han Chinese women［J］.Depress Anxiety，2012，29（1）：4-9.

［6］Kennedy SH，Lam RW，McIntyre RS，et al.Canadian Network for Mood and Anxiety Treatments（CANMAT）2016 Clinical Guidelines for the Management of Adults with Major Depressive Disorder：Section 3.Pharmacological Treatments［J］.Can J Psychiatry，2016，61（9）：540-60.

［7］李凌江，马辛．中国抑郁障碍防治指南（第 2 版）［M］．北京：中华医学电子音像出版社，2015.

（病例提供：李宁宁　上海市虹口区精神卫生中心）

（点评专家：汪作为　上海市虹口区精神卫生中心）

病例10　混合性抑郁焦虑障碍

一、病历摘要

基本信息：男性，60岁，退休人员，高中文化。主诉：情绪低落、烦躁伴失眠加重1年。

现病史：患者2020年3月退休后逐渐出现情绪异常，表现为闷闷不乐、烦躁，感胸闷、呼吸不畅、耳鸣、胃部不适，至某综合医院检查未见明显异常。多思多虑，担心自己的身体健康，自觉全身无力，做很多事情都静不下心来，觉得力不从心，不愿意出门，但仍能料理日常生活并完成做饭、洗碗等家务。睡眠差，主要表现为入睡困难、多梦，每晚睡眠3～4小时，对睡眠问题很关注，有时候觉得"活着太难受，不如死了算了"，但是又害怕死亡。2020年12月底，患者多次至某精神卫生中心门诊就诊，诊断为焦虑状态，予草酸艾司西酞普兰（10mg/日）、联合喹硫平（最大剂量37.5mg/晚）、艾司唑仑（最大剂量1.5mg/晚）治疗，治疗3个月后症状无明显改善。患者担心会进一步加重，主动要求住院治疗。

发病以来，患者饮食可，夜眠欠佳，体重无明显改变。偶有消极言语，无自杀、自伤行为，无兴奋、冲动外跑行为。

补充病史：患者自诉2005年无明显诱因下出现胸闷、呼吸不畅，各项检查未见明显异常，至某医院神经内科就诊，诊断为神经官能症，未予特殊治疗，后时好时坏，不适时症状同前，期间能正常工作生活。

既往史：平素体健，30多年前曾行阑尾炎手术，否认食物药物过敏史。

个人史：家里排行老二，母孕及孕产期无特殊，幼年成长发育正常，学习成绩一般，高中毕业后曾从事司机、公司食堂职员工作，平素性格内向，人际关系好，目前退休1年。已婚，育有一子。长期生活于原籍，否认疫水疫区接触史，否认工业毒物、粉尘或放射性物质接触史，否认吸烟饮酒史，否认毒麻药品成瘾史，否认冶游史。

近亲婚育史：无。

家族史：否认两系三代精神异常疾病史。

体格检查：生命体征均在正常范围，一般内科查体（－），神经系统查体（－）。

精神检查：意识清楚，定向力全，仪态整齐，接触合作，对答切题，注意力集中。未引出错觉、幻觉及感知综合障碍，思维连贯，联想速度正常，未引出明确的思维内容及逻辑障碍，对身体健康问题多思多虑，有超价观念。情绪低落、焦虑。精力缺乏，偶有消极观念和言语，情感反应协调。智能无殊。有求治要求，自知力全。

二、辅助检查

血常规，尿常规，肝肾功能，电解质，甲状腺功能，性激素等检测无异常。

心电图：窦性心律，左心室高电压。

头颅磁共振：①双侧顶叶散在缺血灶；②鼻中隔偏曲，双侧筛窦少许炎症。

肺CT：左肺上叶下舌段及左肺下叶后基底段少许纤维灶，肺纹理增粗，肝左叶低密度灶，脾脏内钙化灶。

三、诊断

ICD-11 6A73混合性抑郁焦虑障碍。

诊断依据：中年起病，本次病程1年余。

1. 存在情绪低落，精力缺乏，眠差，消极观念和言语等抑郁症状，但严重程度达不到抑郁发作诊断标准。

2. 存在紧张，烦躁，担心，害怕，躯体不适等焦虑症状，但是不符合焦虑及相关障碍诊断标准。

3. 病程超过ICD-11标准规定的2周。

4. 严重痛苦体验，明显影响患者的正常生活。

5. 既往未出现过躁狂及混合发作。

四、鉴别诊断

1. 躯体疾病所致精神障碍　该患者头颅 MRI 显示双侧顶叶存在散在缺血灶，故需鉴别是否为中枢器质性病变继发的情绪障碍。患者既往无脑卒中临床表现，其情绪变化并非继发于肢体不利、口齿不清等脑卒中发作症状，也非继发于肢体麻木、轻度中枢性面瘫、偏侧肢体轻瘫等腔隙性梗死症状。此外，腔隙性脑梗后抑郁发作与腔隙性缺血灶的数量、部位密切相关，而本患者仅为顶叶散在缺血灶。综上所述，可以排除此诊断。

2. 广泛性焦虑障碍　患者存在多思多虑、烦躁、担忧、眠差等焦虑表现，且伴有心慌胸闷等躯体不适，且总病程超过半年，故需鉴别。经精神检查及评估，该患者的焦虑更多是对自己的身体的担心，并未泛化，未达到广泛性焦虑的诊断标准，同时存在情绪低落、精力缺乏、动力不足、消极观念及言语等抑郁症状。综上所述，可以排除此诊断。

3. 适应障碍　该患者于退休后出现明显的情绪、行为异常，考虑其生活环境、日常生活节律发生改变后出现症状，故须鉴别。患者的情绪低落、焦虑指向自身，其多思多虑的思维内容和退休等社会心理因素无关联。此外，病程标准方面，适应障碍的异常情绪及行为应在半年内逐渐改善，但该患者病程逐渐加重，已经持续 1 年无好转。综上，可以排除此诊断。

五、诊疗经过

患者入院前服用艾司西酞普兰 10mg/ 日，联合喹硫平 37.5mg/ 晚及艾司唑仑 1.5mg/晚，疗效欠佳，入院后给予调整药物：停艾司西酞普兰，改为 SNRI 类抗抑郁药文拉法辛，患者既往无高血压，逐渐加量至 225mg/ 日，给予劳拉西泮 0.25mg—0.25mg—0.5mg 缓解焦虑，辅助睡眠。同时，给予放松训练等康复治疗。

六、随访

目前患者入院治疗 1 个半月，情绪低落，烦躁、焦虑及眠差症状均改善，服用文拉法辛 225mg/ 日，劳拉西泮 0.5mg/ 晚，未见药物不良反应，准备近期出院。

七、病例分析

该病例患者老年男性，总病程 1 年，同时存在情绪低落、精力缺乏，消极观念及言语等抑郁症状和紧张、烦躁、担心身体状况，多思多虑等焦虑症状，但是未达到广泛性焦虑障碍和抑郁发作的诊断标准，排除物质及躯体情况所致情绪障碍，既往无躁狂发作及混合发作表现，依据 ICD-11 标准，诊断为"混合性抑郁焦虑障碍"。予 SNRI 类抗抑郁药联合苯二氮䓬类药物短期使用，疗效较好。

八、疾病介绍

抑郁与焦虑症状容易共同出现于同一个患者身上，临床上约 85% 的抑郁障碍患者存在明显的焦虑症状，约 90% 的焦虑障碍患者会出现抑郁症状。同时伴发抑郁与焦虑症状会让患者痛苦体验更明显，自杀风险更高，治疗抵抗可能性更大，社会功能受损更严重。临床上，如果患者的抑郁症状群、焦虑症状群不足以分别达到抑郁障碍、焦虑障碍的诊断标准时，在评估的基础上，需要考虑混合性抑郁焦虑障碍。

1. 混合性抑郁焦虑障碍的诊断　关于"混合性抑郁焦虑障碍"的诊断一直存在争议，DSM-5 诊断体系认为该诊断不够稳定，将其放在附录中，临床工作者很容易将其作为一个暂时的状态或者其他疾病的前驱过渡状态。但是，不少学者认为必须将混合性抑郁焦虑障碍作为一个独立的诊断类别纳入分类系统，以使患者尽早获得适当的治疗，防止恶化到更严重的精神障碍。ICD-10 诊断体系里面，没有"混合性抑郁焦虑障碍"的类别，其对标的诊断名称为"混合型焦虑抑郁障碍"，定义为和抑郁障碍、焦虑障碍同等重要的疾病，归类在焦虑相关障碍中。ICD-11 诊断体系对此标准做了相应调整，将其归类至抑郁障碍，具体定义为：两周或更长的时间内，同时存在焦虑和抑郁的症状，无论是抑郁还是焦虑症状均不够严重到可以诊断抑郁发作，恶劣心境，焦虑和恐惧相关障碍，症状严重影响社会功能或导致严重痛苦，且从未有过躁狂，轻躁狂，混合发作。

虽然患有混合性抑郁焦虑障碍的个体其抑郁和焦虑症状均达不到抑郁障碍或焦虑障碍的诊断标准，但需要注意的是，这些情绪症状会严重损害患者的社会功能，后续有恶化发展为更严重的情感障碍的风险。另外，由于混合性抑郁焦虑障碍的患者躯体症状常见，这可能掩盖了医生对情感症状的评估，从而导致识别率低，患者接受正确、系统治疗的比例少。临床上需要加强该类疾病的识别、评估与治疗。

2. 混合性抑郁焦虑障碍的治疗　通过治疗性干预措施可能减少混合性抑郁焦虑障碍转归为其他精神障碍的风险，此类疾病遵照抑郁障碍的规范化治疗原则、策略与方法。临床干预需要兼顾抑郁症状、焦虑症状，可以选择同时对焦虑、抑郁症状有效的药物及心理干预方法。但是，目前针对混合性抑郁焦虑障碍的随机对照研究较少，循证依据不足。目前有一些自身对照研究表明，SSRI类抗抑郁剂在该疾病的诊断中是有效的，包括舍曲林、氟伏沙明和西酞普兰等。圣约翰草提取物也被证明对其有效。部分RCT研究提示SNRIs药物被认为可能疗效更佳。除药物之外，心理治疗如认知行为治疗（CBT）等，放松训练，运动，冥想等也可以减轻抑郁、焦虑症状。值得注意，苯二氮䓬类的联合使用应该在治疗早期，并且不可长期使用。

九、病例点评

患者同时存在显著的抑郁和焦虑症状，这种情况在临床中相当常见，被称为"抑郁伴焦虑"。抑郁和焦虑关系之密切众人皆知，但两者相关性的性质始终存在争议。此类患者抑郁与焦虑的交互关系分为5类。

1. 抑郁继发于活动期的焦虑障碍　很多抑郁伴焦虑患者首先出现的是焦虑障碍，之后出现抑郁。44%的焦虑障碍患者在6年内出现了短暂的抑郁发作。这种抑郁并不一定需要专门的抗抑郁治疗，可能随着抗焦虑治疗而改善。

2. 治疗中的焦虑障碍患者出现抑郁　焦虑障碍患者正在接受治疗（尤其是抗抑郁药）时，潜在的医源性损害需加以评估。使用CBT治疗广场恐怖及惊恐发作时，消沉及心境紊乱可能发生在一些患者中。

3. 焦虑性抑郁　抑郁症门诊患者中,大约一半同时存在具有临床意义的焦虑症状。这种情况须区别于混合性焦虑和抑郁障碍,即抑郁焦虑均达不到正式诊断的程度。视抑郁和焦虑的相对程度而定,焦虑性抑郁患者对阿米替林、氯氮䓬两者联用或安慰剂的治疗反应也存在差异,其中抑郁和焦虑均较轻的患者对活性治疗及安慰剂的反应无显著差异。

4. 焦虑是抑郁的残留症状　对于一些患者而言,焦虑可能构成重性抑郁发作残留期的重要症状,持续损害患者功能,升高复发风险——5年复发风险可达60%。

5. 继发于焦虑障碍的消沉　消沉指患者对于应付紧迫问题及接受他人支持感到无能和无力。一些患者还会感觉自己未能兑现自我或他人的期待,并对于解决问题感到无望。

大部分精神问题并没有简单的"一刀切"的解决方案,包括抑郁伴焦虑。目前的难点在于,如何将现有证据用于独一无二的患者身上。因此,有必要将来自循证医学的信息与基于医疗的证据进行整合。

参考文献

[1] Gorman JM.Comorbid depression and anxiety spectrum disorders [J]. Depress Anxiety, 1996, 4(4): 160-168.

[2] Angst J, Merikangas K.The depressive spectrum : diagnostic classification and course [J].J Affect Disord, 1997, 45(1-2): 31-39.

[3] Carrasco JL, Diaz-Marsa M, Saiz-Ruiz J.Sertraline in the treatment of mixed anxiety and depression disorder[J].J Affect Disord,2000,59(1): 67-69.

[4] Rausch JL, Hobby HM, Shendarkar N, et al.Fluvoxamine treatment of mixed anxiety and depression : evidence for serotonergically mediated anxiolysis [J].J Clin Psychopharmacol, 2001, 21(2): 139-142.

[5] Moin M, Sanatti M, Ghaeli P, et al.Efficacy of an eight week trial of imipramine and citalopram in patients with mixed anxiety-depressive

disorder［J］.Iran J Psychiatry，2008，3（4）：16-19.

［6］Kasper S，Volz HP，Dienel A，et al.Efficacy of Silexan in mixed anxiety-depression-a randomized，placebo-controlled trial［J］.Eur Neuropsychopharmacol（submitted for publication），2015，22：3-14.

［7］Roy-Byrne PP.Generalized anxiety and mixed anxiety-depression：association with disability and health care utilization［J］.J Clin Psychiatry，1996，57（Suppl 7）：86-91.

（病例提供：张　敏　上海市精神卫生中心）

（点评专家：彭代辉　上海市精神卫生中心）

病例 11　广泛性焦虑障碍

一、病历摘要

基本信息：女性，36 岁，职员，本科文化，2019 年 1 月第一次就诊。

主诉：多思多虑、烦躁伴眠差 1 年余。

现病史：患者 1 年前与丈夫感情不和，后丈夫主动提出离婚，随后感身体状况逐渐变差，变得容易疲劳，并逐渐出现多思多虑，主要表现为担心将来的事情，担心自己无法照顾好这个家庭，觉得自己经济能力一般，对独自抚养孩子感到担心，对照顾母亲觉得力不从心，对未来的生活没有信心。遇事容易紧张、烦躁，记性变差，伴有心慌气短、头晕等不适。睡眠欠佳，表现为入睡困难，眠浅易醒，有时半夜 2 点醒来后无法入睡，有时一整晚无法入睡，睡不着的时候脑子里会出现各种想法，担心家里的事、工作上的事。常常有疲惫感，一干活就觉得累，走路走多了就觉得脚酸、手酸，因此无法正常工作、生活。遂至当地医院就诊，诊断为神经官能症，予乌灵胶囊（3 次/日，3 粒/次）、舒必利片（1 次/日，1 片/次）、维生素 B_1 片（3 次/日，1 片/次）、甲钴胺片（3 次/日，1 片/次）治疗，患者服药 1 个月后病情无明显改善。患者为求进一步诊治就诊于我院，门诊拟"广泛性焦虑障碍"收住入院。

既往史：体健。否认有高血压糖尿病等重大躯体疾病史，否认有手术、外伤史，否认食物药物过敏史。

个人史：平素性格内向，人际关系可，婚姻不和睦，母孕及孕产期无特殊，幼年成长发育正常，本科毕业后务农至今，无吸烟饮酒等不良嗜好。

家族史：无殊。

体格检查：T 36.4℃，HR 75 次/分，R 18 次/分，BP 122/68mmHg。

一般内科查体无异常。

神经系统查体：眼球运动自如，直接间接对光反射灵敏，伸舌居中，颅神经检查未见阳性体征，四肢痛触觉对称存在，四肢肌力 5 级，肌张力始终，反射对称，双侧指鼻稳准，生理反射存在，双下肢病理征阴性，颈软，脑膜刺激征（－）。

精神检查：意识清，人物、时间、地点定向准，个人生活自理，接触问答合作、切题，表情担忧，语速、语调及语量适中，未查及错觉幻觉及感知综合障碍，思维逻辑及内容正常，情绪显焦虑，诉担心的事情多，工作、生活都需要操心，觉得力不从心。情感反应稍显低落，诉想到那些操心的事情就高兴不起来。情绪反应与内心体验及周围环境协调，否认消极观念及计划，意志活动稍减退，社会交往正常，未见冲动、怪异、愚蠢等行为，自知力存在。

二、辅助检查

血液检查：血、尿、粪便常规，生化，甲功，常规四项等无异常。

超声：心脏彩超、甲状腺＋颈部淋巴结、肾上腺、肝胆脾胰超声未见明显异常。

心电图：窦性心动过速。

影像学检查：头颅磁共振平扫＋弥散：未见明显异常。

汉密尔顿抑郁量表（HAMD17项）总分：16分（中度）。

汉密尔顿焦虑量表（HAMA）总分：28分（有明显焦虑）。

三、诊断

ICD-11 6B00 广泛性焦虑障碍。

诊断依据：

1. 患者中年女性，本科文化。病程1年余。

2. 以多思多虑为核心症状，表现为担心、紧张、眠差伴有自主神经功能亢进症状。

3. 查体未见明显阳性体征，血液检查、超声、影像学相关检查无殊，排除器质性疾病所致精神障碍可能。

4. 患者目前多思多虑症状影响到正常的工作、生活，为此感到痛苦。

四、鉴别诊断

1. 抑郁障碍　相对于焦虑症状其抑郁症状更为严重，同时症状出现的先后顺序和不同，在广泛性焦虑障碍中焦虑症状先出现。因此在询问病史时应同时询问患者和其家属以明确诊断。有时伴有激越的抑郁发作会误诊为焦虑，但仔细询问其抑郁症状即可减少误诊。

2. 精神分裂症　患者有时会以焦虑为主诉而无明显的精神病性症状，甚至在直接询问下也予以否认。但仔细询问症状的原因即可减少误诊，因为患者会暴露一些奇特的想法，如认为周围有威胁性的影响。

3. 精神活性物质、酒精的撤药反应或者咖啡因的滥用均可导致焦虑，如果患者隐瞒病史常可导致误诊。如果患者报告晨起时焦虑特别严重提示酒精依赖（撤药反应常在此时明显），但有时继发于抑郁障碍的焦虑也在晨起时明显。

4. 躯体疾病（如甲状腺功能亢进、低血糖等）可表现为相似的症状。在任何情况下必须充分考虑这种可能性，特别是在其焦虑症状无合理的心理解释时，基本的体检和实验室检查是至关重要的。

五、诊疗经过

给予患者帕罗西汀片 40mg 1 次 / 天口服改善焦虑症状，曲唑酮（美时玉）50mg 1 次 / 晚口服助眠，住院期间，心理治疗师给予患者心理干预。

2 周时，患者复诊感担心、紧张症状较前好转明显，有心烦、多虑尚能克服，心慌、气短等躯体不适症状基本缓解。睡眠改善，入睡可，无睡眠中断，无早醒，每晚可睡 6 ~ 8 小时。

六、随访

治疗后半年进行电话随访，患者一直维持当前药物治疗方案。患者多思多虑症状基本缓解，遇事偶有紧张，能克服，能够正常照料家庭及参加工作。

七、病例分析

患者为中年女性，总病程1年余，以多思多虑为核心症状，表现为担心、紧张、眠差伴有自主神经功能亢进症状。患者症状逐渐加重，影响患者的正常生活、工作，自我感觉痛苦。治疗上选用有抗焦虑作用的抗抑郁药，该病例选用的是目前在临床上疗效较为肯定的帕罗西汀片，药物不良反应小，患者接受度好，患者首次系统性治疗，依从性可，疗效满意。

八、疾病介绍

广泛性焦虑障碍（GAD）是以持续的显著紧张不安，伴有自主神经功能兴奋和过分警觉为特征的一种慢性焦虑障碍，是最常见的一种焦虑障碍。广泛性焦虑障碍患者常具有特征性的外貌，如面肌扭曲、眉头紧锁、姿势紧张，并且坐立不安，甚至有颤抖，皮肤苍白，手心、脚心以及腋窝汗水淋漓。值得注意的是，患者虽容易哭泣，但为广泛焦虑状态的反映，并非提示抑郁。广泛性焦虑障碍的年患病率为1%～4%，终身患病率约6%，女性多于男性（2～3倍）。需要注意的是，儿童与青少年患病率较高，前者约3%，后者约10.8%。GAD常常共病其他疾病，包括精神科的焦虑或相关障碍和抑郁症，以及内科疾病中的疼痛综合征、高血压、心血管疾病和胃肠道疾病等。

GAD是一种慢性焦虑障碍，可逐渐发展和波动，病程可表现为稳定不变型，也可以表现加重或缓解型。如果不及时治疗，约有80%的患者症状可持续数年。部分慢性广泛性焦虑障碍的患者可有短期的抑郁发作。

九、病例点评

广泛性焦虑障碍（GAD）是以持续的显著紧张不安，伴有自主神经功能兴奋和过分警觉为特征的一种慢性焦虑障碍，是最常见的一种焦虑障碍。广泛性焦虑障碍的年患病率为1%～4%，终身患病率约6%，女性多于男性（2～3倍）。需要注意的是，儿童与青少年患病率较高，前者约3%，后者约10.8%。

　　GAD 是一直慢性高复发性的疾病，倡导全病程治疗，包括急性治疗期、巩固期和维持治疗期三期。急性期以缓解或消除焦虑症状及伴随症状，尽量达到临床治愈率，恢复社会功能；巩固期一般至少 2 个月，预防复燃；维持治疗期一般需维持治疗至少 12 个月以上，预防复发。药物治疗和心理治疗的综合应用是获得最佳治疗效果的方法。SSRIs/SNRIs 对广泛性焦虑有效，且药物不良反应少，患者接受度较高；目前在临床上广泛使用。患者的健康教育及认知行为治疗也尤为重要，让患者明白疾病的性质，增进患者在治疗中的合作，在焦虑发作时对焦虑体验有正确的认知，避免进一步加重焦虑。对部分 GAD 患者还可以考虑使用其他一些辅助治疗方法，如经颅磁刺激（rTMS）。如何更客观有效地选择利用现有的治疗方法，将药物治疗与心理治疗规范而又合理地结合起来，制订出个体化的治疗方案，提高治疗效果，应作为今后 GAD 治疗的临床和研究中探索的方向和重点。

　　希望通过这个案例提高精神科医生对于广泛性焦虑障碍的诊断、鉴别诊断和治疗的认识。

参考文献

［1］陆林 . 沈渔邨精神病学（第 6 版）［M］. 北京：人民卫生出版社，2017.

［2］徐海婷，李惠，肖泽萍 . 广泛性焦虑障碍药物和心理治疗的研究进展［J］. 临床精神医学杂志，2013，23（03）：207-209.

（病例提供：孙　杰　浙江大学医学院附属第一医院）

（点评专家：胡少华　浙江大学医学院附属第一医院）

病例 12　惊恐障碍

一、病历摘要

基本信息：女性，32岁，高级经济师，大学文化，2020年6月第一次就诊。

主诉：反复突发心慌胸闷6个月。

现病史：患者最近半年工作较忙，压力较大，经常为了完成任务连续加班。一天夜里，突然从睡梦中醒来，感觉自己呼吸费力，喘不上气，心慌，胸闷，出汗，双手抖动，感觉自己要死掉的感觉，马上叫醒丈夫，让其叫120送自己到医院，到了医院急诊科，马上吸氧、采血、做心电图。但各项检查显示，除了心率102次/分稍快之外，其余各项检查均正常。之后患者经常出现上述症状，有时出现在单位上班时，有时出现在下班回到家中，每次发作总是感觉自己心脏出了问题，多次叫120去医院急诊科，但每次医生都说心脏没有问题。为此，患者专门去一家很著名医院的心内科住院检查，心脏超声、24小时动态心电等均正常，同时进行的全身体检也没有发现异常。虽然体检显示正常，但患者的病情却越来越重，3~5天就要发作一次，每次发作大约20分钟，虽然每次去医院检查，医生都说心脏没有问题，患者也感觉可能自己的心脏没什么大问题，但发作时无法控制自己的恐惧和担忧，发作时经常要去医院，希望能够找到自己的病因。尽管不发作时一切正常，但患者开始回避人多拥挤的地方，比如地铁、电梯、大商场，担心自己万一发作，这些地方无法很快跑出来，与家人同事聚餐，也要坐在靠门窗的地方，以便发作时很快出来防止抢救不及时。患者感觉自己的注意力不如以前集中，记忆力下降，影响了患者的工作效率，丈夫因反复陪患者去医院医生都说心脏没有问题，也感觉是患者太娇气，不再像以前那样积极主动，每次患者发作，就会给患者保心丸服用，患者感觉丈夫对自己敷衍，没有以前关爱，为此更加不开心。因反复去心内科、呼吸科检查，有医生建议患者去心理科看看，患者很反感，认为自己每次发作都是胸闷、心慌、喘气费力，一定是心脏有问题而医生没有检查到。家人反复劝说，患者才勉强在家人的陪同下来到心理科门诊就诊。

既往史：体健。否认心、肝、肾、脑等重大躯体疾病史，否认有手术、外伤史，否认食物药物过敏史。

个人史：独生女，性格偏内向，母孕产期无特殊，幼年成长发育正常，疫苗按时接种。家庭条件好，父母宠爱但母亲对其学业要求高，从小学习好，一路顺利完成本科学业，被父母安排在一个非常著名的公司的财务部门工作。无吸烟饮酒等不良嗜好。3 年前与丈夫结婚，育 1 子，夫妻关系一直很好。

家族史：否认两系三代精神疾病史。

体格检查：T 36.2℃，HR 88 次 / 分，R 16 次 / 分，BP 116/77mmHg。

一般内科及神经系统查体无异常。

精神检查：意识清，仪态整，对答切题，未引出幻觉、妄想及感知综合障碍，思维连贯，情绪焦虑、担忧，承认 3 ~ 5 天有一次胸闷、心慌、手抖、乏力的发作，每次持续 20 分钟左右，不发作时正常，但总是担心再次发作，回避人多拥挤的地方，注意力不集中，记忆力下降，自知力存在。

二、辅助检查

血常规、尿常规、肝肾功能、电解质、血糖、血脂、甲状腺功能、性激素均未见异常。

心电图、心脏超声、肺部 CT、头颅 MRI 均未见异常。

腹部 B 超：未见明显异常。

汉密尔顿抑郁量表（HAMD）总分：9 分。

汉密尔顿焦虑量表（HAMA）总分：21 分。

三、诊断

ICD-11 6B01 惊恐障碍。

ICD-11 6B02 广场恐怖症。

诊断依据：

1. 患者女性，32 岁，本科文化，每次发作为无法预料的、突然发生的强烈的惊恐伴濒死感。

2. 发作时有严重的自主神经的症状 心慌，手抖，出汗等。

3. 发作不可预测，发作时意识清晰，事后能回忆。

4. 每次发作短暂，20 分钟左右，发作时明显影响患者的日常活动或社会功能。

5. 在 4 周内发作超过 4 次，或 1 次发作后的 4 周持续担心另一次发作。

四、鉴别诊断

1. 躯体疾病 冠心病、二尖瓣脱垂等均可出现类似惊恐发作的表现，但一般均有阳性病史和客观体征，心电图、心脏超声可有异常发现。另外，惊恐障碍发作的时间较短，与运动无关，反复发作后并无现实的危险。甲状腺功能亢进可伴有焦虑、易激惹、坐立不安、震颤和心动过速（多在 140 ~ 200 次 / 分），要与本病鉴别，但甲功常有甲状腺肿大、突眼，如影响心脏者常出现心房颤动。这些患者虽食欲亢进，然而体重下降，睡眠时心率仍很快，甲状腺功能测定有异常。低血糖发作的患者也会出现心慌、出汗、手抖等症状，但患者常在急诊血糖测定时可以鉴别出来。嗜铬细胞瘤、癫痫等疾病也会有惊恐发作，通过体格检查、放射线检查、脑电图和激素水平测定可进行鉴别。包括激素在内的很多药物，以及药物滥用和停药反应也可导致焦虑，询问是否有用药史可有助于鉴别。

2. 精神疾病 在社交环境下的惊恐发作可能是社交焦虑障碍，有特定的恐惧对象或环境的可能是特定的恐惧症，与创伤性事件的重现有关的可能是创伤后应激障碍，和被外星人绑架有关的惊恐发作可能是精神分裂症。

五、诊疗经过

1. 药物治疗 艾司西酞普兰 5mg 1 次 / 天口服，6 天后加至 10mg 1 次 / 天口服，阿普唑仑 0.4mg 1 次 / 晚。发作时阿普唑仑 0.4mg 立即口服。2 周后患者来复诊，称服药后最初 2 天有恶心、乏力，但不严重，5 天后减轻慢慢消失，但仍有惊恐发作，不过发作好像没有原来严重。2 周后艾司西酞普兰改为 15mg 1 次 / 天口服，阿普唑仑 0.4mg 必要时服用，2 周后复诊时称发作次数减少，程度减轻，发作时间变短。

2. 心理治疗 患者愿意同时接受 CBT 治疗，评估基本情况，心理教育讲解惊恐障碍的疾病模型，识别患者的偏曲认知和适应不良行为，构建患者惊恐障碍的个案概念化。进行认知矫正和放松等行为治疗。

六、随访

目前患者药物治疗半年，心理治疗 20 次已经结束。患者病情稳定，情绪平稳，没有惊恐发作，可以自由出入地铁、电梯等，认知偏曲改善明显。一直药物巩固治疗中。用药依从性最初欠佳，心理治疗对患者的服用依从性有非常大的提高，目前用药依从性很好。

七、病例分析

该病例患者为年轻女性，突然起病，以反复突发强烈恐惧、担忧、心慌、胸闷、手抖、出汗为主要临床表现，常伴随即将死去的感觉。但各项检查均未见明显异常，排除可导致上述症状表现的躯体疾病，病程 6 个月，影响患者的生活和社会功能，符合惊恐障碍的诊断标准，是一例典型的惊恐障碍患者。

通过对该患者的治疗，我们能够具体地观察到惊恐障碍患者能够得到正确的治疗是多么的艰难。首先，患者每次发作均表现为躯体不适的症状，如心慌、胸闷、出汗、手抖；其次，认知偏曲很明显，认为上述症状一定是心脏病导致，感觉自己心脏出了问题，有马上要死去的感觉，从而更加恐惧担忧。正是由于本病的躯体症状为主要表现，因此被称为"最杰出的冒名顶替者"。本病例在症状初期单用药物治疗，患者接受度差，感觉不良反应严重，依从性较差。因此，同时加上心理治疗，在心理教育过程中，让患者更好地了解这一疾病，之后通过认知行为治疗，帮助患者识别和矫正其偏曲的认知，通过行为治疗方法改变患者的适应不良行为。在药物和心理治疗的联合下，患者的治疗依从性明显提高。

八、疾病介绍

惊恐障碍（panic disorder，PD）又称急性焦虑障碍。惊恐障碍的基本特征是严重焦虑（惊恐）的反复发作，表现为反复出现的、突然发作的、强烈的惊恐体验，且惊恐体验不局限于任何特定的情境或某一类环境，因而具有不可预测性。如同其他焦虑障碍，占优势的症状因人而异，但突然发生的心悸、胸痛、哽咽感、头昏、非真实感（人格解体或现实解体）是常见的。同时，几乎不可避免地继发有害怕会死、失去控制或发疯等现象。患者常到急诊室就诊，但彻底的躯体检查往往是正常的或者无法解释患者发作时的躯体不适。症状常在数分钟内达到高峰，一次发作一般仅持续 5 ~ 20 分钟，但有时会持续更长时间，一般不超过 2 个小时。惊恐发作的患者常体验到害怕和自主神经症状的不断加重。患者害怕这种发作产生不幸后果，因此十分急切地离开其所在的场所。如果这种情况发作在特定情境，患者以后可能会回避这些情境。频繁的、不可预测的惊恐发作可导致患者害怕独处或害怕进入公共场所。

普通人群中多达 40% 的人一生中某个时刻曾经历过一次惊恐发作，惊恐发作并不等同于精神障碍，也可能存在于任何一种焦虑障碍、其他精神障碍或某些躯体疾病状态下。惊恐障碍是指患者体验到反复的、非预期的惊恐发作和围绕再次发作的持续担心或者行为改变。惊恐障碍这一诊断最早出现在 1980 年面世的 DSM- Ⅲ 中，Klein 认为急性焦虑与慢性焦虑的临床特征与治疗预后明显不同，因而可划分为两个亚型：广泛性焦虑障碍和惊恐障碍。如社交环境下的惊恐发作可能是社交焦虑障碍，有特定的恐惧对象或环境的可能是特定恐惧症，与创伤性事件的重现有关的可能是创伤后应激障碍，认为要遭人绑架的惊恐可能是精神分裂症；一些躯体疾病可能和惊恐症状有关，包括甲亢或甲减、低血糖、癫痫、心脏疾病等；惊恐发作也可能和药物中毒或药物戒断反应有关，药物如消肿剂，兴奋剂或 β 受体激动剂、咖啡因等。

最近的欧美流行病学资料显示：惊恐发作的终生患病率估计为 28.3%，年患病率为 6.4% ~ 11.2%；惊恐障碍的终生患病率估计为 4.7% ~ 5.1%，年患病率估计为 2.1% ~ 2.8%。患者多为中年，鳏居 / 离异和低收入人群。

大概 40% ~ 70% 惊恐障碍的患者经历过夜间惊恐发作（惊恐状态下从睡眠中惊醒过来）。

惊恐障碍的患者，存在其他共病的几率明显增加，包括其他类型的焦虑或相关障碍、心境障碍、冲动控制障碍或物质使用障碍。抑郁症（MDD）很常见，估计 35% ~ 40% 的惊恐障碍患者共病 MDD。惊恐障碍也常常和场所恐惧症共病，有 1/3 ~ 1/2 的惊恐障碍患者伴有场所恐惧症。

惊恐障碍的病因尚未阐明，生物学因素及社会心理因素均可能参与的 PD 的病因机制：①遗传因素：近年来，越来越多的研究证实 PD 是多基因复杂遗传疾病，遗传易感性和环境因素共同作用导致发病。一些研究发现 PD 具有较高家族聚集性，PD 遗传度高达 48%（95% CI：0.41 ~ 0.54），一级亲属的同病率（11%）为一般人群（2% ~ 5%）的 3 倍；双生子研究发现单卵双生子的同病率为 50%，双卵双生子的同病率为 2.5%。②神经递质系统异常：研究发现 PD 可能与血液中乳酸盐含量有关，但具体作用机制尚不明确。有研究发现吸入 CO_2 可诱发惊恐发作；肾上腺素和 5-HT 神经受体功能失调、去甲肾上腺素能神经元功能异常、γ-氨基丁酸功能异常、苯二氮草类受体敏感性降低、β-肾上腺素能异常及神经内分泌功能失调等均可能参与了 PD 的发病。③神经解剖假说：目前研究发现和 PD 相关的神经结构包括脑干（特别是蓝斑）、前额叶皮质、垂体、边缘系统（主要包括海马、海马旁回及内嗅区、齿状回、扣带回、乳头体和杏仁核）。也有学者提出了"恐惧网络"结构，主要包括前额叶皮层、岛叶、杏仁核。④社会心理因素：灾难化认知理论是关于 PD 发病机制的经典心理学理论，三种认知偏倚可能是 PD 的主要原因：优先关注威胁性信息激发焦虑体验，灾难化解释模糊信息增加焦虑水平，保持引起焦虑的易感信息使惊恐体验更易提取；环境因素：早年的创伤性体验和 PD 的发病存在密切关系，近期的应激性事件常常作为诱发因素存在，家庭环境及父母教养方式可能与 PD 发病有关。

惊恐障碍是一种慢性复发性疾病，常伴随显著的功能改变，对患者躯体和心理功能均有负面影响，并常给患者的家庭带来沉重的负担。PD 患者的精神健康和日常功能甚至明显低于患其他严重慢性躯体疾病的患者。惊恐障碍也增加了社会成本，包括卫生保健资源和职业功能的受损。

九、病例点评

该病例为惊恐障碍的一个典型病例。惊恐障碍（PD）是一类慢性致残性焦虑障碍，一般人群的终生患病率为 3% ~ 4%。PD 的治疗是综合性的，需要药物治疗和心理治疗相结合，本案例的治疗过程充分体现了这样的治疗指导。药物治疗是惊恐障碍治疗的基础，药物治疗可以相对快速且明显缓解突发的焦虑症状，降低惊恐发作的频率及严重程度，也可以降低预期性焦虑。包括选择性 5-HT 再摄取抑制剂（SSRI）、5-HT/

NE 再摄取抑制剂（SNRI）、三环类抗抑郁药（TCA）、苯二氮䓬类药物等，许多国家的惊恐障碍防治指南建议：药物合并心理治疗在某些情况下的疗效，优于单一的药物治疗或心理治疗。因此，药物治疗是必需的，这样双管齐下可以降低疾病的复发率。临床上常用的心理治疗包括认知行为治疗（CBT）等。

惊恐障碍的病程充满不可预测性。目前现有的药物治疗和心理治疗对大约 80% 的患者有效，但复发也是非常常见的。约 20% 的患者会出现疾病导致的生活质量低下。如果压力、酒精、经济问题、离婚等触发因素得不到控制，就会给患者痊愈造成严重影响。更重要的是，惊恐障碍患者患冠状动脉疾病的风险较高，猝死的风险较一般人群增加。同时恐慌症患者的自杀率要高得多。惊恐障碍引起的社会、职业和身体残疾的发生率很高。通过本典型案例的学习，可以极大提高临床对于该疾病的识别度，早评估早干预。

参考文献

[1] Kessler RC, Chiu WT, Jin R, et al.The epidemiology of panic attacks, panic disorder, and agoraphobia in the National Comorbidity Survey Replication [J].Arch Gen Psychiatry, 2006, 63：415-424.

[2] World Health Organization.ICD-11 Reference Guide（draft）[Z].2017-10-09.

[3] 郝伟.精神病学（第8版）[J].北京：人民卫生出版社，2018.

[4] Martin A Katzman, Pierre Bleau, Pierre Blier, et al.Canadian clinical practice guidelines for the management of anxiety, posttraumatic stress and obsessive-compulsive disorders[J].BMC Psychiatry,2014,14（Suppl 1）：S1.

[5] David S Baldwin, et al.Evidence-based pharmacological treatment of anxiety disorders, post-traumatic stress disorder and obsessive-compulsive disorder：A revision of the 2005 guidelines from the British Association for Psychopharmacology [J].Journal of Psychopharmacology, 2014, 28（5）：403-439.

［6］陆林.沈渔邨精神病学（第6版）［M］.北京：人民卫生出版社，2017.

［7］吴文源.焦虑障碍防治指南［M］.北京：人民卫生出版社，2010.

［8］Perna G，Caldirola D.Management ofTreatment–Resistant Panic Disorder ［J］.Curr Treat Options Psych，2017，4：371–386. DOI 10.1007/ s40501–017–0128–7.

［9］Apolin á rio–Hagen J.Internet–Delivered Psychological Treatment Options for Panic Disorder：A Review on Their Efficacy and Acceptability［J］. Psychiatry Investig，2019，16（1）：37–49.

［10］Caldirola D，Alciati A，Riva A，et al.Are there advances in pharmacotherapy for panic disorder？ A systematic review of the past five years［J］.Expert Opin Pharmacother，2018，19（12）：1357–1368.

［11］Schwartz RA，Chambless DL，McCarthy KS，et al.Client resistance predicts outcomes in cognitive–behavioral therapy for panic disorder［J］. Psychother Res，2019，29（8）：1020–1032.

（病例提供：邵春红　复旦大学附属华山医院）

（点评专家：陈　俊　上海市精神卫生中心）

病例 13　广场恐怖

一、病历摘要

基本信息：男性，19岁，学生，大学在读，2019年8月第一次就诊。主诉：人多的地方紧张害怕1年。

现病史：患者在1年前上课被提问时无明显诱因突然表现出紧张担心，怕自己出丑，后逐渐出现害怕到人多的教室和其他场所，处在这些场所时会感到紧张、不安，伴有呼吸急促，胸闷，大汗淋漓，有逃离上述场所的行为。该状况持续了1年多，逐渐发展为害怕到人多的地方。曾有2次在人群中因为过于紧张而出现过晕倒的情况，当时被送至附近医院急诊科行心电图、心肌酶、颅脑CT检查未见明显异常。曾于学校心理中心咨询，症状不见好转。在经历多次发作后，患者经常独处，不愿意外出，避开商场、食堂餐厅、电影院等场所，问其原因是患者担心害怕发病时无法及时获得救治。受症状影响，患者难以正常生活，生活自理尚可，且状况有逐渐加重倾向，夜间睡眠差，故在家人陪同下来医院门诊就诊。

既往史：体健。否认有高血压、糖尿病、心脏病等重大躯体疾病史，否认有手术、外伤史，否认食物药物过敏史。

个人史：家中排行老二，平素性格内向，人际交往可，母孕及孕产期无特殊，幼年成长发育正常，大学生，无吸烟、饮酒等不良嗜好。从小跟爷爷奶奶一起生活，爸爸妈妈在外打工。患者性格比较内向。在父母眼中是好孩子，平时很听话，什么事情都听从父母的安排。母亲自小要求严格。

家族史：无殊。

体格检查：T 36.5℃，HR 72次/分，P 18次/分，BP 115/83mmHg。

一般内科查体无异常。

神经系统查体：神清，眼球运动自如，对光反射灵敏，伸舌居中，双侧鼻唇沟对称无变浅，颅神经检查未见阳性体征，四肢痛触觉对称存在，四肢肌力5级，肌张力正常，反射对称，双侧指鼻及跟膝胫试验稳准，生理反射存在，双下肢病理征（－），颈软，脑膜刺激征（－）。

精神检查：意识清，定向力可，思维尚可，未查及明显幻觉及妄想内容，提及人群聚集处，患者有明显的考虑紧张情绪，感害怕，坐立不安，情感反应低落，认为自己目前的状况太差，未来没有希望，情感反应与周围环境尚协调，意志活动减退，部分自知力。

二、辅助检查

血常规，尿常规，大便常规，血生化，甲功，肝炎，梅毒，维生素 B_{12} 等检测无异常。

心电图示：窦性心律。

影像学检查：颅脑核磁共振未见明显异常。

汉密尔顿抑郁量表（HAMD）总分：12 分。

汉密尔顿焦虑量表（HAMA）总分：22 分。

三、诊断

ICD-11 6B02 广场恐怖症。

ICD-11 将场所恐惧障碍的"场所"定义为"多种难以逃离或难以获得帮助的情境"，患者除了主动回避以上情境的行为，还包括其他可普遍观察到的行为，如只有当特定情况下（如有人陪伴）才会进入恐惧情境，否则就会出现强烈的焦虑。

有场所恐惧障碍的个体对以下两个或两个以上情景时（使用公共交通工具，处于开放空间，处于密闭空间，站队或在人群中，独自离家外出）无论是否存在惊恐障碍都可以诊断为场所恐惧障碍。如果个体表现符合场所恐惧障碍和惊恐障碍或其他障碍的诊断标准，则可同时给予两个诊断。

诊断依据：

1. 患者年轻男性，大学生。病史 1 年余。

2. 以害怕处于难以逃避或无助的场所和环境为首发症状，处于上述场所或环境中表现出紧张、害怕以及心慌、胸闷、出汗等自主神经症状，伴有惊恐发作，表现出回避行为，病程呈连续性。

3. 查体及神经心理测试显示　记忆力、定向力、计算力、语言及日常生活能力正常，社会功能受损伴有回避行为和退缩行为。

4. 辅助检查　影像学检查示头颅 MRI 未见明显异常，量表评测提示可能存在明显的焦虑

5. 场所恐惧症的诊断要点　①恐惧或焦虑必须局限于（或主要发生在）至少以下情境中的 2 种：乘坐公共交通工具、开阔的公共场所、处于密闭的空间、排队或处于拥挤的人群、独自离家；②对这些场景恐惧的程度与实际危险不相称，同时伴有自主神经症状；③对恐惧情境采取回避行为；④知道恐惧过分、不合理，或不必要，但无法控制，自知力存在；⑤患者为症状感到痛苦而寻求帮助，或症状影响其个人、家庭、社交、工作或其他重要功能；⑥符合严重程度的症状持续超过 3 个月（DSM–5 要求 6 个月以上）。

四、鉴别诊断

1. 正常恐惧　正常人对某些事物或场合也会有恐惧心理，如毒蛇猛兽、黑暗寂静的环境等。应该从恐惧的合理性、发生的频率、恐惧的程度、是否伴有自主神经症状、是否明显影响社会功能、是否有回避行为等综合考虑。

2. 广泛性焦虑障碍　恐惧障碍和广泛性焦虑障碍都以焦虑为核心症状，但恐惧障碍的焦虑由特定的对象或处境引起，有境遇性和发作性，而焦虑障碍的焦虑常没有明确的对象，常持续存在。

3. 强迫障碍　强迫障碍的恐惧源于自己内心的某些思想或观念(不洁观、道德感)，恐惧的是失去自我控制，并非对外界事物恐惧。

4. 惊恐障碍　场所恐惧症患者可以出现惊恐发作，需要与惊恐障碍进行鉴别。针对患者有无恐惧的对象、惊恐发作的类型和频率、回避情景的种类和数量以及未发作时的焦虑水平等进行鉴别。如果在两种及以上明确的场所出现的惊恐发作，这种惊恐发作是由于害怕这种场所所致的，则诊断为场所恐惧症。如果同时符合场所恐惧症和惊恐障碍的诊断标准，可做出共病诊断。

5. 抑郁障碍　场所恐惧症持续时间长，严重影响患者的社会功能，患者会伴有

抑郁情绪，需要与抑郁障碍进行鉴别。抑郁障碍患者常常有继发于抑郁心境出现不愿意活动和外出，与患者所接触的具体场景无关，且抑郁障碍患者有典型的"三低症状"可以鉴别。如果同时符合场所恐惧症和抑郁障碍的诊断标准，可做出共病诊断。

6. 其他恐惧症　某些场景型特定恐惧症需要与场所恐惧症进行鉴别。场所恐惧症往往是对两种及以上的具体场景感到恐惧，而不是一种特定的场景；同时特定恐惧症所恐惧的是面对某种场景带来的直接风险，而不是担心惊恐样症状、不能逃离或得不到救助等认知特点，以此来进行鉴别。分离性焦虑障碍患者常常因为害怕与亲人或照料者分离的想法，而不是担心惊恐样症状、不能从所处的场景中逃离或因身体失能及身体上的症状而导致的窘状与场所恐惧症鉴别。在回避人多的情形下，场所恐惧症也需要与社交焦虑障碍进行鉴别。社交焦虑障碍的核心是害怕别人对自己的负面评价，而且仅限于特定的社交情景，不会出现其他特定场景。

五、诊疗经过

入院后给予患者艾司西酞普兰起始剂量 10mg 1 次 / 天口服，逐渐滴定加量至 20mg 1 次 / 天口服；劳拉西泮片 1mg 2 次 / 天；认知行为治疗 2 次 / 周。

2 周后患者自觉在封闭或者空旷的场所担心有所减轻，心情较前平静，夜间睡眠改善，4 周后仍有一些担心，但症状较前明显改善。8 周来院复诊时，自诉能基本恢复教室学习。可主动出门买东西。

六、随访

治疗后半年进行随访，患者将劳拉西泮逐渐减量，仍然服用艾司西酞普兰 20mg/ 天，仍定期在学校行 CBT 治疗。患者目前焦虑恐惧情绪基本缓解，能独立出门，正常上课，还能在同学的陪同下去广场及商场。睡眠质量改善，人际关系也得到改善。

其后均为来院复诊，情况稳定，无症状反复。

七、病例分析

该病例患者为年轻男性，长期慢性病程，患者临床表现为主动回避封闭、空旷等环境或在人群中、独自离家外出时。当处于这种情境时，患者会表现为恐惧、焦虑、自主神经症状，有时可能出现惊恐发作的症状。患者相关辅助检查未见明显异常，排除器质性及物质滥用，根据 ICD-11 诊断标准，符合场所恐惧障碍诊断。

通过对该患者整个治疗和随访过程，我们能够观察到场所恐惧障碍患者往往具有一定的焦虑不自信的人格特征和内向的性格特点。在某一个机缘巧合的场景下开始出现担心出现在封闭、空旷或人群中，可能有逐渐加重的过程，患者主要的应对方式就是回避，因此会使患者出现社会功能退缩。有的患者可能会伴有惊恐发作的症状。治疗上主要是给予抗焦虑药物配合认知行为治疗，远期预后尚可。

八、疾病介绍

场所恐惧障碍是一种焦虑恐惧障碍，指患者对多种场景（如乘坐公共交通、人多时或空旷场所等）中出现明显的不合理的恐惧或焦虑反应，因担心自己难以脱离或得不到及时救助而采取主动回避这些场景的行为，或在有人陪伴和忍耐着强烈的恐惧焦虑置身这些场景，症状持续数月从而使患者感到极度痛苦，或个人、家庭、社交、教育、职业和其他重要领域功能的明显受损的一种焦虑障碍。DSM-5 中，将场所恐惧障碍作为可能伴或不伴惊恐障碍的疾病列入焦虑障碍。

场所恐惧症（agoraphobia）的患病率为 0.6% ~ 6.0%，每年约 1.7% 的青少年和成人被诊断为场所恐惧症。在亚洲国家相对偏低，2019 年发布的中国精神障碍流行病学资料显示，我国场所恐惧症的终生患病率为 0.4%，年患病率为 0.2%。在社区人口中，有 30% 的场所恐惧症患者在发病前有惊恐发作或惊恐障碍，在临床样本中惊恐发作或惊恐障碍甚至达到 50%。场所恐惧症可在童年发病，发病高峰多在青少年和成年早期，平均发病年龄是 17 岁，2/3 的患者发病在 35 岁之前，女性是男性的 2 倍，城乡患病率相近。场所恐惧障碍发病与儿童时期的负性和应激事件，如分离、父母过世或被攻击等明显相关。患者描述其家庭特点为：不够温暖，过度保护。患者常有依赖性较强，神经质、焦虑敏感、倾向于回避问题等性格特点。

行为学理论认为场所恐惧常起源于自发的惊恐发作并与相应的环境耦联，并形成条件反射，产生期待性焦虑和回避行为，症状的持续和泛化导致患者在越来越多的场合产生焦虑。场所恐惧症主要表现为患者害怕处于被围、被迫或无助的环境，患者在这些自认为难以逃离、无法获助的环境中恐惧不安。这些环境包括乘坐公共交通工具（公交汽车、火车／地铁、飞机），在拥挤的人群或排队，戏院商场、车站、电梯等公共场所，在广场、山谷等空旷地方，患者因而回避这些环境，甚至可能完全不能离家。患者常常有期待性焦虑，常持续想象下一次发作的可能场合和后果。患者恐惧的程度可以是焦虑不安，此时称为场所恐惧不伴惊恐发作，而恐惧达到惊恐发作时称为场所恐惧伴惊恐发作。一个患者信赖的亲友陪伴可以明显减少惊恐的发作。长期患病可共病抑郁障碍、酒精等物质滥用等。

九、病例点评

场所恐惧障碍是一种慢性迁延性疾病，疾病的严重程度经常波动。从疾病预防管理上看，健康的人格、对生活经历的客观评价和自我适应能力的培养非常重要。一般来说，场所恐惧症的远期预后较好，部分患者转为慢性，社会功能受到影响。目前随着药物治疗和认知行为治疗的应用，场所恐惧障碍的治疗、预后都有明显改观。起病急、有明确的发病原因、病前人格健康、良好的社会支持、病程短、较高的治疗动机提示预后良好；反之，预后较差。

场所恐惧症的病因和发病机制并未阐明，现有的研究显示其发病与其他恐惧症具有类似的因素，即与心理因素、社会因素和生物学因素有关。场所恐惧症的发病与心理社会因素有关。患者病前能够追溯到与其发病有关的生活事件。场所恐惧症发病的促发因素包括在特定情景中不可预测的惊恐发作或惊恐样症状，经历创伤事件或目睹他人的创伤或恐惧反应，父母养育的过度保护或低温暖等。在生活事件和心理特质的共同作用下促使场所恐惧症的发生。

场所恐惧症具有与其他焦虑、恐惧障碍相类似的人格特质。有学者认为，部分患者具有内向、胆小、害羞、被动、依赖、焦虑等人格特点。

场所恐惧症是患者高估所害怕场景的危险性所致。患者对所面临的场景看成是一种危险，在这种场景中会出现惊恐样症状或惊恐发作，或令人不安的躯体症状或超出了个人的应对能力，从而在"身临其境"或即将要面对此境此物时患者产生了情绪、生理和行为等一系列恐惧反应，而这些反应进一步强化患者原有的认知偏见，使患者产生回避行为或安全行为。回避行为和安全行为对患者进行自我强化，使患者的症状固定下来，成为病态的习惯性行为。

患者童年期的经历，如童年丧失父母或有分离性焦虑障碍史等。在以后公共场所等场景下激活童年期被抛弃的童年期焦虑，通过压抑、置换、投射和逃避防御机制将内在客体关系外在化，从而表现出焦虑与恐惧。在所有恐惧症中，场所恐惧症与遗传因素具有最强的特定关联，遗传度可达61%。场所恐惧症的临床表现特征具备恐惧症的共同特点：①恐惧的对象存在于客观环境中；②焦虑、恐惧情绪指向特定的物体或场所；③焦虑、恐惧的程度与现实威胁不相符合；④回避是缓解焦虑、恐惧的主要方式；⑤患者能够认识到恐惧的不合理性，但又不能控制。

场所恐惧症的诊断需要进行全面的体格检查，必要的心电图、心脏彩超、脑电图、血常规等辅助检查以排除躯体疾病可能导致的对具体场景的回避情况。

在场所恐惧症的临床评估中除诊断分类体系配套的诊断工具外，缺乏单纯针对场所恐惧症的临床评估工具。在临床工作中，除了疾病本身的特征如恐惧的场景、恐惧的不合理性评估外，有些场所恐惧症患者伴有惊恐发作，甚至符合惊恐障碍的诊断。有的患者同时伴有抑郁情绪，故对患者要进行惊恐发作和抑郁情绪的评估。有的患者为了消除对这些场景的恐惧，采取饮用酒精、服用药物等应对措施，需要进行物质滥用的评估。

场所恐惧症的治疗要遵循焦虑障碍治疗原则，强调全病程和综合治疗。主要治疗包括心理治疗与药物治疗，两者可以分别单独使用或联合使用。场所恐惧症应以认知行为治疗与药物联合治疗为主。①心理治疗：针对场所恐惧症具有循证证据支持的心理治疗方法是认知行为治疗，是临床指南中推荐的一线心理治疗。在认知行为治疗中，基于治疗关系基础上采取疾病教育、认知重建、暴露与反应行为阻止、放松训练等方法。对伴有惊恐发作的场所恐惧症患者在进行暴露的同时，需要使用基于认知心理生理模型的惊恐控制治疗技术（呼吸控制技术、认知重建技术和焦虑、惊恐教育）；②药物治疗：由于场所恐惧症通常在惊恐障碍中以伴发的形式出现，所以在已有的临床指南中，往往在惊恐障碍的药物治疗中一起进行介绍，针对不伴有惊恐发作的场所恐惧症的药物治疗讨论较少。所以，对于伴有惊恐发作症状或惊恐障碍的场所恐惧症的药物治疗主要包括抗焦虑药和抗抑郁药。抗焦虑药物BZDs药物疗效迅速，对紧急情境下的强烈惊恐或焦虑很有效。在其他治疗起效之前可以帮助患者参与重要的活动。阿普唑仑、劳拉西泮等均是最常用的BZDs药物。抗抑郁药可用来治疗患者当前存在的抑郁障碍，SSRIs类对伴或不伴场所恐惧障碍的惊恐障碍治疗均有效。SSRIs类药物已被证明有助于减少或防止各种形式焦虑的复发，有效剂量基本上与治疗抑郁症一致，通常起始剂量较抑郁症小，以尽量减少最初短暂的焦虑反应，并且缓慢增加到治疗剂量。

希望通过这个案例提高精神科医生对于场所恐惧障碍的认识和重视，同时提高对于此类患者的诊断，鉴别诊断和个体化药物治疗的认识。

参考文献

［1］Knapstad Marit，Smith Otto RF.Social anxiety and agoraphobia symptoms effectively treated by Prompt Mental Health Care versus TAU at 6-and 12-month follow-up：Secondary analysis from a randomized controlled trial［J］.Depression and Anxiety，2021，38（3）：351-360.

［2］Wieder G，Fischer MS，Einsle F，et al.Fundamental frequency during cognitive preparation and its impact on therapy outcome for panic disorder with Agoraphobia［J］.Behaviour research and therapy，2020，135：103728.

［3］冯威,吴文源.加拿大精神病学学会"惊恐障碍伴或不伴广场恐惧症"临床诊疗指南［J］.国际精神病学杂志，2008，（04）：234-239.

［4］郝伟.精神病学（第8版）.北京［M］：人民卫生出版社，2018.

（病例提供：谭华威　武汉大学人民医院）

（点评专家：刘忠纯　武汉大学人民医院）

病例14 特定的恐怖

一、病历摘要

基本信息：女性，24岁，职员，本科文化，2020年10月第一次就诊。

主诉：反复怕高伴紧张不安10年余，加重5个月。

现病史：患者于10余年前无明显诱因逐渐出现害怕处于高的地方，处于一层楼以上高度时即感到恐慌、紧张不安，伴心慌、出汗、手抖等症状，并且随着高度的增加恐惧情绪逐渐加重，曾从高楼上往下俯视时感觉大楼在逐渐倾斜，遂突发胸闷透不过气、头晕、耳鸣、手心出汗，抓紧身边的人，快速下楼后逐渐平复，自此不敢去到所有高的地方，不敢靠近高楼的窗户、不敢上天台、不敢爬山、不敢去游乐园玩相关项目等，想到要暴露于高处时就开始紧张不安，并极力避免类似场合，因工作、生活尚不受明显影响未予重视。近5个月因工作原因经常需要处于上述场合，症状逐渐加重，对于将要去到高处感极度恐惧，对工作、生活造成影响，否认其他情境时明显恐惧感，否认情绪低、消极想法，否认接触精神活性物质等症状。为求进一步诊治来院。

既往史：体健。否认有心脏病、肾病、高血压、糖尿病、肝炎等病史，否认有手术、外伤、输血史，否认食物药物过敏史。

个人史：母孕及孕产期无特殊，幼年成长发育正常，平素性格内向，遇事容易紧张，无吸烟饮酒等不良嗜好。

月经婚育史：月经周期及白带正常，未婚未育。

家族史：无殊。

体格检查：T 36.5℃，HR 78次/分，R 18次/分，BP 112/80mmHg。

查体：心肺腹无殊，神经系统检查未见明显阳性体征。

精神检查：意识清，人物、时间、地点定向准，个人生活自理，接触问答合作、切题，表情担忧，语速、语调及语量适中，未查及错觉幻觉及感知综合障碍，思维逻辑及内容正常。情绪显焦虑，谈及"高处"时表情紧张、双手握拳，不能放松。否认持续情绪低落及高涨体验。情绪反应与内心体验及周围环境协调，否认消极观念及计划，意志活动稍减退，社会交往正常，未见冲动、怪异、愚蠢等行为，自知力存在。

二、辅助检查

一般实验室检查：

血检：血、尿、粪便常规，生化，甲功，常规四项等无异常。

超声：心脏彩超、甲状腺＋颈部淋巴结、肾上腺、肝胆脾胰超声未见明显异常。

心电图：窦性心动过速。

影像学检查：头颅磁共振平扫＋弥散：未见明显异常。

量表评估：

汉密尔顿抑郁量表（HAMD）：10分。

汉密尔顿焦虑量表（HAMA）：17分。

三、诊断

ICD-11 6B03 特定的恐怖。

诊断依据：

1. 患者系青年女性，本科学历，病程10年余。

2. 患者以恐高为核心症状，暴露于此环境中情绪恐惧、紧张不安，伴有自主神经功能亢进症状，主动回避上到高的地方。

3. 查体未见明显阳性体征，血液检查、超声、影像学相关检查无殊，排除器质性疾病所致精神障碍可能。

4. 患者目前恐高症状影响正常的工作、生活质量，自觉痛苦。

四、鉴别诊断

1. 场所恐惧症　两者均有引起焦虑恐惧情绪的情境。首先，若患者只害怕恐惧情绪的一种，并不害怕其他场所恐惧的情境，可考虑为特定恐惧症。若害怕两种或更多的场所恐惧情境，则适合诊断为场所恐惧症；其次，特定情境的恐惧症患者产生的恐惧与回避行为，主要因为害怕这种行为随之而来的后果，而场所恐惧症患者则害怕发生恐惧情绪时难以逃离该情境或者不能获得帮助。

2. 强迫障碍 有时表现出对特定物体的害怕和回避，但强迫障碍患者的恐惧源于自己的内心，害怕自己在强迫思维的支配下失去控制，除了有回避行为外，通常会采取强迫性仪式动作或行为，如反复洗手、数数等来减轻内心的痛苦。

3. 精神分裂症 精神分裂症患者也会有恐惧情绪，但其回避内容往往与妄想有关，内容离奇不可理解，患者痛苦体验不深刻。

4. 其他 精神活性物质如致幻剂、脑肿瘤等非精神科躯体疾病也会导致恐惧障碍，但伴发其他躯体症状、相关阳性体征，通过病史采集、查体、完善相关检查可排除。

五、诊疗经过

特定恐惧症的治疗以心理治疗为主，其中认知行为治疗是最有效的方法，包括暴露疗法、系统脱敏疗法、放松训练、认知矫正等。药物治疗尚缺乏充分的临床证据，收益较小且疗效有限。针对该患者采取心理治疗为主，联合抗焦虑药改善焦虑情绪等综合治疗，其中心理治疗以系统脱敏、放松训练为主，短期联合苯二氮䓬类抗焦虑。

六、随访

治疗后半年进行电话随访，患者目前上到高处虽仍有恐惧情绪，但较前能耐受，工作需要偶上到高处可正常处理工作事宜。

七、病例分析

该病例患者为青年女性，青少年起病、慢性病程，总病程 10 余年，以恐高为核心症状，暴露于高处时出现情绪恐惧、紧张不安，伴有心慌、胸闷、出汗、手抖等自主神经功能亢进症状，因此主动回避高处环境，既往避免接触此环境对自身影响不大，目前因工作需要频繁暴露于该刺激源中，因此加重伴有焦虑情绪，影响患者的正常工作，自我感觉痛苦。经系统心理治疗以及早期联合苯二氮䓬类抗焦虑治疗，患者逐渐对高处的恐惧程度下降，虽仍有恐高情绪但耐受性较前提高，对工作生活影响减轻。

八、疾病介绍

特定恐惧障碍（specific phobia）是一种对某种特定物体或场景产生强烈、持久且不合理的恐惧，害怕随之而来的后果，并对恐惧的物体或场景主动回避，或者带着强烈的害怕和焦虑去忍受的一种焦虑障碍。恐惧的对象包括动物（如狗、蜘蛛、昆虫）、自然环境（如高处、雷鸣、水）、情境（如飞机、电梯、封闭空间），其他对象包括血液、疾病、窒息等，患者害怕的物体或场景可能是一种，也可能是几种合并出现。全球特定恐惧症的终生患病率为 3% ~ 15%，其中以动物恐惧症及高度恐惧症最为常见。2019 流行病学资料显示，我国特定恐惧症的年患病率为 2%、终生患病率为 2.6%，特定恐惧症常在童年或成年早期出现，并且中年和老年期达到峰值，存在 10% ~ 30% 的病例症状持续数年或数十年，并可增加罹患其他精神障碍的风险。

九、病例点评

特定恐惧症的主要临床特征为当患者暴露于一个或多个特定物体或情境时会产生强烈的恐惧或焦虑，这种恐惧或焦虑与实际危险及社会文化环境不相符，患者会积极回避这些物体或情境，如果不能成功回避则会产生强烈的恐惧或焦虑。目前其病因尚不明确，受生物、心理、社会因素等多种因素的影响。特定恐惧症的治疗措施以心理治疗为主，主要是行为治疗、认知行为治疗，包括暴露疗法、系统脱敏疗法、放松训练、认知矫正等，其中认知行为治疗是最有效的方法。药物治疗目前缺乏充分的临床证据，短期使用苯二氮䓬类药物可减少急性期的焦虑行为、缓解预期焦虑。苯二氮䓬类药物治疗无效时可选用 SSRIs，其起效时间较长，适合预期在较长时间内会重复暴露于恐惧刺激情景下的患者。

特定恐惧症的患病率很高，但求治比例很低，最终仅有 1/10 ~ 1/4 的患者接受治疗，本例患者因社会功能受到影响方就诊。若特定恐惧症患者不接受治疗，症状可以持续数年，导致职业、社交功能受损，生活质量降低。与其他焦虑障碍，情感障碍及药物滥用共病率较高。多数特定恐惧症虽不能被预防，但是在创伤早期及时给予干预和治疗，可以减少焦虑和痛苦的情绪。

希望通过这个案例提高精神科医生对于特殊恐惧障碍的诊断、鉴别诊断和治疗的认识。

参考文献

［1］Eaton WW，Bienvenu OJ，Miloyan B，et al.Specific phobias［J］. LANCET PSYCHIATRY，2018，5（8）：678-686.

［2］Van Houtem CMHH，Laine ML，Boomsma DI，et al.A review and meta-analysis of the heritability of specific phobia subtypes and corresponding fears［J］.Journal of anxiety disorders，2013，27（4）：379-388.

［3］Etkin A，Wager TD.Functional neuroimaging of anxiety：A meta-analysis of emotional processing in PTSD，social anxiety disorder，and specific phobia［J］.AMERICAN JOURNAL OF PSYCHIATRY，2007，164（10）：1476-1488.

［4］郝伟.精神病学（第8版）［M］.北京：人民卫生出版社，2018.

（病例提供：刁向媛　浙江大学医学院附属第一医院）

（点评专家：胡少华　浙江大学医学院附属第一医院）

病例 15 社交性焦虑障碍

一、病历摘要

基本信息：男性，22 岁，学生，大学在读，2020 年 7 月第一次就诊。

主诉：害怕与人交流 4 年。

现病史：患者 4 年前在班级因为闭目唱歌，不知道已经打完上课铃，当他睁开眼睛停止唱歌时，全班同学哄堂大笑，患者当时感觉羞愧难当、无地自容。渐渐不敢在课堂回答老师提问，明明会的问题，也怕万一回答不好，被同学们嘲笑，如果老师一定让其站起来回答问题，则非常紧张、低头回答、讲话结巴、面红耳赤、手抖出汗。患者语文很好，老师希望他参加演讲比赛，但患者坚决不同意，怕当众出丑。渐渐不敢与同学们讲话，在班级写作业时，如果老师站在其身边，则紧张到不会写字、脸红、出汗。平时只与两个十分要好的同学有交流，其余同学都不愿接触，同学们主动找他说话，则低头、脸红，匆忙回答完，马上离开，看见同学要和他讲话，则马上躲开。为避免同学们看他，在班级坐在最后一排。家人称其在家中也是不与外人接触，家中来人，马上把自己关在自己房间，不愿出来见人，不能在外人面前吃饭，只能与自己的父母在一起吃饭。家人最初没有在意，认为孩子一直内向，可能害羞、腼腆。但患者目前已经到了大三，依然如此，家人开始着急，担心患者这种状况，无法适应明年的实习和毕业后的工作。经过家人反复劝说，患者才勉强在家人的陪同下来到心理科门诊就诊。

既往史：体健。否认心肝肾脑等重大躯体疾病史，否认手术、外伤史，否认食物、药物过敏史。

个人史：独子，性格内向，母孕产期无特殊，幼年成长发育正常，疫苗按时接种。家庭条件好，父母对其较为溺爱。无吸烟饮酒等不良嗜好。

家族史：否认两系三代精神疾病史。

体格检查：T 36.1℃，HR 90 次 / 分，R 17 次 / 分，BP 126/83mmHg。

一般内科及神经系统查体无异常。

精神检查：意识清，仪态整，对答切题，未引出幻觉、妄想及感知综合障碍，思维连贯，情绪焦虑、紧张，脸红，语言低微，交流中全程低头，不敢与医生眼神接触，自知力存在。

二、辅助检查

血常规、尿常规、肝肾功能、电解质、血糖、血脂、甲状腺功能、性激素均未见异常。

心电图、心脏超声、肺部 CT、头颅 MRI 均未见异常。

腹部 B 超：未见明显异常。

Liebowitz 社交焦虑量表总分：72 分。

三、诊断

ICD-11 6B04 社交焦虑障碍。

诊断依据：

在 ICD-11 中，社交焦虑障碍（6B04）属于焦虑或恐惧相关障碍中的一种，诊断要点如下。

1. 个体在一个或多个社交情境时持续出现显著和过度的恐惧或焦虑，如社交互动（谈话），被观看（吃、喝的时候），以及在他人面前表演（演讲时）。

2. 个体担心自己的言行或表现出的焦虑症状会被他人负面评价。

3. 个体会持续回避相关社交场景，或带着强烈的恐惧或焦虑去忍受。

4. 上述症状会持续数月，给个体带来严重痛苦，或导致其个人、家庭、社会、教育、职业等功能的严重受损。

四、鉴别诊断

1. 正常的害羞　害羞是常见的人格特质，本身并不是病理性的，在某些社会环境中，一些人积极的评价都会感到害羞。在心理发育过程中，部分儿童会有一段时间的社交羞怯和焦虑，而且持续到青春早期。鉴别要点主要在对社会功能的影响，当在社会职业和其他主要领域功能上存在显著的负面影响时，就应考虑为社交焦虑障碍。

2. 其他类型的焦虑障碍

（1）广场恐惧症：这类患者有害怕和回避社交场合（如电影院），是因为患者害怕出现失能或惊恐时无法及时逃离或获得及时救助，而社交焦虑障碍患者是害怕被别人负面评价。

（2）惊恐障碍：社交焦虑障碍患者可能会有惊恐发作，但其担心害怕的是负面评价，而惊恐障碍的患者担心的是惊恐发作本身。

（3）广泛性焦虑障碍：患者的焦虑往往无明确对象，且持续存在。

3. 抑郁障碍　抑郁障碍患者可能担心被他人负面评价，但这种担心是来自于患者的自责或自罪；社交焦虑障碍患者是担心他们的社交行为被人负面评价。

五、诊疗经过

1. 药物治疗　帕罗西汀 10mg 1 次 / 天口服，8 天后加至 20mg 1 次 / 天口服，丁螺环酮 5mg 3 次 / 天口服，阿普唑仑 0.4mg 1 次 / 晚口服。4 周后患者来复诊，称服药后最初 3～5 天有恶心、乏力，但不严重，1 周后减轻，目前不良反应不明显。仍不敢与医生对视，一直低着头，紧张、焦虑程度较前稍微减轻，但仍存在。建议帕罗西汀改为 30mg 1 次 / 天口服，阿普唑仑 0.4mg 必要时服用 6 周后帕罗西汀加至 40mg 1 次 / 天口服。

2. 心理治疗　首次就诊时，建议患者同时进行心理治疗，患者同意做，但表示不能耐受面对医生。所以，最初患者的评估、心理教育等都是患者低头完成的。待药物起效后，患者焦虑恐惧有所减轻，才逐渐让患者识别其功能失调性自动思维，以及适应不良的行为，构建患者社交焦虑障碍的个案概念化，进行认知重建，以及暴露治疗、社交技能训练等行为治疗。

六、随访

目前患者药物治疗 7 个月，心理治疗 18 次已经结束治疗。患者社交场合的恐惧焦虑明显减轻，认知偏曲改善明显。一直药物巩固治疗中。初期服药依从性好，心理治疗承受较为困难，随着药物的起效和心理治疗的深入，逐渐接受心理治疗。药物治疗对患者焦虑恐惧改善较为显著，心理治疗对患者挑战负性自动思维、认知重建、改变适应不良行为更有裨益。

七、病例分析

该病例患者为年轻男性，缓慢起病，临床表现为在社交场合出现显著的害怕或焦虑，与人交往时出现不自然和紧张不安，害怕自己被别人注视，社交时不敢抬头，不敢与人对视，害怕在公共场所遇到陌生人或熟人，害怕当众出丑，不敢当众发言，社交时说话结巴、不能作答，不敢当众进食，当众写字时控制不住手发抖。当一定要出现在害怕的情景，则出现脸红、手抖、出汗、口干、恶心或尿急等症状，自我评价过低和害怕被批评等。患者主动回避社会交往，必须社交则带着强烈的害怕或焦虑去忍受。病程4年，各项检查均未见明显异常，严重影响患者的生活和社会功能，符合社交焦虑障碍的诊断标准，是一例典型的社交焦虑障碍患者。

通过对该患者的诊治，我们可以了解到社交焦虑障碍患者为什么诊治率低的原因。首先，患者知道自己在社交场合有显著的恐惧和焦虑，怕自己出丑或别人负性评价自己，故主动回避这种社交场合，不愿暴露给医生，如果一定要求患者就诊，患者要忍受着强烈的害怕和焦虑，同时出现脸红、心慌、手抖、出汗等不舒服症状；其次，家人经常将患者的这种情况误认为是"腼腆、害羞"，也没有能够及时识别患者的症状。本病例在症状初期，主要以药物治疗为主，患者没有办法面对医生，心理治疗可以采用其能耐受的方法，先进行评估和心理教育。随着药物起效和心理治疗的深入，焦虑恐惧程度有所减轻，开始进入认知心理治疗的核心内容。帮助患者识别和矫正其偏曲的认知，通过行为治疗方法改变患者的适应不良行为。在药物和心理治疗的联合下，患者的治疗依从性明显提高。

八、疾病介绍

社交焦虑障碍（social anxiety disorder，SAD），既往称为社交恐惧症（social

phobia），是焦虑障碍的最常见亚型之一。患者在一种或多种社交场合或表演情境表现出与环境实际威胁不相称的强烈恐惧和（或）焦虑及回避行为。能引起社交焦虑的典型情境包括会见陌生人、在小组内或会议上发言、进行访谈、与权威人士对话、在他人注视下工作、饮食、上学、购物或者使用公共卫生间，以及进行公共演讲等。社交焦虑障碍患者往往担心自己的言行会被他人审视或者负面评价，因此会主动回避社交情境或是在其中承受极大痛苦，严重影响其社会功能，从而使之无法获得较高的教育及职业成就，影响其社交关系和生活质量。

社交焦虑障碍是最常见的焦虑障碍之一，多数国家的年患病率在 0.5% ~ 2.0%，美国相对较高，年患病率达 8%，终身患病率为 13%。国内数据显示，SAD 年患病率为 0.39%，月患病率为 0.18%。儿童青少年与成人年患病率相仿，女性高于男性，发达国家高于发展中国家。社交焦虑障碍发病年龄较早，一般起病于儿童青少年时期，中位起病年龄为 13 岁，易发展为慢性持续性病程，也有部分患者随着年龄增长症状自然缓解，但在成年时仍存在社交焦虑的患者，症状自然缓解的可能性降低。

社交焦虑障碍的危险因素很多，包括受教育程度低、社会经济地位低、单身或者离异、共病抑郁等；一级亲属罹患风险增加 2 ~ 6 倍。双生子研究发现，遗传及环境因素可解释社交焦虑障碍患者间的大部分个体差异。

社交焦虑障碍常伴有其他精神障碍，大概有 72% 的患者报告同时共病其他精神障碍。最常见共病是其他焦虑障碍、抑郁症和物质使用障碍；回避型人格障碍、躯体变形障碍、ADHD、精神分裂症也常发现于社交焦虑障碍患者中。社交焦虑障碍增加患者罹患抑郁发作、物质滥用及心血管疾病的风险，对其他精神障碍的病程也造成不利影响，例如，提高物质滥用迁延风险，恶化抑郁严重程度，包括自杀倾向、社会功能（如工作、社交、恋爱能力）受损、求助倾向减弱等。大量研究显示，社交焦虑共病患者其家庭、职业及社会功能受限更重，病程更长，花费的医疗卫生资源更多。

社交焦虑障碍存在有效的药物治疗和心理治疗手段，但由于经常因为被误解为"害羞"，对该病认识及评估并不充分，也受制于有限的治疗意识和治疗条件，社交焦虑障碍患者未得到充分治疗。超过 90% 的社交焦虑障碍个体报告自己存在社会心理功能损害，如辍学风险升高、工作能力受损、社会经济地位下降及生活质量受损，其中超过 1/3 的个体社会心理功能受损达重度。这意味着社交焦虑障碍给个体及社会带来极大的经济负担。当其与抑郁障碍共病时，往往抑郁障碍被准确识别，而潜在的更为持久的社交焦虑障碍被忽视。

九、专家点评

社交焦虑障碍，在ICD-11中属于焦虑及恐惧相关障碍的一种，社交焦虑障碍的特点是明显和过度恐惧或焦虑，持续发生在一个或多个社交场合，如社会互动（如有谈话），患者感觉到被观察（例如吃或喝在别人面前），或在别人面前表演（如演讲）。患者担心自身的行为方式或表现出的焦虑症状会受到他人的负面评价。出现回避性的行为和表现。这些症状至少持续几个月，严重到足以在个人、家庭、社会、教育、职业或其他重要功能领域造成重大痛苦或重大损害。

本案例中的患者，在诱发事件的情境下，担心自己可能被他人品评。患者再次接触此类社交情境时，害怕自己将被给予负面评价。担心自己会被评价为焦虑、脆弱、不理智、愚蠢、乏味、令人生畏、肮脏或不讨人喜欢。因此表现出焦虑症状，如脸红、发抖、流汗、结巴或呆滞。而社交的情境几乎总是激起患者的害怕或焦虑，患者开始出现严重的回避行为（如不参加聚会，只与父母进餐），是一个非常典型的社交焦虑的临床案例。在明确诊断，药物和心理治疗的合并治疗下，患者病情明确改善。因此社交焦虑障碍是一个对患者有极大影响但常常被忽视的疾病，应引起临床各科室的重视，非精神专科医生也应注意对该病的初步识别与治疗，以及分诊转诊的标准，精神科医生应准确把握社交焦虑障碍的诊断标准及治疗原则。

参考文献

［1］Kessler RC，Petukhova M，Sampson NA，et al.Twelvemonth and lifetime prevalence and lifetime morbid risk of anxiety and mood disorders in the United States［J］.Int J Methods Psychiatr Res，2012，21：169-184.

［2］World Health Organization［J］.ICD-11 Reference Guide（draft）［Z］.2017-10-09.

［3］郝伟.精神病学（第8版）［M］.北京：人民卫生出版社，2018.

[4] Curtiss J, Andrews L, Davis M, et al.A meta-analysis of pharmacotherapy for social anxiety disorder : an examination of efficacy, moderators, and mediators [J].Expert Opin Pharmacother, 2017, 18 : 243-51.

[5] David S Baldwin, et al.Evidence-based pharmacological treatment of anxiety disorders, post-traumatic stress disorder and obsessive-compulsive disorder : A revision of the 2005 guidelines from the British Association for Psychopharmacology [J].Journal of Psychopharmacology, 2014, 28 (5) 403-439.

[6] Katzman MA, Bleau P, Blier P, et al.Canadian clinical practice guidelines for the management of anxiety, posttraumatic stress and obsessive-compulsive disorders [J].BMC Psychiatry, 2014, 1 : S1.

[7] APA.Dignostic and statistical manual of mental disorders, fifth edition [J].Arlington, VA, APA, 2013.

（病例提供：邵春红　复旦大学附属华山医院）

（点评专家：陈　俊　上海市精神卫生中心）

病例 16 分离性焦虑障碍

一、病历摘要

基本信息：媛媛（化名），3 岁半，女，2019 年 12 月第 1 次就诊。主诉：分离后哭闹伴躯体不适 3 个月。

现病史：由父母代述：患儿今年 9 月初开始就读幼儿园，入园第一天哭闹不止，不愿离开父母，父母离去后仍在门口大声哭喊，老师劝抚无效，遂父母于当日将其接回家中。入园第 2 天仍哭闹不止，伴有头痛、恶心、呕吐等不适，家人再次将其带回家休息。之后每天入园便哭闹，需要父母和老师安抚很长时间才能稍有缓解，并且要父母不停地向自己保证，会早点来接她回家，还许诺给她买礼物，偶有出现头痛、恶心等不适，以此来要求家人接自己回家。患儿在幼儿园较少与其他小朋友说话、玩耍，大部分时间黏着老师，动辄大哭，称想父母，要家人来接她回家。患儿在幼儿园饮食差，几乎不吃幼儿园的饭菜，老师安抚下可进食少许零食。患儿拒绝午休，称如果睡着了父母就不会来接她了。患儿在家时行为表现大致正常，和家人正常沟通，能按时吃饭、睡觉，但睡眠欠佳，近期经常会半夜醒来大声哭泣，称父母不要自己了，自己不愿意去幼儿园等。因为长时间无法解决患儿入园哭闹问题，家人带其来我院门诊就诊。自起病以来，患儿无明显发热、抽搐、昏迷等，饮食、睡眠欠佳，大小便未见明显异常，近一个月体重下降 1kg。

既往史：患儿 1 岁前曾因"低烧"住院半个月，家属自诉未查出具体病因，具体不详。无头颅外伤史，否认肝炎、肺结核等传染病史，否认心脏病、高血压、冠心病、肾病等重大疾病史，否认食物及药物过敏史，否认手术史，否认输血及血制品史。预防接种史不详。

个人史：生长于原籍，胞 2 行 2，母孕时体健，幼年期生长发育良好。4 个多月能抬头、会微笑，1 岁 2 个月能扶着站立，1 岁半会独立行走，2 岁能说话。智力发育正常，和家人能正常沟通，但与其他小朋友交往能力较差，几乎不与陌生人接触。

家族史：患儿哥哥有精神残疾（具体不详）。患儿出生时母亲 38 岁，属高龄产妇。母亲中职毕业，家庭主妇，性格内向，目前也处于焦虑状态，经常以"再不听话就送你去幼儿园"要求患儿对其言听计从。患儿父亲平时忙于工作，与孩子沟通较少，而爷爷奶奶对患儿则特别溺爱，对其有求必应。

体格检查：T 36.5℃，HR 80 次 / 分，R 18 次 / 分，BP 120/80mmHg。

一般内科查体无异常。

神经系统查体：眼球运动自如，直接间接对光反射灵敏，伸舌居中，颅神经检查未见阳性体征，四肢痛触觉对称存在，四肢肌力 5 级，肌张力始终，反射对称，双侧指鼻稳准，生理反射存在，双下肢病理征阴性，颈软，脑膜刺激征（－）。

精神检查：意识清，仪表整齐，交谈接触被动欠合作，害怕和医生接触，对问话需要很久才能回复，或者拒绝回答，一直躲在父母背后。未查及明显的错觉、幻觉、感知觉综合障碍及妄想。情绪显焦虑，意志活动稍减退，不愿去幼儿园，较少和除家人以外的人接触。智能未见明显减退，社会功能受损，自知力缺失。

二、辅助检查

血常规、尿常规、生化、甲功、肝炎等检测无异常。

心电图示：正常心电图。

脑地形图示：正常范围脑电图。

因患儿不配合，无法完成心理量表检查。

三、诊断

ICD-11 6B05 分离性焦虑障碍。

诊断依据：

1. 儿童，女性，3 岁半，病史 3 个月余。

2. 病史中主要表现为与家人分离后出现焦虑、哭闹、头痛、恶心、呕吐等不适，担心自己被家人抛弃，因此无法坚持上学，社会功能受损。

3. 查体未见明显异常，精神科检查可见焦虑情绪，意志活动稍减退。

4. 辅助检查未见明显异常。

四、鉴别诊断

1. 儿童社交焦虑障碍 表现为在一个或多个社交情境中一致出现的、明显而过度的恐惧或焦虑。这类社交情境包括社交互动、被他人观察的情境或在他人面前表演。个体担忧他的行为举止或焦虑症状会导致他人对自己的负面评价。个体抑制地回避这类社交情境，或不得不带着强烈的恐惧或焦虑进入、忍受这些情境。本病例中患儿表现为较少与同龄小朋友及陌生人接触，但与老师接触尚可，且患儿的主要焦虑症状并非与他人接触引起，而是与家人分离造成，故暂不予考虑此诊断。

2. 儿童学校恐惧症 表现为儿童对学校环境或到学校上学产生恐惧，焦虑情绪和回避行为，而在与上学无关或非学校环境（如家中）言谈自如。患儿对其行为有自我意识，表现过分关注。不在学校环境或不上学，并与家人或熟悉的人在一起时，表现正常。患儿表现为拒绝上学，但不是因为对上学感到恐惧，而是害怕和家人分离从而拒绝上学，故暂不予考虑此诊断。

3. 儿童广泛性焦虑症 指发生于儿童的一组以恐惧与不安为主的情绪障碍，这种恐惧无具体的指向性，焦虑仅仅是为未来的和不明确的危险或是客观并不存在足以引起焦虑的刺激，焦虑的程度及持续时间，刺激极不相称，患儿出现过分及不切实际的担心，总感到有不祥的事要发生。本病例中患儿焦虑有确切的原因，即与家人分离，且其余时间表现正常，非持续性焦虑，故暂不予考虑此诊断。

五、诊疗经过

患儿家属拒绝药物治疗，且由于患儿年龄较小，未使用药物。因此对该患儿实施认知行为疗法（CBT），通过系统地实施认知重建、定期分离、放松训练等，尽量使离别的场景短暂、轻松，并将老师作为患儿在幼儿园的依靠者减轻分离的焦虑。此外，培养患儿的自立能力，让患儿独立完成吃饭、穿衣、洗手等，扩大患儿的交友面，多让其与其他小朋友接触，培养患儿合群和与人相处的能力。最后，对患儿照料者进行健康教育，对有焦虑倾向的父母，帮助他们认识自身的个性弱点，及其会对患儿产生不良的影响，并对他们的亲子关系进行相关的治疗。

六、随访

治疗后半年进行电话随访，患儿恢复良好，可正常上学，基本无哭闹等表现，并且慢慢尝试与其他小朋友接触，无症状反复。

七、病例分析

该病例为 3 岁半女性患儿，病史中主要表现为与家人分离后出现焦虑、哭闹、头痛、恶心、呕吐等不适，担心自己被家人抛弃，因此无法坚持上学，社会功能受损。精神科检查可见焦虑情绪，意志活动稍减退，病程 3 个月余，排除广泛性发育障碍、精神分裂症、儿童恐惧性焦虑障碍以及具有焦虑症状的其他疾病所致，符合 ICD-11 中分离性焦虑障碍的诊断。

通过对该患儿的治疗随访我们发现，对分离焦虑患儿使用 CBT 效果良好，能有效地减轻焦虑症状和心理社会功能障碍。由于照料者的焦虑特质也会影响患儿，因此对照料者进行健康教育能更好地帮助家长认识自身的性格特征对患儿的影响，知道其在治疗的过程中给予患儿支持，从而有利于病情恢复。

八、疾病介绍

分离性焦虑障碍是儿童期最常见的焦虑障碍之一，是指儿童在与重要人物分离时，产生的与其发育水平不相称的压力，其特征是当与依恋对象分离或者离开熟悉的环境时，表现出不现实的担心和过度的焦虑，症状持续超过 4 周，明显干扰了儿童日常的学习、生活以及正常的生长发育。

分离性焦虑可视为一种正常反应，每个儿童在其不同的年龄阶段都可能出现分离焦虑，但程度不等。严重的分离性焦虑会对幼儿身心健康的发展产生不利影响，降低儿童的智力活动的效果，甚至会影响其将来的创造能力以及社会适应能力。如果不及时干预和治疗，幼儿期的焦虑问题会持续到青春期和成年。

分离性焦虑的病因可能和以下因素有关：①遗传倾向，主要与儿童的气质类型、焦虑型人格等因素有关；②与依恋和环境的变化有关。分离性焦虑是环境转换时儿童对陌生环境的一种本能的不安全感和恐惧感，也包括社会环境恐怖事件的影响；③家庭教养方式的影响。父母的惩罚严厉、过度保护、拒绝否认、焦虑性养育行为与儿童的焦虑关系密切，对儿童的焦虑情绪具有预测作用。

分离性焦虑的治疗主要以药物治疗和心理治疗为主，其中心理治疗占主导地位，目前被认为最有效的是 CBT 和家庭干预。CBT 是通过改变不良认知消除不良情绪和行为的短程心理治疗方法。对儿童分离性焦虑的治疗应以心理干预为主，药物治疗为辅，对于处于分离敏感期的幼儿则不提倡药物治疗。家庭治疗主要关注家庭内部的症状传递和代际心理问题，帮助父母和其他照顾者改善亲子关系。

九、病例点评

本例是分离焦虑障碍的典型案例，在门诊较常见，大部分不需要住院治疗。分离焦虑障碍在 ICD-11 中的编码为 6B05，表现为个体对与特定的依恋对象分离而出现显著的、过度的恐惧或焦虑症状。儿童分离焦虑的集中点通常是主要的照料者、父母或其他家庭成员，而成人的分离焦虑通常在与配偶及儿女分离的情况下出现。分离焦虑的表现包括害怕依恋对象受到伤害或遭遇不测、不愿离家上学或上班以及分离时反复而过度的痛苦。这些症状持续至少数月，且严重程度足以导致明显的临床痛苦或社会功能损害。

分离焦虑治疗在临床上以心理治疗、药物治疗为主，尤其是心理治疗的方法。对于分离性焦虑治疗，尤其高发于儿童期，要培养家长对孩子自理能力的状态，扩大孩子们的接触面，培养孩子和人的相处能力，提前做好分离焦虑的准备。对于有明显焦虑的患儿要进行放松训练、生物反馈训练和音乐疗法训练等，目的是减轻焦虑引起的肌肉紧张，自主神经功能紊乱引起的心血管系统或者消化系统的症状。药物治疗对于个别比较严重的患者也是比较好的选择，例如应用苯二氮䓬类药物改善分离焦虑，如劳拉西泮或者应用没有镇静作用的非苯二氮䓬类的抗焦虑药物，如丁螺环酮、坦度螺酮等药物。临床治疗要注重药物治疗、心理治疗联合治疗，尽快调整改善分离焦虑的症状，使孩子能够尽快地适应环境。

参考文献

［1］吴国连，王惠梅.儿童分离性焦虑障碍的研究进展［J］.中国儿童保健杂志，2016，24（06）：601-603.

［2］Wehry AM，Beesdo-Baum K，Hennelly MM，et al.Assessment and treatment of anxiety disorders in children and adolescents［J］.Curr Psychiatry Rep，2015，17（7）：52.

［3］Vaughan J，Coddington JA，Ahmed AH，et al.Separation Anxiety Disorder in School-Age Children：What Health Care Providers Should Know［J］.J Pediatr Health Care，2017，31（4）：433-440.

［4］Organization WH.icd-11 International Classification of Diseases for Mortality and Morbidity Statistics［J］.Eleventh Revision.Reference Guide，2019.

［5］Bandelow B.Current and Novel Psychopharmacological Drugs for Anxiety Disorders［J］.Adv Exp Med Biol，2020，1191：347-365.

（病例提供：徐淑娴　武汉大学人民医院）

（点评专家：刘忠纯　武汉大学人民医院）

案例 17　强迫性障碍

一、病历摘要

基本信息：女性，30 岁，自由职业，高中文化，2 年前（2017 年）初次就诊。主诉：反复检查、洗手 2 年余，加重 2 个月。

现病史：患者 2 年前因家人住院，在医院陪护，期间总感到自己触碰到很多细菌，紧张担心，每次回家后反复洗手，有时洗手时间可长达 5 分钟左右，但总觉得自己没洗干净。家人出院后患者仍反复洗手，尤其每次外出时，总觉得接触到外面的细菌，洗手频率增加；经常 3 ~ 4 天就用掉一块香皂，致双手湿疹，奇痒难忍，内心为自己洗手的行为感到很痛苦，但却不能罢休。后患者出现外出回家后必须洗澡、洗衣服，总觉得自己把外面的细菌、脏东西带回家。外出时看到任何物体，都会躲开，有时看到垃圾桶，要躲远，怕自己触碰到。有时走过垃圾桶后，患者总怀疑自己的衣服或袖子碰到垃圾桶，停下来回忆自己走过垃圾桶的过程，不能确定，遂再次返回走一次，确定自己没有碰到垃圾桶后方能继续前行。如与家人同行，患者会不停地问家人，自己有没有碰到什么东西。有时晚上回到家中，反复回忆白天有没有碰到东西，如不能确定，患者感到苦恼，明知回忆没有必要，强迫自己不去想，但不想就会导致自己心烦，坐立不安，有时会为回忆白天的情节而彻夜难眠。外出时总觉得自己忘记了锁门，多次在下楼后又返回检查自己是否锁好门，即便每次检查都是锁好的，下次外出时，患者仍会出现上述情况。为能够记住自己是否锁好门，患者每次锁门后都反复拉拽把手，并记住自己拉拽门把手一事，当怀疑自己没有锁好门时，患者回忆起自己已经拉拽过门把手了，便确信自己锁好门了。患者与家人一直未意识到患者此情况系精神疾病，也未予治疗。2 个月前，患者出现对数字敏感，每次洗手时，都要洗够 10 余次，但数数时不能数 9，认为九九归一，数到 9 后，又要从 1 开始重新数，故每次数洗手次数时，总要跳过 9，如数了 9，患者便会重新洗手，且患者会反复问家人自己刚才有没有数 9。患者上述情况逐渐加重，认为家里脏，每天洗床单、被套，并使用酒精或消毒水，明明知道这些行为没有必要，也反复想控制不去做，但控制不住，为此而感到非常痛苦，症状一直持续6个月以上。因为怕脏，不敢外出，不能上班，遂辞职在家。夜间睡眠差，入睡困难。因患者的病情严重影响了患者的生活，想要改变自己的现状，故来医院就诊。

既往史：体健。否认有高血压糖尿病等重大躯体疾病史，否认有手术、外伤史，否认食物药物过敏史。

个人史：独生女，母孕及孕产期无特殊。幼年时母亲在外地工作，母女感情欠佳。长时间与父亲生活，父亲对其管教严格，常常打骂，但自幼患者性格独立。直至成年后患者与母亲联系增多，但父亲脾气暴躁，患者仍对父亲较害怕，做事小心谨慎，生怕惹父亲生气。否认烟酒不良嗜好，否认其他精神活性物质滥用。

家族史：无殊。

婚育史：未婚未育。

体格检查：无特殊。

精神检查：貌龄相符，衣着整齐，查体合作：神志清，定向力完整，接触主动，交流中表情自然，谈及自己的担心紧张时会流露出痛苦的表情，叙述病史完整有条理。感觉自己经常因担心而想事情或做事情，知道这样想或做是没必要的，所以又常常努力控制自己不去想或不去做，但总是无法控制，这两者的对立情况让自己感到痛苦。未引出妄想、思维插入、思维云集。注意力能够集中，记忆力无下降，粗测智力正常。承认自己有病，有主动求治欲望，自知力存在。

人格特征：患者好胜心强，做事追求完美，过分注重规则，注重工作成效而忽视人际交往，工作要求拔尖，思维刻板、欠灵活，人际关系差，不善沟通与交流，常感孤立无援，空虚、敏感。

二、辅助检查

常规辅助检查无异常。

三、诊断

ICD-11 6B20.0强迫症伴一般或良好自知力。

诊断依据：

1. 青年女性，病程 2 年。

2. 症状标准：表现为持续性的强迫观念和强迫行为，强迫症状每天超过 1 小时以上，并且导致显著的痛苦。

3. 严重程度标准　影响了患者的生活、人际关系和工作。

四、鉴别诊断

1. 抑郁发作　抑郁情绪与强迫症状两者可以互相共存，抑郁发作患者可以出现强迫症状，而强迫症患者也可以有抑郁情绪体验。本例中患者因强迫症状而痛苦，患者的痛苦情绪体验，继发于强迫症状，且整个病程中抑郁情绪达不到诊断的严重程度标准，故可鉴别。

2. 精神分裂症　部分精神分裂症患者可出现强迫症状，其症状可能发生在前驱期，也可能与精神分裂症症状同时存在，或在缓解后出现。而精神分裂症患者有明显的精神病性症状，且强迫症状表现荒谬。

3. 恐惧症　患者会对某些场所、事物、情景有回避行为，且经回避后恐惧会减轻或消失。而本例中患者因反复恐惧细菌或脏东西，出现了强迫行为，以缓解自己的恐惧，且贯穿于整个病程，可鉴别。

4. 强迫型人格障碍　是偏离正常的持久的行为模式，主要表现是对秩序和完美以及控制为特点的人格障碍，患者本身并无痛苦感。而强迫症的临床症状会引起患者的强烈痛苦可鉴别。

五、诊疗经过

1. 药物治疗　给予马来酸氟伏沙明 50mg 1 次 / 晚，劳拉西泮 0.5mg 1 次 / 晚起始剂量治疗。逐渐增加剂量，马来酸氟伏沙明逐渐加至 150mg 2 次 / 天。患者强迫症状明显改善，但患者睡眠仍差，马来酸氟伏沙明有镇静作用，故将马来酸氟伏沙明调整为 100mg 1 次 / 日，200mg 1 次 / 晚，患者睡眠稍有改善，但仍易醒，合用曲唑酮 50mg，患者睡眠明显改善。

2. 心理治疗 采用 CBT 治疗及家庭心理治疗。

（1）CBT 治疗目标：①与患者探讨其不合理的认知模式，解释强迫症 CBT 的治疗原理及过程；②指导患者学习放松训练的方法，包括呼吸调节法、肌肉放松法等方法，用于暴露治疗的过程中来缓解焦虑；③最大限度降低强迫症带来的社会功能损害，帮助患者在生活、工作中顺其自然，灵活应对工作关系；④预防复发。

CBT 治疗过程：①暴露和反应阻止治疗：逐级选择从小到大程度的强迫刺激源（门把手、床边，手机，垃圾桶，窗户等），在暴露过程中让患者耐受焦虑，同时逐渐发现自己不合理的认知模式，通过行为训练来矫正认识；②认知干预：一起探索长期以来的认知模式，留家庭作业《认知重建的自主表》，植入有建设性的思维认识。

（2）家庭治疗：基于患者未婚，压力大，感觉孤单无助，对父亲的恐惧感，告知父母患者的情感需求，邀请父母一起回顾患者的成长过程，给予其支持与陪伴。家庭治疗促进和加强 CBT 效果，同时发现家属对患者的负面影响（家属的妥协行为），取得父母的支持与协助。督促其完成家庭作业（自主辨认不合理性信念，中止某些仪式动作）改善家庭氛围，让患者有一个融洽包容的环境。

六、随访

患者出院后仍定期门诊随访，每周行心理治疗。目前患者自我感觉症状改善 70% 左右。仍有间断的强迫症状出现，尤其在与家人发生矛盾或情绪欠佳时出现或加重，如反复洗手、反复问家人自己有没有洗手等。但家人能够接受患者的症状，并在患者洗手时不予制止或患者询问时给予理解及回答。患者逐渐可正常上班。

七、病例分析

该患者青年女性，起病缓慢，病程长，临床表现为强迫思维和强迫行为均较为突出，患者因害怕细菌、脏东西而出现紧张担心，遂用反复洗手来缓解强迫思维引起的焦虑。后期病程发展中患者出现强迫回忆、强迫怀疑。强迫回忆及强迫怀疑使患者的痛苦加剧，且强迫行为加重，出现强迫检查、强迫计数、强迫性仪式动作、强迫性重复动作。符合 ICD-11 强迫症的诊断标准。

　　患者整个病程呈逐渐加重趋势，且到住院前期影响了患者的社会功能，不能正常上班。患者的自幼家庭教育，母亲的缺失，父亲的过度严厉，且成年后一直对父亲惧怕。患者是一个缺乏安全感的人。此次治疗中，积极采用了心理结合药物治疗，并且通过对父母的沟通，使父母理解与接受患者的病情，并通过愿意改变家庭环境来帮助患者治疗，取得了家庭的支持是患者疾病恢复的重要因素之一。同时也需要家属配合不要去帮助患者进行确认或给予解释，这样也会加重患者病情。

八、疾病介绍

　　强迫症是一种常见的精神障碍，国内流行病学调查报告终身患病率为 2.40%。目前强迫症一线治疗方法包括药物治疗（主要为 SSRI 类药物：舍曲林、氟伏沙明等）和心理治疗（主要是认知行为治疗）。40% ~ 60% 的强迫症患者通过一线治疗方案可以症状改善甚至临床痊愈。研究发现早期的家庭环境是强迫症的重要危险因素。目前研究发现强迫症存在大脑皮质—纹状体—丘脑—皮质环路（CSTC）的功能异常，通过作用于该环路也可以对强迫症状有改善。重复经颅磁刺激（rTMS）也对强迫症状有改善，美国 FDA 已经批准用于强迫症的治疗。

九、病例点评

　　该病例为一典型强迫症个案。具有符合诊断标准的强迫思维和强迫行为，病程达到诊断标准的规定。患病存在一定的心理因素和特殊的家庭环境等。早期由于患者依从性差，治疗不规范，症状缓解欠佳。经过规范的药物治疗，患者症状明显好转。同时合并心理治疗，进一步促进和巩固药物治疗的效果。强迫症的治疗是一个长期的过程，向患者及患者家属进行疾病相关的健康教育，让患者及家属对疾病特征和全病程治疗的特点有全面的认识非常关键。由此可以消除一些对于疾病的错误观念，以及基于错误观念所导致的焦虑或者对于疾病的盲目乐观都具有重要意义。

参考文献

[1] Huang Y，Wang Y，Wang H，et al.Prevalence of mental disorders in China：a cross-sectional epidemiological study［J］.Lancet Psychiatry，2019，6（3）：211-224.

[2] 司天梅，杨彦春.中国强迫症防治指南［M］.北京：中华医学电子音像出版社，2016.

[3] Yilmaz Z，Larsen JT，Nissen JB，et al.The role of early-life family composition and parental socio-economic status as risk factors for obsessive-compulsive disorder in a Danish national cohort［J］.J Psychiatr Res，2022，149：18-27.

[4] George MS.Whither TMS：a one-trick pony or the beginning of a neuroscientific revolution［J］？ Am.J.Psychiatry，2019，176，904-910.

[5] de Wit SJ，Alonso P，Schweren L，et al.Multicenter voxel-based morphometry mega-analysis of structural brain scans in obsessive-compulsive disorder［J］.Am J Psychiatry，2014，171：340-349.

[6] Kaili Liang，Hailong Li，Xuan Bu，et al.Efficacy and tolerability of repetitive transcranial magnetic stimulation for the treatment of obsessive-compulsive disorder in adults：a systematic review and network meta-analysis［J］.Transl Psychiatry，2021，11（1）：332-341.

（案例提供：李　斌　四川大学华西医院）

（点评专家：王　强　四川大学华西医院）

病例 18 | 强迫性或相关障碍

一、病历摘要

基本信息：男性，32 岁，已婚，教师，大学文化，2016 年 12 月 28 日入院。主诉：反复思考、检查 19 年，加重 5⁺ 个月。

现病史：19 年前上初中后听课时常常会去想自己今天穿的哪条裤子，并反复进行检查，如果不检查就会不舒服，无法集中注意力上课。之后患者出现背书时反复核对某个词语的顺序，不停暗示自己要一辈子记住这个词语，做事情时常常会反复想这个词语，并且每当患者看到一个词语里面有相同的偏旁部首时，就会觉得难受、紧张，不知道为什么在生活中会有这种想法，自己以前居然不知道，学习成绩明显下降。17 年前在当地医院就诊，服用氯米帕明 150mg/ 日，后患者觉得症状好转，维持治疗 3 个月左右，自己感觉重复行为减少，学习能力恢复。高中阶段患者仍有上述症状，主要为反复思考某个词语，症状较前严重，曾休学半年，间断服用氯米帕明治疗。大学时患者上诉思考"伯利克里"的想法减轻，但是出现寻找问题、思考问题的情况，服氯米帕明后患者常感觉焦虑、坐立不安，具体说不上来原因。6⁺ 年前，患者于医院就诊后开始服用帕罗西汀，最大剂量 2 片 / 日，觉得想法减少了，但是 3 个月后自行停药，每次症状严重时再自行服药。后患者停用帕罗西汀，自行购买盐酸舍曲林（左洛复）、氟伏沙明（兰释）服用。患者逐渐每天想问题耽误的时间变长，大概 2 ~ 3 小时。当听到四个字词语的时候要求别人必须换成四个字以上的词语，并且要求复述语气、情景完全还原。平常写日记必须在写错的内容旁边备注之前的错误，如果不写就会强行要求自己记住。5 个月前患者觉得症状加重。表现为每天会思考各种生活中的问题，要求自己必须要记住，没想到结果就会不舒服，但是能够勉强接受自己的解释。3 个月前于我院门诊就诊诊断"强迫症"，予以盐酸帕罗西汀（赛乐特）、奥兰扎平（再普乐）、丙戊酸钠（德巴金）、氯硝安定，患者觉得症状控制差，不规律服药，1 个月前患者出现想要对文字的拼音的每个字母进行排序，控制不住一直思考，如果不去想会很焦虑、难受。每天无法做任何事情，一直在想这些问题，完全无法转移注意力，严重影响了工作、生活，已经在单位请假。患者目前经常出现坐立不安，恐慌，情绪低落，有消极观念，觉得如果无法治好就还不如死了算了。

既往史：体健。否认高血压、糖尿病等重大躯体疾病史，否认有手术、外伤史，否认食物、药物过敏史。

个人史：独生子，母孕及孕产期无特殊。从小成绩优秀，对自己学习要求严格，性格追求完美，谨慎仔细，否认烟酒不良嗜好，否认其他精神活性物质滥用。

家族史：无特殊。

婚育史：已婚未育。

体格检查：无特殊。

精神检查：貌龄相符，衣着整齐，查体合作。神志清楚，定向力完整，接触主动，交流中表情自然，谈及自己的症状流露出痛苦的表情，叙述病史完整有条理。脑中控制不住总是反复想一些不必要的词语，对词语的拼音进行排序，每天大部分时间都在想这些问题，知道这样想是没必要的，但总是无法控制让自己感到痛苦。情绪低落，兴趣减退，有消极观念，对疾病的治疗感到没有希望。未引出妄想、思维插入、思维云集。注意力无法集中，记忆力无下降，粗测智力正常。有主动求治欲望，自知力存在。

二、辅助检查

常规辅助检查无异常。

三、诊断

ICD-11 6B20.0 强迫症伴一般或良好自知力。

诊断依据：

1. 成年男性，病程 19 年。

2. 症状标准　持续出现的强迫观念和强迫行为，并且每天超过一个小时以上，会导致患者痛苦。

3. 严重程度标准　影响了患者的生活、人际关系和工作。耶鲁布朗强迫症状量表评分 Y-BOCS = 31 分（重度强迫）。17 项汉密尔顿抑郁量表评分 HAMD = 24 分。

该患者符合难治性强迫症的诊断标准：

1. 使用超过 3 种以上抗强迫药物（其中至少 3 种一线药物并使用过氯米帕明）以及联合药物治疗，并且足量足疗程。

2. 接受过 12 ~ 20 次心理治疗（CBT 治疗）。

3. Y-BOCS 基线评分 ≥ 25 分，治疗后 Y-BOCS 减分率 < 25%。

四、鉴别诊断

1. 焦虑症　该患者存在明显的焦虑症状，但他的焦虑症状是继发于其强迫观念以及患者追求完美的性格特点，与焦虑症相比该患者有明确的因素导致其焦虑症状，而不是相对泛化的紧张恐惧。

2. 抑郁发作　该患者存在抑郁综合征，但其抑郁综合征是由于其强迫观念导致其痛苦，强迫行为过于耗时并严重影响其社会功能，在此基础上患者出现情绪低落，无助无望等抑郁综合征的表现。

五、诊疗经过

该患者及家属要求通过神经外科手术（深部脑刺激术 DBS）来治疗强迫症状。向患者及家属沟通手术相关事宜，并签署知情同意书，报医院伦理委员会批准后同意进行 DBS 手术治疗。手术开机 1 个月后患者仍然服用赛乐特 30mg，抑郁焦虑症状明显改善，Y-BOCS = 10 分，HAMD = 7 分。开机后患者并无明显不良反应。

六、随访

目前患者随访 3 年，已经停用所有药物，情绪稳定，患者自诉强迫症状改善 90% 以上，能正常工作生活。

七、病例分析

患者症状符合诊断标准的所有规定。同时达到难治性强迫症的标准：①使用超过3种以上抗强迫药物（其中至少3种一线药物并使用过氯米帕明）以及联合药物治疗，并且足量足疗程；②接受过 12 ~ 20 次心理治疗（CBT 治疗）；③ Y-BOCS 基线评分 ≥ 25 分，治疗后 Y-BOCS 减分率＜ 25%。目前难治性强迫症在临床病人中占比较高，药物治疗和心理治疗效果有限。DBS 是一项可供选择的治疗方案，本案例经过 DBS 治疗后，临床症状明显好转。由于 DBS 存在费用昂贵，具有一定的并发症等问题，在实施该项治疗前，需要对患者进行详细评估，明确为难治性强迫症后方可考虑该项治疗，同时要向患者和家属做详细的知情同意，并签署相关文书。

八、疾病介绍

强迫症（obsessive-compulsive disorder）是一组以强迫思维和强迫行为为主要临床表现的精神疾病，患者能深刻意识到这些想法和动作毫无现实意义，但却无法控制与摆脱，产生强烈的内心冲突，因此感到痛苦不安。国内终生患病率 2.40%。

强迫症病因复杂不明，目前仍从遗传、神经生物学、心理方面给以解释。与强迫症有关的神经递质 5- 羟色胺、多巴胺、谷氨酸等功能失衡，大脑皮质—纹状体—丘脑—皮质回路（CSTC）的神经传导的抑制等，都可能是强迫症神经生物学方面的重要病因。自幼的教养方式、人格特点、不良的家庭环境及生活创伤事件等，造成了强迫症患者极度不安全感和被抑制的人格的特点，造成精神的痛苦。

强迫症症状涉及知、情、意等多种心理活动，包括强迫观念与强迫行为，强迫观念强调"侵入性"的想法，这些想法没有必要，却源于自我，无法摆脱或控制，给患者带来了焦虑与痛苦，为了缓解患者的内心冲突，患者用一系列的动作与行为来对抗它，这些动作或行为被称为强迫行为。强迫行为常继发于强迫观念，是为了缓解强迫观念带来的焦虑与痛苦而产生的对抗行为。既往 DMS- Ⅳ将强迫症归类在焦虑障碍中，认为强迫症的核心症状是焦虑。病因学的发现，认为强迫症可能有别于其他焦虑障碍，从而 DMS-5 诊断标准，把强迫症作为独立的疾病单元。杏仁核是恐惧和焦虑回路中的重要区域，但通常不涉及强迫症的病理生理，焦虑可能不是导致强迫症状的主要情绪过程，不再作为强迫症的核心症状。强迫观念是自我大脑的产物，但强迫症的患者并非都有完整的自知力。如儿童青少年不能意识到强迫观念或行为是不合理的，强迫思维有别于强制性思维及思维插入，后两者强调异己体验，同时思维内容之间变化大，无关联。

强迫症的治疗包括心理治疗、药物治疗与物理治疗。

1. 心理治疗通常采用认知行为治疗 CBT，主要以暴露反应阻断治疗为主。

2. 药物治疗中 SSIR 类药物作为一线治疗，目前 CFDA 批准的 SSIR 类药物有舍曲林、氟西汀、氟伏沙明及帕罗西汀。通常强迫症的治疗剂量要高于焦虑及抑郁症的治疗剂量，治疗起效时间更长，可长达 12 周以上。

3. 物理治疗包括经颅磁刺激和神经外科手术治疗。神经外科手术治疗通过阻断与强迫症相关的大脑环路来达到消除强迫症状。深部脑刺激，特别是对内囊前肢或伏隔核的刺激，在其他形式的治疗无效的患者有效。

九、病例点评

深部脑刺激（DBS）治疗难治性强迫症（OCD）是否可以被认为是一种公认的治疗方法，目前还没有达成共识。2014 年，世界立体定向和功能神经外科学会（WSSFN）发表了共识指南，指出当来自两组不同研究人员的至少两项盲随机对照临床试验发表时，一种治疗方法就成立了。一项实验结果有 I 级证据（Yale-Brown 强迫量表（Y-BOCS）分数在刺激过程中提高了 37%），另一项有 II 级证据（提高了 25%）。这两项试验都报告了可接受的风险 - 收益比，至少可以与其他现有疗法相媲美。另外一项临床队列研究（N = 70）显示 DBS 期间 Y-BOCS 评分改善 40%，一项前瞻性国际多中心研究显示 Y-BOCS 评分改善 42%（N = 30）。

尽管越来越多的证据证明 DBS 对强迫症治疗的有效性，但是基于临床和伦理的综合考虑，精神疾病的神经外科手术无论什么时候都是一个敏感的话题。一旦精神病医生确信用各种可行的方法进行保守治疗不能治愈病人，就应该咨询神经外科医生。包括精神病医生和神经外科医生的一个多学科团队是实施治疗的先决条件，而精神病患者的外科治疗的未来仍然是精神病医生的领域。

深部脑刺激（DBS）用于难治性强迫症的治疗仍在研究中。作为一种有创性治疗方法，它具有诱发脑出血，感染及癫痫的风险，代表了一种新兴但尚未确立的疗法。

参考文献

［1］Yueqin Huang，Yu Wang，Hong Wang，et al.Prevalence of mental disorders in China a cross-sectional epidemiological study［J］.Lancet Psychiatry，2019，6（3）：211-224.

［2］Bokor G，Anderson PD.Obsessive-compulsive disorder.J Pharm Pract，2014，27（2）：116-130. doi：10.1177/0897190014521996［J］. Epub 2014 Feb 27. PMID：2457679.

［3］Bhikram T，Abi-Jaoude E，Sandor P.OCD：obsessive-compulsive disgust？ The role of disgust in obsessive-compulsive disorder［J］. J Psychiatry Neurosci，2017，42（5）：300-306. doi：10.1503/jpn.160079.

［4］陆林.沈渔邨精神病学（第6版）［M］.北京：人民卫生出版社，2018.

［5］Drubach DA.Obsessive-compulsive disorder［J］.Continuum（Minneap Minn），2015，21（3 Behavioral Neurology and Neuropsychiatry）：783-788. doi：10.1212/01. CON.0000466666.12779.07. PMID：26039854.

（病例提供：李　斌　四川大学华西医院）

（案例点评：王　强　四川大学华西医院）

病例 19 创伤后应激障碍

一、病历摘要

基本信息：女性，46岁，大学宿舍管理人员，本科文化。主诉：被打后闹心，哭，大喊大叫，失眠等2年余。

现病史：2年余前患者在学校值班时，因学生未归，给学生扣分后被学生拳打脚踢，造成患者脸部头部血肿及鼻出血。后被家人带至医院就诊，并住院半月（具体诊疗过程不详），期间每日哭泣，呆坐在一旁，常喃喃自语："为什么这么对我，我做错什么了！"，不敢独处，没有安全感，需要家人陪伴保护。自诉被打当天的事情无法忘记历历在目，一想起来就不寒而栗，十分恐惧。逐渐睡眠不佳，不敢入睡，总会梦到当天自己被学生打骂的事情，常在梦中惊醒，甚至大喊大叫。不敢谈论当天被打的事及单位的事，会感到极度紧张、恐惧，大喊大叫，忍不住发抖。不愿意与人接触，尤其是单位的同事，平日关系好的同事来看望也十分紧张，坚决闭门不见。被打的事情发生后便不愿意上班，一想到单位，甚至一提到"学校"这个词语都十分害怕，情绪失控，一直在家休养。心情低落，什么事也不想干，出门必须多名家人陪伴，即使在公共场所有人大声说话患者也会十分恐慌，害怕再次与人发生冲突，立马逃回家。平素心慌，时有心率快，可达110次/分，易激动，情感脆弱，爱发脾气，经常因为一些琐碎的事情跟家人大发雷霆，入睡困难且易惊醒。未接受过精神科系统治疗，因睡眠问题由家人陪同下首次前来精神科门诊就诊。

既往史：平素身体健康。无外伤、无传染病史，无手术史，无输血史，过敏史不详，无明确用药史，无疫区接触史。预防接种史不详。

个人史：患者系第1胎，各年龄段生长发育均正常，大学本科毕业，工作及人际关系较好。适龄结婚，配偶健康状况良好，夫妻感情好。婚后生有1健康女孩。无烟酒嗜好。病前性格内向倔强。父母无明显性格缺陷。

家族史：否认两系三代精神疾病家族史。

体格检查：发育正常，营养良好，甲状腺正常，胸部无畸形，两肺呈清音，心率83 次 / 分，心律齐，腹部平坦，硬度柔软，无压痛、反跳痛，肠鸣音正常，脊柱生理弯曲正常存在，四肢无畸形，运动无障碍，下肢无水肿，腹壁反射正常，Babinski 征阴性，Kerning 征阴性。

精神检查：一般情况：交谈尚可，时间、地点、人物定向正常。语言功能：来访者交谈顺畅，语速适中，条理分明。情感活动：交谈中有明显焦虑。感知觉：正常。思维活动：无思维迟缓，无思维奔逸，无思维逻辑障碍。注意力：正常。智力和记忆力：正常。自知力和判断力：正常。

二、辅助检查

血常规，肝功肾功未见异常。心电图、腹部彩色超声及头部 CT 检查未见异常。

汉密尔顿抑郁量表总分：16 分。

汉密尔顿焦虑量表总分：20 分。

三、诊断

ICD-11 6B40 创伤后应激障碍。

诊断依据：

1. 症状学标准　患者在直接接触创伤性事件（被殴打）后出现多个与创伤性事件相关的侵入性症状：如被打当天的事情无法忘记历历在目，梦到当天自己被学生打骂的事情，甚至一提到"学校"这个词语都十分害怕，情绪失控。出现持续的回避与创伤性事件相关的刺激例如不愿意上班，不愿意呆在有人大声说话的公共场所。出现持续性的负性心境，哭闹，害怕紧张，情感易波动，易激惹，不敢独处。以及表现出高警觉状态、睡眠障碍。

2. 严重程度标准　无自知力且社会功能受损，不能正常工作和生活。

3. 病程标准　病程 2 年余。

4. 排除标准　这些症状不能归因于某种物质的生理效应或者其他躯体疾病。

五、诊疗经过

治疗以药物治疗联合心理治疗为主。药物治疗方面给予患者草酸艾司西酞普兰5mg 1次/晚口服起始,逐渐加量至15mg,改善患者情绪,睡前阿普唑仑0.4mg稳定情绪,改善睡眠。心理治疗推荐创伤针对性认知行为疗法,帮助患者面对应激源。

六、随访

治疗后3个月进行电话随访,患者一直维持既往治疗方案。患者情绪改善明显,仍有轻微紧张、害怕,确有回避他人的情况,经说服可部分克服。睡前服药后,睡眠质量改善,偶有惊醒,服药依存性良好。

嘱继续服药,按时复诊。

七、病例分析

该病例患者为中年女性,被打后出现侵入性的记忆、认知能力的下降、高警觉状态和回避症状,是典型的PTSD患者,临床上还要与其他疾病进行鉴别。

1. 正常心理反应 时间短,社会功能保持相对完整,经有效的心理危机干预或自身调节能迅速缓解,多表现为一般生理心理反应。

2. 急性应激障碍 在创伤事件后立即出现、持续数天,最长不超过1个月。表现应激事件"三联征"外还可以表现意识障碍、麻木、否认等精神运动症状或分离症状。

3. 适应性障碍 适应障碍中的应激源可以是任何严重程度和类型,与PTSD中诊断标准中要求的接触与实际的或被威胁的死亡、严重的创伤或性暴力有所不同。适应障碍在接触创伤性事件之后的即刻到持续6个月之间都可以做出诊断,PTSD在接触应激源发生后至少1个月才可以做出诊断。

4. 抑郁症 以"三低"症状为主。抑郁障碍之前可能有也可能没有创伤性事件,如果缺乏PTSD的其他症状,则应诊断为抑郁障碍。

5. 焦虑症 无明确的精神创伤为起因,无与创伤性事件相关联的闯入性回忆和对特定主题或场景的回避。

6. 强迫症　患者能认识到强迫思维是没有必要的，且多变，与创伤性事件没有密切关系。"闪回"不是强迫观念。

通过对该患者的随访，药物治疗联合心理治疗对该患者是有效的。药物治疗对减少过度觉醒和心境症状，如易激惹、愤怒、抑郁等最有效，同时应用心理治疗帮助患者重塑信心，修正不良想法和过分化信念。

PTSD 可由各种不同创伤事件导致，临床症状复杂多样，具有十分复杂的心理及生理基础，且易合并其他精神疾病从而导致诊断困难。PTSD 一种慢性损害性疾病，对个体心理和生理都有损害，故应早期诊断及治疗。

八、疾病介绍

创伤后应激障碍（post traumatic stress disorder，PTSD）又称延迟性心因性反应，属于心因性障碍的一种，亲身经历或目击了创伤性生活事件或重大自然灾害等严重精神刺激，例如重大交通事故、战争和暴力袭击等突发事件，甚至肿瘤也会引发 PTSD 的发生。发病因素和事件性质、严重程度、持续的时间、个体易感性以及社会支持有关，主要症状包括侵入性的记忆、认知能力的下降、高警觉状态和回避症状，在所有的这些症状中侵入性的记忆是创伤后应激障碍的标志性症状，同时伴有焦虑、抑郁、恐惧等负性情绪，部分患者伴发酒精依赖、药物滥用等问题和自杀倾向。在面临严重的创伤性事件后，超过约 60% 的人会出现急性应激反应，其中在创伤发生后 3 个月内演变为 PTSD 的约 30%。一项 WHO 的流行病学调查表明，普通人群中有 36.7% ~ 81.3% 的人一生中至少存在一次暴露于创伤事件中，而 PTSD 终生患病率为 1% ~ 14%，平均为 7.8%，32.5% 的患者终生不愈，共有 50% 以上的患者曾伴发有其他的精神和身体疾病，如药物滥用、焦虑、抑郁和失眠等，PTSD 的自杀率约为健康人群的 6 倍。

虽然目前临床对 PTSD 神经生物学机制的阐述尚无定论，但仍有很多相关联的发病机制被明确。异常的下丘脑—垂体—肾上腺轴活动，特别是在皮质醇和糖皮质激素受体改变方面，已被假定为 PTSD 的病因学和病理生理学中的可靠因素。在创伤性暴露后，下丘脑—垂体—肾上腺轴和交感神经系统的应激反应途径被激活并导致糖皮质激素和儿茶酚胺异常释放。通过与糖皮质激素受体结合，糖皮质激素对免疫抑制、代谢增强和下丘脑—垂体—肾上腺轴的负反馈具有下游作用，从而将神经内分泌调节与免疫紊乱和炎症反应联系起来。在地塞米松抑制试验中，研究皮质醇水平和患有PTSD个体的社会压力试验表明，压力试验对合成糖皮质激素或社会心理应激反应的皮质醇具有相当一致的强烈抑制作用。

PTSD现有治疗方法主要包括心理治疗、药物治疗以及创新疗法等。

九、病例点评

本例是精神科常见的关于创伤后应激障碍的典型案例，以往我们更多关注PTSD患者情绪以及社会功能的恢复，目前诸多研究表明性别也与PTSD患者的发病、疗效与预后有非常密切的关系。

在普通人群中，女性创伤后应激障碍的终生患病率是10% ~ 12%，男性为5% ~ 6%。虽然男性更易经历创伤性事件，但女性罹患PTSD的可能性却比男性高出2 ~ 3倍。

许多学者就女性对PTSD的独特易感性做出了众多解释。与男性相比，女性更容易恐惧，对压力的反应也更强；基于性别差异的应对机制也不同，女性较男性更频繁地使用防御应对与姑息应对，这些应对机制可能会加剧心理压力，而男性更普遍使用以问题为中心的应对机制；与男性相比，女性具有更敏锐的下丘脑—垂体肾上腺轴，进一步加剧了女性罹患PTSD的风险。

除此之外，一方面可能因为女性面临更多的暴力伤害事件，如性侵犯、抢劫等；另一方面可能是因为女性所经历的创伤性事件通常更私人，与人际关系与个人感情紧密相关。研究显示，那些直接地经历私人性的创伤性事件最容易患PTSD，家庭暴力的受害者患PTSD的风险比车祸概率更大，因此女性更容易引起PTSD。

在加拿大的一项队列研究中，与男性相比，吸毒女性的PTSD患病率更高，与未患PTSD的女性相比，那些患有PTSD的女性更容易遭受暴力与物质依赖的困扰。在诊断为PTSD的人群中，男女性在整个人群中症状表现大致一致，但女性则比男性报告出更多的创伤事件及性暴力。

对女性而言，伴侣的稳定支持会缓解创伤对女性心理上的伤害。尽管严重的PTSD患者会表现出社交能力的丧失，但社会支持的不足与女性PTSD的发展呈现更大的相关性。所以，PTSD的心理治疗中，除了特殊的心理治疗技术外，为患者争取最大的社会和心理支持是非常重要的。

参考文献

[1] Heron-Delaney M, Kenardy J, Charlton E, et al.A systematic review of predictors of posttraumatic stress disorder (PTSD) for adult road traffic crash survivors [J].Injury, 2013, 44 (11): 1413-1422.

[2] Feder A, Ahmad S, Lee E J, et al.Coping and PTSD symptoms in Pakistani earthquake survivors: purpose in life, religious coping and social support [J].J Affect Disord, 2013, 147 (1-3): 156-163.

[3] Brennstuhl MJ, Tarquinio C, Montel S.Chronic Pain and PTSD: Evolving Views on Their Comorbidity [J].Perspect Psychiatr Care, 2015, 51 (4): 295-304.

[4] Hyman SE.The diagnosis of mental disorders: the problem of reification[J]. Annu Rev Clin Psychol, 2010, 6: 155-179.

[5] Goenjian AK, Steinberg AM, Najarian LM, et al.Prospective study of posttraumatic stress, anxiety, and depressive reactions after earthquake and political violence [J].Am J Psychiatry, 2000, 157 (6): 911-916.

[6] Pompili M, Sher L, Serafini G, et al.Posttraumatic stress disorder and suicide risk among veterans: a literature review [J].J Nerv Ment Dis, 2013, 201 (9): 802-812.

[7] Resick PA, Bovin MJ, Calloway AL, et al.A critical evaluation of the complex PTSD literature: implications for DSM-5 [J].J Trauma Stress, 2012, 25 (3): 241-251.

[8] Blanco C, Xu Y, Brady K, et al.Comorbidity of posttraumatic stress disorder with alcohol dependence among US adults: results from National Epidemiological Survey on Alcohol and Related Conditions [J].Drug Alcohol Depend, 2013, 132 (3): 630-638.

［9］ Roca V， Freeman TW.Complaints of Impaired Memory in Veterans With PTSD［J］.AmericanJournal of Psychiatry， 2001， 158（10）：1738-1739.

［10］ Rosellini AJ， Liu H， Petukhova MV， et al.Recovery from DSM- Ⅳ post-traumatic stress disorder in the WHO World Mental Health surveys ［J］.Psychol Med， 2018， 48（3）：437-450.

［11］ Kessler RC， Sonnega H， Bromet E， et al.Pos t-trau matic s tress disorder in the National Comorbidity S urvey［J］.A rchives General Psychiatry， 1995， 52（12）：1048-1060.

［12］ Olff M.（2017）.Sex and gender differences in post-traumatic stress disorder：An update［J］.European Journal of Psychotraumatology， 8 （sup4）， 1351204.

［13］ Inslicht SS， Metzler TJ， Garcia NM， et al.Sex differences in fear conditioning in posttraumatic stress disorder［J］.Journal of Psychiatric Research， 2013， 47（1）， 64-71.

［14］ Mitra S， Lee W， Hayashi K， et al.A gender comparative analysis of post-traumatic stress disorder among a community-based cohort of people who use drugs in Vancouver， Canada［J］.Addict Behav， 2021， 115：106793.

［15］ Powers MB， Halpern JM， Ferenschak MP， et al.A meta-analytic review of prolonged exposure for posttraumatic stress disorder［J］.Clin Psychol Rev， 2010， 30（6）：635-641.

［16］ Difede JA， Cukor J， Jayasinghe N， et al.Virtual reality exposure therapy for the treatment of posttraumatic stress disorder following September 11，2001［J］.Journal of Clinical Psychiatry，2007，68（11）：1639.

［17］ Nakamura K， Kurasawa M.Anxiolytic effects of aniracetam in three different mouse models of anxiety and the underlying mechanism［J］. European Journal of Pharmacology， 2001， 420（1）：33-43.

［18］Lehavot K，Goldberg SB，Chen JA，et al.Do trauma type，stressful life events，and social support explain women veterans＇high prevalence of PTSD ？［J］Social Psychiatry and Psychiatric Epidemiology，2018，53（9），943-953.

（病例提供：邵小骏　中国医科大学附属第一医院）

（点评专家：朱　刚　中国医科大学附属第一医院）

病例 20 　适应障碍

一、病历摘要

基本信息：男性，36岁，企业管理人员，本科文化。

主诉：紧张、焦虑，对生活工作失去信心3个月余。

现病史：患者3个月前升任企业中层某部门领导后，明显感到不适应。自觉新工作难度大，时时刻刻处于高度紧张状态，伴心慌、四肢发抖等。后逐渐症状加重，认为活着没有意思，对工作没有信心，觉得自己无法胜任，担心会出现自己无法应对的困难。患者自述追求完美，做事麻利，自觉同事与其行事风格完全不同，又不知如何沟通，已经出现些许工作失误。患者怕电话铃声，担心出现无法预知的问题。

既往史：体健。否认有高血压、糖尿病等重大躯体疾病史，否认有手术、外伤史，否认食物药物过敏史。

个人史：性格敏感，内向。饮酒史近15年，近3个月来，每日饮啤酒约1瓶以排解烦闷。家族史及其他遗传病史：否认两系三代内精神疾病家族史。

体格检查：T 36.1℃，HR 71次/分，R 18次/分，BP 134/78mmHg。

一般内科查体无异常。

精神检查：一般情况：交谈流畅，时间、地点、人物定向正常。语言功能：来访者交谈顺畅，语速适中，条理分明。情感活动：交谈中有明显焦虑情绪。感知觉：正常。思维活动：无思维迟缓，无思维奔逸，无思维逻辑障碍。注意力：正常。智力和记忆力：正常。自知力和判断力：正常。

二、辅助检查

血常规，尿常规，生化，甲功等检测无异常。

汉密尔顿抑郁量表总分：16分。

汉密尔顿焦虑量表总分：18 分。

三、诊断

ICD-11 6B43 适应障碍。

诊断依据：

1. 症状学标准　患者升任领导后，出现对于"升职"这一应激事件的情绪反应，如紧张、害怕，时时刻刻处于高度紧张状态，伴心慌、四肢发抖等。后症状加重，认为活着没有意思，对工作没有信心，觉得自己无法胜任，担心会出现自己无法应对的困难。

2. 严重程度标准　社会功能受损，不能正常工作和生活。

3. 病程标准　症状在应激源出现的 3 个月内开始出现。

4. 排除标准　患者与"升职"相关的情绪反应不符合其他精神障碍的诊断标准，也不是既往存在的精神障碍的表现。

四、鉴别诊断

1. 急性应激障碍　适应障碍与急性应激障碍同属心理创伤后应激障碍。主要鉴别在于临床表现和疾病过程；急性应激障碍有异乎寻常的应激事件，发病迅速，症状多在数分钟到数小时充分发展。以精神运动性兴奋或精神运动性抑制为突出表现，而不是以情绪和行为异常为主。此外，可伴有一定程度的意识障碍，不能完全回忆。整个病程缓解也快，一般为几小时至 1 周。

2. 抑郁症　适应障碍与抑郁症的鉴别在情绪上有时难以分清，这需要有临床的实践经验，并无绝对的鉴别标准。一般讲，抑郁症的情绪低落表现更重，并常出现消极念头，甚至有自杀的企图和行为。整个临床相有早晚变化。

3. 焦虑症　主要是与广泛性焦虑症的鉴别。本病不仅病程较长，且常伴有明显的自主神经系统失调症状，睡眠障碍也很突出。病前往往无何值得重视的强烈的应激源可寻。

4. 人格障碍　人格障碍在适应障碍发病上不可忽视，人格障碍是适应障碍发病的重要因素，但不是临床相的显著表现。实践中可见人格障碍能被应激源加剧，但人格障碍早在幼年时期即已明显，应激源不是人格障碍形成的主导因素。患者并不为人格异常所苦恼，而基本上持续到成年甚至终生。在此也要指出，人格障碍患者出现新的症状，符合适应障碍诊断标准时，两个诊断应同时并列，如偏执性人格障碍和抑郁心境的适应障碍。

五、诊疗经过

1. 药物治疗　给予患者度洛西汀 60mg 1 次 / 晚口服，逐渐加至 120mg 1 次 / 晚口服，以改善情绪，缓解焦虑；睡前应用阿普唑仑 0.2mg，必要时口服，稳定情绪。

2. 心理治疗　通过人际关系疗法缓解患者的焦虑、悲伤情绪。

六、随访

治疗后 3 个月进行电话随访，患者一直维持既往治疗方案。患者紧张、害怕明显改善，偶有心慌、出汗，社会功能恢复良好，已经恢复工作。服药依从性良好。

嘱继续服药，按时复诊。

七、病例分析

该病例患者为男性，3 个月前升任单位部门领导后感到不适应，全身处于高度紧张状态，出现心慌、出汗等症状，焦虑情绪明显，符合适应障碍的诊断标准，同时患者性格内向敏感，爱钻牛角尖，临床上还需要与抑郁障碍及焦虑障碍相鉴别。首先，患者的症状尚未达到抑郁发作的诊断标准。其次从病因学的角度来看，抑郁症通常没有明显的社会心理因素的作用，而适应障碍中症状的发生、发展和一个近期的压力性事件紧密相关。在本例中，患者出现的情绪、认知、行为方面的症状作为对应激源的反应出现，内容与"工作升迁"这一应激源密切相关。患者的对"应激源"产生的情绪反应以焦虑为主，但仍需要与广泛性焦虑障碍进行鉴别，广泛性焦虑障碍病程更长（通常超过 6 个月），过分的焦虑和担心在没有促发因素的前提下频繁发生。适应障碍中也会出现焦虑，但只有当不符合其他障碍（特别是广泛性焦虑障碍）的诊断标准时才能进行诊断。同时适应障碍中焦虑的产生是对能确认的应激源的反应，在应激源产生的 3 个月内，在应激源和其后果终结后，持续不超过 6 个月。本例中焦虑情绪的出现常常是和具体情境非常相关的，并且会很快转向对自我能力的怀疑和自责，由此可与焦虑障碍相鉴别。

患者通过药物治疗稳定情绪，缓解焦虑，同时接受人际关系疗法，针对人际角色的冲突，协助患者探索这些关系、冲突的本质与解决的方案；通过角色转换，让患者接受新的角色并帮助患者开发并练习新的社交技巧。通过治疗，患者情绪、认知、社会功能方面都得到了明显恢复。另外患者存在多年饮酒史，应该对患者进行健康教育，防止形成物质依赖。

八、疾病介绍

适应障碍（adjustment disorder）是一种由于外界压力性事件导致临床显著的情绪或行为症状的心理疾病。它是一种在适应重大生活改变，应激性生活事件，严重身体疾病或严重疾病可能性时发生的一种主观上的沮丧和情绪异常。各种生活事件，如更换新的工作、新兵入伍、考入军校、部队换防、离退休或患严重躯体疾病等均可引起适应障碍。应激源可以是单一事件，也可以是反复的或持续的。可以影响个体、家庭，也可以是影响更大的群体和社区。精神障碍诊断和统计手册（DSM-5）和国际疾病分类第 11 版（ICD-11）对适应障碍的描述大体相似。主要特征有：①症状是对应激事件的反应；②症状的发生是在应激事件发生的 3 个月（DSM-5）或一个月（ICD-11）内；③症状必须在临床上有显著意义，暴露于应激源后，社会和职业功能受损；④达不到其他精神疾病的标准，不是其他精神疾病的恶化，不是正常的丧亲之痛；⑤应激事件或其后果去除后，症状 6 个月内缓解。尽管应激源也可以引起其他精神障碍，但是适应障碍的特点是症状和应激源有明确的时间关系，且应激源去除后症状缓解。

治疗方面，一些症状较轻的适应障碍患者在改变环境或消除应激源后，精神症状可逐渐消失。因此，应尽早可能减少或消除应激源。当应激源消失后，情绪异常仍无明显好转，则需要进行心理治疗。心理治疗的首要目标应该是鼓励患者把他们因为应激源引起的恐惧、焦虑、愤怒、绝望、无助感等用言语表达出来，确定由应激引起的主要功能紊乱是什么，然后找出减少应激的方法或提高患者对那些不能改变的应激源的应对能力，帮助患者调整心理的失衡。对于症状严重者或为加强心理治疗的效果，可根据具体病情或患者的主要症状酌情选用抗抑郁药或抗焦虑药。

九、病例点评

本例是精神科常见的适应障碍的典型案例，除适应障碍常见的临床表现之外，越来越多的学者开始关注适应障碍与其他精神障碍的联系。

对100名适应障碍患者进行5年随访，71%的成年人和44%的青少年预后良好。部分成年组患者发展为抑郁症和酒精滥用，而儿童组患者更多的发展为精神异常如精神分裂症、抑郁-焦虑双相异常、反社会人格综合征、药物滥用和抑郁症。病程慢性并伴有行为异常提示预后较差。适应障碍的自杀率约4%，常伴随酒精滥用。

酒精滥用与药物滥用是常见的物质依赖（substance dependence）。物质依赖是一种由于重复或持续使用该物质而引起的精神活性物质的使用管理障碍。物质依赖的核心特征是使用该物质的强烈渴求，表现为控制使用的能力受损、优先使用该物质而不是进行其他活动、不顾危害和不良后果而持续性使用。

一项酒精依赖（alcohol dependence，AD）合并创伤后应激障碍（post traumatic stress disorder，PTSD）患者与单纯创伤后应激障碍患者的对照实验中表明AD-PTSD组有明显的社会适应障碍，大部分的参与者失业或者残疾，收入少，缺乏稳定的人际关系。此外，尽管该组大部分人接受教育，但很少有人获得学士学位。合并有AD的PTSD患者可能会遇到一些实际问题，例如财务上的限制和情感上的缺失（如缺乏亲密伴侣的支持）。AD-PTSD患者中发现的功能缺陷要比单纯PTSD患者严重得多，单独使用PTSD和单独使用AD治疗可能会由于治疗效果的不佳而导致更多的治疗终止率，所以除必要的药物与非药物治疗以外，必须促进患者就业和人际关系等领域的功能改善以更好地满足这一复杂人群的需求。

对于有计算机依赖的患者更易出现情绪低落以及适应能力低下。患者易精神紧张、敏感且易怒，对工作学习以及家人朋友失去兴趣，同时伴有睡眠节律紊乱。

在我国，物质依赖患者有50%会出现婚姻调适状况较差，主要体现在性生活质量不佳与社会适应能力较低。物质依赖的患者更有可能个性冲动、对挫折的抵抗力较弱，并且更专注于个人需求，这些可能影响他们的家庭和婚姻关系。物质依赖患者在激烈争论中明显缺乏解决问题能力与沟通能力。这些都有可能是其缺乏情绪调节能力的原因。

希望通过这个病例让精神科医生关注适应障碍与物质依赖之间的联系，提高对于适应障碍或者物质依赖患者的诊断和个体化治疗的认识。

参考文献

［1］Casey P.Diagnosing adjustment disorder with depressive features ［J］. Expert Rev Neurother，2008，8（8）：1203-1208. doi：10.1586/14737175.8.8.1203. PMID：18671664.

［2］Mittal VA，Walker EF.Diagnostic and statistical manual of mental disorders［J］.Psychiatry Res，2011，189（1）：158-159.

［3］American Psychiatric Association，Diagnostic and statistical manual of mental disorders fifth edition，DSM-5TM［J］.Washington，DC London，England：American Psychiatric Publishing，2013，286-289.

［4］中华医学会精神病学分会.中国精神障碍分类与诊断标准(第3版)(精神障碍分类)［J］.中华精神科杂志，2001，34（3）：184-188.

［5］Andreasen NC，Hoenk PR.The predictive value of adjustment disorders：a follow-up study［J］.Am J Psychiatry，1982，139（5）：584-590.

［6］Riggs DS，Rukstalis M，Volpicelli JR，et al.Demographic and social adjustment characteristics of patients with comorbid posttraumatic stress disorder and alcohol dependence：potential pitfalls to PTSD treatment ［J］.Addict Behav，2003，28（9）：1717-1730. doi：10.1016/j.addbeh.2003.08.044. PMID：14656555.

［7］Kozhyna H，Zelenska K，Starodubtseva Y.Clinical-psychopathological features of adaptation disorders in people with computer dependence［J］，2020.

［8］Muke SS，Ghanawat GM，Chaudhury S，et al.Marital adjustment of patients with substance dependence, schizophrenia and bipolar affective disorder [J].Medical Journal of Dr.DY Patil University, 2014, 7（2）: 133.

（病例提供：邵小骏 中国医科大学附属第一医院）

（点评专家：朱 刚 中国医科大学附属第一医院）

病例 21　分离性身份障碍

一、病历摘要

基本信息:男，40 岁，私营业主，大学文化，2018 年 4 月第一次门诊就诊。主诉:发作性变换身份伴失忆 12 年，加重 1 个月。

现病史:患者于 2006 年 8 月某日突然获悉自己的公司资金链断裂，感震惊，继而突然称自己是另一个人，有着不同的身份，与人交流及语言表达正常，对助手大发雷霆，大声地指责对方，骂他做了对不起单位的事情，并让他"滚出去"，将桌子上的物品扔到地上，在办公室来来回回踱步，烦躁不安。约持续半天后恢复一贯的温和理性，事后仅记得自己听到资金链断裂的消息时所感受到的震惊，对之后的事难以回忆。听多位旁观者的陈述，对此仍将信将疑。后工作、生活如常。2009 年奶奶过世，患者在得到奶奶过世的消息后，即刻启程回家奔丧，到家后其看到安详地躺在棺材中的奶奶，感到奶奶并没死，觉得身边人的哭声也很遥远而无意义。家人也发现其并无明显的悲伤感，表现麻木，约十几分钟后发现其一反常态，开始高谈阔论、易烦躁、冲动，与人交流流畅，情绪不稳定，显激越，对别人不顺着他气愤、烦躁，有摔东西等现象，持续 1 小时左右恢复如常，事后不能回忆，面对数位家人对其刚才表现一致的说法感半信半疑。2011 年之后，每年都会发生 1 ~ 2 次，有时是自感压力大时发生，有时无明确诱因亦会发生，持续数分钟至数日，事后均不能回忆。自己上网查了相关信息，并咨询了心理医生，开始以写日记的方式填补自己的记忆空白，通过日记了解另一种身份出现时发生的事情，渐渐知道自己有两种不同的身份发生转换，两种身份个性特点迥异，患者平素敏感、自卑，较温和、理性，另一个身份泼辣、急躁、冲动。平时工作生活中，患者以其原本的身份为主。因此有时情绪低落，担心自己失控。2015 年到当地医院精神科就诊，诊断为双重人格障碍，予舍曲林 100mg/ 日治疗，服药 2 年余，情绪平稳，身份交替的发作无明显减少。近 1 个月因工作变动，夫妻关系紧张，身份转换发作频繁，明显影响到工作和生活，因此情绪时有低落、担心、烦躁，严重时有轻生念头，自称尚能控制不会加以实施。夜眠差，睡眠浅、梦多，饮食如常，体重未见下降，大小便无异常。为求进一步诊治，来我院门诊就诊。病程中否认脑外伤、高热、惊厥、抽搐、昏迷，否认精神活性物质使用，无敏感多疑、凭空闻语，无情绪持续低落或兴奋话多表现。

既往史：体健。否认肝炎、结核、高血压、糖尿病等重大躯体疾病史，否认手术、外伤史，否认食物药物过敏史。

个人史：第2胎，母孕及孕产期无特殊，有一个大6岁的哥哥。哥哥随父母生活，患者不到1岁即送到爷爷奶奶家抚养。奶奶对他很宠爱，但对其限制多，爷爷性格暴躁，常因小事打他，下手重。读小学后回到父母身边，与父母关系较疏远，认为父母偏爱哥哥，但与哥哥关系较好。父母关系差，经常争吵，父亲经常动手打母亲，母亲被打后，有时会因一点小事打骂患者。适龄入学，一、二年级时曾多次被高年级同学要钱，且多次被威胁并被打，回家后也不敢告诉家人，害怕去学校、甚至逃学。后家人知情后三年级转学，之后比较顺利，学习成绩较好。青春期时自卑、内向、腼腆，渴望与人交往但不善交往。大学时经自我调整和努力，人际关系有改观，平素个性内向、话少、温和。患者成就动机较强，想证明自己，大学毕业后参加工作，系模具工程师。转入其他公司工作，换过2次工作，工作能力较好，与同事相处可。多次恋爱未成功，后打算独身，38岁时认识妻子，两人一见钟情，并于同年结婚，夫妻关系尚可，妻子个性开朗，积极备孕中。近期患者因升职，工作压力加大且忙碌，两人交流时间少，关系开始紧张，有时会因小事争吵。性格敏感、自卑，易焦虑。成年后与奶奶关系仍亲密，重大节日一般会专门回家探望奶奶。与父母关系一般，对父母有怨恨，虽然能理解父母，但和父母很少交流，且交流时很容易烦躁，和父母有言语冲突。无明显嗜酒，不抽烟。

家族史：两系三代否认有精神异常史。

体格检查：T 36.2℃，HR 75次/分，R 16次/分，BP 130/82mmHg。

一般内科查体无异常。

神经系统查体：眼球运动自如，对光反射灵敏，伸舌居中，颅神经检查未见阳性体征，四肢痛触觉对称存在，四肢肌力5级，肌张力正常，反射对称，双侧指鼻稳准，生理反射存在，双下肢病理征未引出，颈软，脑膜刺激征阴性。

精神检查：意识清，人物、时间、地点定向力好，未查及错觉幻觉及感知综合障碍，应答切题，思维形式及思维内容未查及异常，情绪略低，略显焦虑、紧张。存在分离性遗忘，对小学时遭遇的长达两年的校园霸凌仅有零星片段回忆。自感和真实的世界"隔着一层纱"。自知力存在，知道这是一种疾病，也希望自己的人格整合。

二、辅助检查

血常规、尿常规、粪常规、生化全套、甲状腺激素水平、性激素水平、肝炎全套、梅毒螺旋体等检查均无异常。

发作间期数次查 24 小时动态脑电图：正常脑电图，未见痫性放电。

心电图：正常心电图。

头颅 MRI：平扫未见异常。

分离经验量表（DES-Ⅱ）总分 40 分。

汉密尔顿焦虑量表（HAMA）评分 11 分。

汉密尔顿抑郁量表（HAMD）评分 14 分。

三、诊断

ICD-11 6B64 分离性身份障碍。

诊断依据：

1. 患者男性，40 岁，大学文化。发作性病史 12 年。

2. 12 年前较大刺激后表现出与其平时个性完全不同的表现，拥有不同的身份、不同的行为模式，事后完全不能回忆。12 年来间断发作，发作有时在明显的压力下出现，有时压力不是特别明显时也可能出现，每次身份变换的持续时间不同，数分钟至数日。

3. 头颅影像学及脑电图检查正常，无精神活性物质使用史，虽存在兴奋话多、情绪低落和焦虑，但时间较短，症状也不符合心境障碍表现，故不考虑器质性障碍、精神活性物质所致精神障碍、双相情感障碍、抑郁障碍。

4. 身份转换期间，社会功能受损。

四、鉴别诊断

1. 癫痫 该患者在发生分离性身份转换时，存在遗忘、意识中断，有时有现实解体现象，需要与癫痫，尤其是颞叶病灶的复杂部分性发作相鉴别。该患者人格转换时意识清晰，既往无癫痫发作的病史，24小时视频脑电图检查正常，故不符合癫痫发作的诊断。

2. 物质使用所致精神障碍 大麻、致幻药、氯胺酮和摇头丸等精神活性物质可诱发人格解体等分离症状。该患者既往无精神活性物质使用史，可鉴别。

3. 抑郁症 患者虽然存在情绪低落、烦躁等体验，但其主要临床表现是身份转换，其情绪低落多波动，持续时间短，不伴抑郁发作的其他典型症状，如思维迟缓、自我评价低、自罪自责等表现，故不符合抑郁症的诊断标准。部分分离性身份障碍的个体中，可以出现与抑郁情绪有关的被迫害或被贬低的声音，可能会误诊为伴精神病性症状的重度抑郁发作。可以通过分离性症状突出及对发作过程的遗忘，留下记忆缺失来鉴别。

4. 双相情感障碍 患者另一人格出现时，会有高谈阔论、话多、激越等表现，需要与双相情感障碍躁狂发作进行鉴别。该患者心境转变与身份转换明显相连，持续时间也与该身份的持续时间一致，且该身份状态下不伴有明显的精力旺盛、夸大等躁狂发作的典型症状。另外，患者明显存在的分离症状及记忆缺失，故与双相障碍躁狂发作相鉴别。

5. 创伤后应激障碍 创伤后应激障碍常可伴有分离症状，但该患者表现为不同分离性身份之间不频繁的、完全的改变，这种身份发生转换虽然最初有较大的应激事件，但后续身份多次发生转换有时并无明确的诱因也缺乏创伤后应激障碍的特征性的临床症状，如回避、闪回、警觉性增高等表现，故不考虑。

6. 边缘型人格障碍 本病可与分离性身份障碍常可共病。边缘型人格障碍者的基本特征是一种人际关系、自我形象和情感的不稳定，以及显著冲动的普遍模式，分离体验在边缘型人格障碍患者中差异很大，从不伴或仅有轻度的分离体验到分离体验可达到分离障碍的诊断标准不等。该患者童年期遭受虐待，成年后多次发生身份转换，有突出的分离症状，但其拥有良好的人际关系，平素主人格较温和，并无明显冲动等，故不符合边缘型人格障碍。

7. 做作性障碍和诈病　假装分离性身份障碍的做作性障碍者显得不被障碍所困扰，甚至看似很享受"患有"该障碍。诈病为分离性身份障碍的个体通常伪造有限的、刻板化的交替身份，伴假装的遗忘，有明显的获益心理，一旦获益得到满足，假装的分离性身份障碍可自行"痊愈"。而该患者为自己的疾病感到困扰，且难以承受这些症状，病程较长，并无明显的获益心理，不符合做作性障碍和诈病的诊断。

五、诊疗经过

门诊治疗，以心理治疗为主，短期结合药物治疗改善症状。

1. 药物治疗　予氟伏沙明 50mg 每晚，一周后加量至 100mg 每晚，以改善情绪和睡眠。治疗 3 个月后，情绪稳定、睡眠正常，予减量，2 个月后停药。

2. 认知行为治疗　共 18 次，1 ~ 4 次，每周一次；5 ~ 8 次，每 2 周一次；9 ~ 12 次，约每月一次；13 ~ 18 次，约每 2 个月一次。每次 50 分钟。通过认知和行为分析，进行系统的个案概念化，探索诱发分离障碍的因素，针对性进行讨论和干预；使用行为功能分析，理解和学会积极的应对策略，减少分离的发生；通过正念练习和其他情绪调节策略，学会调节情绪，增进压力管理，加强分离前后的意识管理；使用问题解决技术，帮助面对和解决现实问题；使用认知重建技术，改善信念系统中相关的关键信念和认知模式，促进人格整合。

3. 夫妻治疗　在对患者的治疗期间，共进行了 4 次夫妻治疗邀请其妻与其共同参加夫妻治疗。对妻子进行分离性身份障碍的疾病宣教，促进家庭更多接纳和支持患者，促进夫妻间的有效沟通和问题解决，探索与分离障碍相关的家庭因素讨论和实施针对性干预措施，纠正诱发分离障碍的夫妻互动模式。

六、随访

治疗 2 周后评估，患者的情绪及睡眠均有改善，期间发生过一次分离障碍发作，持续时间约半天。2018 年的后续治疗中，出现过 3 次分离障碍发作，间隔约 1 ~ 3 个月，持续时间约为数小时。2019 年治疗期间仅出现 1 次分离身份障碍发作，于年底结束治疗。2021 年初电话随访，患者结束治疗后未再出现分离性身份障碍的发作，情绪也基本平稳。同时，保持和巩固在心理治疗中学习到的认知、行为方式，夫妻沟通模式，生活、工作胜任好。

七、病例分析

该患者为中年男性，28 岁时在较大刺激下突发出现两种截然不同的人格转换，两种人格具有不同的身份、行为模式及个性特点。两个人格之间没有沟通，当一个人格处于支配状态时，对另一个人格支配时发生的事情存在记忆缺失。分离状态量表提示存在分离表现。头颅 MRI 和 24 小时动态脑电图未见异常，无精神活性物质使用史，排除其他可能出现分离症状的疾病，符合分离性身份障碍的诊断标准，由于存在相关表现和可能性，临床上还需要与抑郁障碍、双相情感障碍、边缘型人格障碍、应激相关障碍、做作性障碍和诈病等其他疾病相鉴别。

通过对该患者的病史采集、治疗及随访，我们可以看到分离性身份障碍的发病风险因素、特征性的临床表现及治疗转归。患者童年期存在多种受虐待史，在成长过程中不被认可和被忽视，回忆童年受虐事件时存在相关信息的遗忘。成年后性格自卑、敏感，易焦虑。28 岁时在较大应激刺激下出现了分离性身份障碍，新的身份表现泼辣、急躁、冲动、情绪欠稳定，是患者应对压力的心理自我保护。

本病例在治疗上予心理治疗为主，药物治疗短期改善情绪症状。药物治疗选择了五羟色胺再摄取抑制剂氟伏沙明，同时有缓解情绪及改善睡眠的作用。服药 3 个月后，评估其情绪稳定、睡眠较好，故逐渐减至停服氟伏沙明。心理治疗选择了个体认知行为治疗和夫妻治疗，以个体治疗为主，帮助患者理解分离障碍出现的深层原因和过程，识别诱发身份转换的线索并学会应对生活中可能出现的压力，改变相关的认知和行为模式，促进人格整合；通过夫妻治疗，促进妻子参与到患者的治疗中来，为患者提供一个理解接纳的环境，建立起更有效地交流模式，增进夫妻沟通和问题解决，共同面对生活中的压力。

八、疾病介绍

分离性身份障碍为分离障碍的一个亚型，旧称多重（双重）人格障碍，表现为在同一个个体身上存在两种或两种以上的不同的身份或人格状态，每个身份有其自己的行为、语调和身体姿势。这些人格状态的公开或隐蔽，随着心理动机、当前应激水平、文化、内部冲突和动力机制、情绪复原力的功能而变化。身份之间的切换通常是瞬间的，有诱因或者无明显诱因均可发生。

关于分离性身份障碍的患病率，不同研究差异较大。北美 3% ~ 6%，荷兰大概 2%，普通人群约 1.5%。基于社区的研究估计，分离性身份障碍的患病率约为 1%。针对多国住院精神障碍患者的研究发现，住院患者样本中，分离性身份障碍患病率为 0 ~ 12%，中位患病率为 5%。女性：男性高达 9：1。国外研究显示，身份从 2 个至 100 多个，平均数接近 15。大部分案例中，只有个别身份是独立的。分离性身份障碍的精神疾病共病率较高，常与物质滥用、创伤后应激障碍、抑郁障碍、焦虑障碍、躯体形式障碍、人格障碍等共病。

分离性身份障碍的发病机制尚不明确，其中一种疾病发生假说为创伤模型，提出分离性身份障碍的易感因素包括个体对分离的先天性倾向，即"分离性"。不同人群个体对分离的倾向性有很大差异。"分离性"越高的患者发生分离性身份障碍的机会越大，其主要风险因素为遭受长期童年虐待史，通常为开始于 6 岁前的性虐待、躯体虐待或其他发生于童年期的严重创伤。面对创伤经历和记忆时，分离可使躯体痛苦得以解脱，是一种调节情绪的方式。遗传学因素对分离性的差异发挥了中等到显著的作用。分离水平与多巴胺代谢相关基因、神经元生长和修复相关基因、创伤引起糖皮质激素反应相关基因和 5- 羟色胺转运相关基因等有关。也有研究发现，分离性身份障碍患者的海马和杏仁核体积较小。从心理学视角来看，分离是以意识状态产生变化的形式呈现的一种保护性活动，以应对难以承受的心理创伤。社会支持和人格因素对发病也有重要意义，解离较多发生在混乱、缺乏支持的家庭环境，易受暗示的人格因素。

分离性身份障碍的临床特点是至少有两个且相对持久的身份或互不联系的人格出现，它们交替控制个体的行为，该控制既可是状态的改变（交替的），也可通过人格间的互相干涉或者重叠，使它们同时得到不同程度的表达；伴随无法用遗忘规律解释的，对重要事件的记忆障碍。该类患者中，还可发现其他解离症状，如人格解体、现实解体、恍惚状态等。很多分离性身份障碍个体报告有听幻觉，如给出建议或命令的声音。有的患者存在自杀意念和行为。通常情况下，不同身份之间无法意识到彼此的存在，记忆系统里存在隔离的知识和记忆，从而引起混乱的生活状态和人际问题。可能因为社会功能受损较轻，或患者努力隐藏业已出现的功能失调，使这种情况也可以长时间不被发现。分离性身份障碍的病程常为波动的、慢性病程，症状和功能损害的严重程度时轻时重。大多发病于儿童期，一般在 4 岁左右开始，开始症状较为隐蔽，通常要在最初发病 7 年之后才被确定，一旦形成，如果没有治疗，会持续终生，表现形式一旦固定不会有太大的变化。

治疗以心理治疗为主。针对分离性身份障碍的心理治疗通常需要长程的系统治疗，常用的心理治疗方法包括认知行为治疗、辩证行为治疗、精神动力学心理治疗、催眠治疗和眼动脱敏与再加工治疗。治疗的主要目标是整合分离性身份障碍患者分离了的人格状态。针对患者的突出问题，可单独或联合使用不同的心理治疗技术，如催眠、认知行为技术、精神动力学心理治疗、家庭治疗、团体治疗、完型治疗、危机干预等方式，处理症状、不良认知、情绪调控问题，以及人际、社会问题，促进人格成长。药物对分离症状无直接的疗效，药物仅用于控制分离性身份障碍患者的其他症状或共病，如焦虑、抑郁等。最常选择的药物是五羟色胺再摄取抑制剂。

多重身份障碍可以有多种转归，既可以经过治疗之后，逐渐完成整合，疾病得以康复，如本案例；也可能在遇到新的创伤事件后，产生新的人格来应对；也可能稳定在现有的多重身份障碍的模式。身份交替稳定相当长一定时间后，切换的频率一般会随年龄的增长而下降。患有该类疾病的患者，对社会功能的影响也不一而足，从轻微影响能基本保持相对正常的生活，到严重影响到无法进行有效的社交及工作或学习等。

九、病例点评

分离性身份障碍长时间以来被称为"多重人格障碍"，在 ICD-10 和 DSM-Ⅳ中均使用的多重人格障碍的诊断，DSM-Ⅳ-TR 开始改名为多重身份障碍，强调患者的核心特征是个体特定身份认同的障碍，是不同身份的分离，而非不同人格的同时存在。多重人格，是指个体在同一时间体验到多个不同的自我，属于统一性自我意识障碍，而分离性身份障碍的患者是同一个体在不同时间体验到不同的自我的存在，是交替人格的表现，属于同一性自我意识障碍。ICD-11 同样认可了分离性身份障碍的名称，并将其从 ICD-10 的其他分离转换性障碍的框架下独立出来，作为分离性障碍分类下的一个独立的诊断单元。

虽然分离性身份障碍与分离性遗忘或者漫游的患者均以遗忘为重要特征，但分离性遗忘或漫游的患者常常能自己好起来，可回忆起所遗忘的东西，可能是因其应激因素多与现实的生活刺激有关，所遗忘的内容也多为浅层的生活应激和近期经历。但对分离性身份障碍患者来说，不同身份认同障碍的发展来自对早年创伤经历的逃离，通常在早年发病，不同人格信息遗忘的治疗进程要难得多。该患者可追溯的病史为 12 年，28 岁发病，但很难明确患者早年是否已经发作过，因程度较轻、时间较短、发作次数较少，而未被发现和记起。

由于分离性身份障碍与早年创伤、童年虐待关系密切，其不同身份的分离来自于一种从严重虐待所带来的持续痛苦中逃离和分离的应对倾向，这种解离机制与创伤后应激障碍非常相似。有证据推测，早年的虐待经历导致分离性身份障碍的发展窗口会在 9 岁前关闭，在那以后创伤可以导致严重的创伤后应激障碍，但不大可能出现分离性身份障碍了。正因如此，目前对分离性身份障碍心理治疗的基本策略大多来自治疗创伤后应激障碍的程序，基本方法是找出激活创伤或解离的记忆线索，对其进行暴露和认知再加工，帮助患者面对并释放早期的创伤体验，重新获得控制感，以此促进身份认同，带来人格整合。由于分离性身份障碍的发展更早，其治疗一般比创伤后应激障碍更困难，而且重现创伤记忆可能会诱发更严重的解离，因此对治疗师的能力、经验和治疗关系的要求非常高。

希望通过这个案例提高精神科医生对于分离性身份障碍的早识别、早诊断、早治疗，增加对该病病因的理解，及心理干预的认识。

参考文献

［1］American Psychiatric Association. 张道龙，译. 精神障碍诊断与统计手册（第 5 版）［M］.北京：北京大学医学出版社，2014.

［2］陆林. 沈渔邨精神病学（第 6 版）［M］.北京：人民卫生出版社，2018.

［3］国家卫生健康委医政司管理局. 精神障碍诊疗规范（2020 年版）（国卫办医函［2020］945 号）［Z］.北京：人民卫生出版社，2020，281-282.

［4］张宁，孙越异，译.异常心理学（第6版）［M］.北京：中国人民大学出版社，2018.

［5］Horen SA，Leichner PP，Lawson JS.Prevalence of dissociative symptoms and disorders in an adult psychiatric inpatient population in Canada［J］. Can J Psychiatry，1995，40：185.

［6］Yu J，Ross CA，Keyes BB，et al.Dissociative disorders among Chinese inpatients diagnosed with schizophrenia［J］.J Trauma Dissociation， 2010，11：358.

［7］Xiao Z，Yan H，Wang Z，et al.Dissociative experiences in China［J］. J Trauma Dissociation，2006，7：23.

（病例提供：吕　颖　南京医科大学附属脑科医院）

（点评专家：王　纯　南京医科大学附属脑科医院）

病例 22　分离性遗忘

一、病历摘要

基本信息：女性，56 岁，已婚，个体户，小学文化。2020 年 4 月第一次门诊就诊后收治住院。

主诉：发作性出走、失忆 17 年，再发 2 天。

现病史：患者在 2003 年姐姐癌症去世后突发现精神异常，诉去世的姐姐附在其身上，以姐姐的口气说话。回家后出现外出乱跑，声称要找姐姐，外出后不知回家，称不认识路。1 天后被家人在当地镇上找回，回家后仍不承认姐姐已故的事实，反复哭泣，多次跑出家，家人喊其名字不理睬，回家后诉不是自己的家。持续约 1 周后自行缓解，能够正常生活与劳作。17 年间曾 3 次与丈夫发生较大争执时哭泣，之后外出，不知回家，问其原因称不认识路，有时不记得丈夫和自己的姓名，每次均由家人找回，一般持续 3 ~ 4 日均能自行缓解。从未就诊或治疗。缓解期如常，能正常劳作，与人交往可。2 天前因女儿结婚的事情与亲家意见出现不和，后出现夜眠差、话少、默默流泪，昨日下午外出购物后独自坐于路边，被路人发现后不能说出自己的名字，不知道自己所在何地。路人报警后被家人带回，回家后无法回忆自己怎么外出的，家人见其异常，故今送至我院治疗。发病以来，饮食少，夜眠差，大小便无异常，体重未见下降。病程中未见高热、惊厥、抽搐、昏迷。否认颅脑外伤史，无饮酒、吸烟等精神活性物质使用史。

既往史：体健。否认有高血压、糖尿病、肝炎等重大躯体疾病史，否认癫痫、颅脑外伤史，否认食物药物过敏史。

个人史：第 2 胎，母孕期正常，足月顺产，幼年发育正常。16 岁月经初潮，月经规律，47 岁绝经。26 岁经人介绍结婚，婚后生育 1 女，目前 29 岁。平素性格内向、胆小，人际交往尚可，邻里关系好。否认有吸烟、饮酒等不良嗜好。成长及生活环境：患者 7 岁时父母离异，与姐姐随母亲生活；8 岁时，母亲再婚后育 1 子。姐姐年长患者 6 岁，小时候姐姐照顾多，与姐姐感情好，对姐姐较依赖且关系密切，母亲及继父对其姐妹疏于照顾，对弟弟较为溺爱。因为要帮助照顾弟弟，患者小学未上完，之后一直在家务农。26岁结婚，丈夫年长患者2岁，婚后与丈夫共同经营一家日用品商店，夫妻关系较好，对丈夫较依赖，较顺从丈夫，平时务农，与公婆同住，家庭及婆媳关系一般，一直觉得婆婆看不上自己，对自己挑剔；与女儿关系好，对女儿关心，好操心，很多事情都为女儿安排好。无宗教信仰。

家族史：两系三代内否认有精神异常史。

体格检查：T 36.1℃，HR 82次/分，R 18次/分，BP 126/82mmHg。

一般内科查体无异常。

神经系统查体：双侧额纹对称，示齿口角对称，鼓腮无漏气，双侧瞳孔等大等圆，直径约3.0mm，眼球运动灵活，辐辏运动正常，直接、间接对光反射灵敏，伸舌居中，耸肩有力，四肢肌张力正常，肌力5级。腱反射双侧对称正常，双侧指鼻稳准，病理征未引出，颈软，脑膜刺激征阴性。感觉检查无异常。

精神检查：意识蒙眬，表情呆板，眼神迷茫，反应迟钝。时间、人物定向力受损，只记得年月，日期有误，不知道自己是谁，觉得丈夫面熟，但不能确定丈夫的身份。地点定向力尚可，知道是医院，但不知道怎么到医院的。交流接触被动，可完成简单的对答，较复杂的问题联想困难，如可以回答刚才有护士来看过自己，但不能回答护士来做过什么。注意力下降，记忆力部分受损，对自己如何外出、如何回家表示不能回忆，记不起自己的名字，工作记忆尚可，对医生刚才问过的简单问题可以回忆。情绪平稳，情感反应适切，意志活动减退，自知力不全。

二、辅助检查

实验室检查：血常规，尿粪常规，肝、肾功能，电解质，甲状腺功能，性激素水平，自身抗体，肝炎梅毒检测，铜蓝蛋白检查均无异常。

心电图示：正常。

影像学检查：颅脑核磁共振（MRI）未见异常。

物理检查：脑电图：大致正常脑电图。腹部超声：肝、胆、脾、胰未见异常。

心理评估：汉密尔顿焦虑量表（HAMA）评分12分，汉密尔顿抑郁量表（HAMD）

评分 13 分，明尼苏达多项人格测验（MMPI）：抑郁、癔症、精神衰弱、社会内向因子分阳性。

三、诊断

ICD-11 6B61.0 分离性遗忘伴分离性漫游。

诊断依据：

1. 患者中年女性，56 岁，小学文化，病史复发 2 天，总病程 17 年。

2. 每次发病前均存在具有应激性质的事情，对近期事件存在遗忘，多次出现不能回忆出重要的个人信息，如名字；多次从家中出走后不能回忆自己的经历，存在漫游表现。短时间内上述症状能够自行缓解并恢复正常。每次病期较明确的起始和结束特征。

3. 相关颅脑 MRI 和躯体检查均提示不存在脑器质性或躯体器质性疾病，病程期间无明确精神活性物质或毒物接触史，故不考虑器质性疾病、精神活性物质、中毒等所致精神障碍。

4. 发病期间，患者日常功能受损。

四、鉴别诊断

1. 患者病情表现主要以对外出经历及身份信息遗忘为主要特征，故首先要与记忆障碍相关的神经认知障碍疾病相鉴别。

（1）痴呆：是指持续性、进行性加重的认知障碍，主要表现为缓慢出现的广泛智能减退为主要特征，疾病早期以记忆力下降为主，表现近事记忆障碍，同时还伴有不同人格障碍。临床中常见有阿尔茨海默病、血管性痴呆、额颞叶痴呆、路易体痴呆、帕金森病痴呆等。对于该患者起病急，不存在进行性记忆力下降，各项相关躯体检查未提示器质性疾病存在，故可排除。

（2）谵妄：该病起病急骤，病程较短，认知障碍呈现昼轻夜重的波动特征，注意和感知障碍明显，有明确的意识障碍，可出现视幻觉和片段妄想症状。该患者病程中意识虽然处于蒙眬状态，但在交流中未查及错觉、幻觉、思维不连贯、言语凌乱等症状，故不符合谵妄状态。

（3）脑震荡后失忆：该病是由轻度颅脑损伤所引起的临床综合症状群，通常是头部受到轻度的暴力打击后，可出现短暂的意识障碍，清醒后有逆行性遗忘，神经系统检查无异常体征。该患者虽然表现逆行性遗忘，但在起病前无明确脑部外伤史，并呈发作性病程。故可予排除。

（4）遗忘综合征：该病是在脑器质性病理改变基础上出现的一种选择性或局灶性认知功能障碍，呈持续性病程，以近事记忆障碍为主要特征，在此基础上出现错构、虚构，无意识障碍，可出现定向障碍，智能相对完好。最常见病因为长期大量饮酒之后。该患者病前无饮酒史，发作性病程，发作时间短，无错构、虚构等症状。故可予排除。

2. 患者存在发作性意识、定向、记忆多方面的异常，需与脑器质性疾病进行鉴别。

（1）癫痫发作：癫痫是多种原因导致的大脑神经元高度同步化异常放电所致的临床综合征，临床表现具有发作性、短暂性、重复性和刻板性的特点。异常放电神经元的位置不同及异常放电波及范围差异，导致患者的发作形式不一，也可出现记忆缺失和漫游情况。脑电图是癫痫诊断最重要的辅助检查方法，有助于明确癫痫的诊断、分型和躯体特殊综合征。该患者虽然表现发作性特征，但其发作时间持续较长，能够持续数日，且发作前有明确的应激因素，而癫痫发作往往持续时间短暂，在数秒至数分钟后自行缓解，并与是否存在应激因素无关，故不符合癫痫发作特征。

3. 患者发病前均有生活事件的精神应激因素存在，重大应激事件后可出现记忆力障碍、分离症状，需要进一步与应激相关障碍相鉴别，由于患者本次急性起病，故主要与急性应激障碍相鉴别。

（1）急性应激障碍：该病通常出现在个体突然遭遇强烈的、与生命威胁相关的重大应激事件之后立即出现（若干分数至若干小时内），之后出现与应激事件特征相关的闯入性创伤再体验、警觉性增高、回避，甚至分离症状，同时也可伴有焦虑、抑郁、失眠等症状，症状至少持续3天，不超过1个月。该患者起病前虽有应激事件，与亲家意见不合出现不愉快，并不构成生命威胁，症状未见闪回、警觉性增高等典型症状，与诊断标准不符，故不符合该诊断。患者的症状属于分离性障碍的表现，需与其他类似表现的分离性障碍亚型相鉴别。

（2）分离性身份障碍：该病存在两种或更多截然不同的人格状态为特征的身份瓦解，同时有反复发作的遗忘症状。这些人格状态的公开或隐藏，会随着心理动机、当前应激水平、文化、内部冲突和动力机制、情绪复原力的功能而变化。分离性身体障碍的个体的遗忘不局限于应激事件。该患者虽然表现为分离性遗忘症状，但并未出现新人格状态的身体瓦解，故而不符合该诊断。

五、诊疗经过

收治入院后给予安置在较安静、光线变化明显的病房中，有意识地建立良好的医患关系，在较安静的环境之下进行精神状况检查，倾听并鼓励患者表达。进行了血、尿、便常规，肝、肾功能，电解质、甲状腺功能、性激素水平、自身抗体、肝炎梅毒检测、铜蓝蛋白、心电图、脑电图、头颅 MRI 等检查及心理评估。患者能够较好配合。

治疗上结合药物和心理治疗。药物治疗上给予右佐匹克隆 2mg 进行改善睡眠治疗，留置丈夫陪护，并嘱咐丈夫在与其沟通时主动表达自己的身份。患者入院第二天便能回忆此次发生的不愉快事件，与亲家的争吵，同时自觉委屈，为女儿今后担心。但是对于外出买什么东西、为什么出走、遇到什么人、怎么返回家中仍未能回忆。入院第三天，睡眠良好，接触表现主动，情绪较平稳，平静叙说与亲家因女儿结婚事宜之间存在的矛盾和顾虑，担心婚礼进行不好怕周围邻居说闲话，害怕被别人看不起，要求回家，能够诉说家庭住址，但是仍不能回忆为什么以及怎么到那里的。入院第四天安排心理治疗 1 次，主要内容是疾病宣教，帮助患者回忆和讨论此次发病的过程和之前经历的事件，启发患者对自己的行为和原因有所理解。患者住院 6 天出院，出院时可以回忆部分离家出走的情况，有些细节还不是很清楚，其他方面恢复如常。

六、随访

出院后 1 周随访，患者目前仍服用右佐匹克隆 2mg，睡眠、饮食可，情绪平稳，仍在休息中。给予心理治疗 1 次，主要内容是进一步帮助患者回忆发病期间的经历，并结合以前发作情况进行规律总结，使患者面对和理解曾发生的事情，促进意识经验整合。讨论和改进应对方式，促进患者提高处理生活应激的能力，预防再发。

出院后 2 周随访，患者已停服右佐匹克隆，同时能参加工作。

七、病例分析

该患者为中年女性，文化程度较低，常年生活在农村中。发作性病程，每次发病均于受刺激后，表现为对既往发生在自己身上的事情及个人重要信息记忆丧失，以及分离性漫游表现，并对漫游过程的内容不能回忆。根据头颅 MRI，脑电图，血常规，肝、肾功能，电解质，自身抗体，肝炎，梅毒等检查排除其他可能的病因，结合既往病情及发作性病程特点符合分离性遗忘并伴漫游的诊断标准。在 DSM-5 和 ICD-11 中，分离性漫游均不再单独诊断，ICD-11 以标注的形式存在于分离性遗忘诊断中，因此该患者诊断为伴有漫游的分离性遗忘。

通过对患者的治疗及随访，我们能够具体观察到分离性遗忘的发作过程：从早期受到刺激后出现蒙眬状态、漫游和失忆，到医院治疗，提供相对放松的环境，给予改善睡眠处理后，患者在短时间内得到恢复，并能回归到正常生活中去。该患者存在童年创伤经历，早年父母离异，母亲带其与姐姐改嫁，母亲改嫁后再育有一子，对姐妹俩疏于照顾，与父母的亲密关系欠佳，尽管有姐姐的关心，但在情感上受到忽略、缺乏家人关注。成年后个性特征内向，不善于表达情感，习惯于压抑和回避的应对机制。17 年前姐姐突然离世，患者无法接受这个事实，当时出现附体症状、遗忘和漫游表现，以此来逃避应激事件造成的痛苦。之后在生活事件刺激下反复出现类似症状，每次脱离事件刺激后能自行缓解。在形式上表现突然发生、突然中止。此次因女儿结婚事宜与亲家闹不和后再次出现，与患者的访谈中得知患者因为自己经历从小被忽视、重男轻女的对待、婚后婆媳关系等事件的影响，而害怕女儿结婚后在婆家会遭遇不公，觉得女人结婚后脱离父母后无法得到应有的家庭支持，故与男方家沟通中自己故意表现强势，希望以此避免将来女儿被欺负等。在这些因素的刺激下，患者再次症状发作，压力性的事件和环境带来的痛苦由此得以回避，符合行为理论中负强化的心理机制。

治疗以心理治疗为主，药物治疗短期对症处理。因患者自身需求的限制，对其的心理治疗仅有 2 次，仅能够进行简单的疾病宣教、浅层心理机制分析和应对方式讨论，帮助理解病情和有限的复发预防。若有机会，可进一步开展心理治疗，以理解和改进深层心理机制过程，发展和巩固积极的应激应对机制，以更好地预防再发。

八、疾病介绍

分离性遗忘是分离障碍中最为常见的一种类型，属于一种记忆障碍，表现为突然的逆行性自传体记忆丧失，即对过去发生在自己身上的事件的记忆丧失，持续时间从几小时到几年。其最基本特征是遗忘，表现为无法回忆起个人经历的信息。这种遗忘可能是局部的（即某个事件或某个时间段的经历）、选择性的（即某个事件的特定方面）或广泛性的（即身份和生活史）。通常，个体会体验局部的或选择性的遗忘，而很少体验广泛性遗忘。从根本上看，分离性遗忘是指无法回忆起个人经历的信息，这种遗忘无法用普通的健忘来解释，遗忘的信息通常会感到具有创伤性痛苦的情感反应。尽管有一些患者迅速注意到他们已经"失去了时间"或在记忆中出现了缺口，但大多数人最初并未觉察到他们的症状。对于患者来说，只有当个体身份丢失，或是当环境令其意识到自己遗忘了个体经历的信息时，才会觉察到自己患上了分离性遗忘（如本案例中询问患者为什么到了某个地方而患者回想不起来）。如果没有其他人的询问或提醒，个体可能会"忘记了他们的遗忘"。

同时，分离性遗忘可能涉及或不涉及有目的的旅行或漫无目的的漫游（或称神游），表现为似乎有目的地旅行或与遗忘身份或其他重要个人信息有关的漫无目标的游荡。分离性漫游（dissociative fugue）与分离性遗忘关系密切。DSM-5 和 ICD-11 均把分离性漫游放到分离性遗忘的诊断之中。在分离性遗忘诊断中的分离性漫游，遗忘往往围绕着某个具体的事件：意料之外的旅行。在大多数情况下，个体只是离开，不久后会发现自己在一个新的地方，但是却不能回忆起他们为什么以及怎么样到那里的。通常情况下，患者离开的是一个难以忍受的环境。在这个短期的旅行中，个体有时会假设一个新的身份或至少对原来的身份感到迷惑。分离性遗忘与漫游状态很少出现在青春期之前，而多发于成年期。漫游状态常会突然结束，然后回到家里，患者一般可以回忆起大多数至全部经历的事情。

分离性遗忘在一般人群的患病率为 2% ~ 7%。在一项超过 16 个国家的流行病学调查发现患病率为 0.2% ~ 7.3%。国内一项纳入 304 人的精神卫生中心门诊调查发现，一生之中出现一次分离性神游症状的比例约 1.3%。据估计，分离性遗忘症状的发病率远高于分离性遗忘诊断。分离性遗忘和分离性漫游多见于 20 ~ 40 岁，也有儿童和老年人的案例报告。由于缺少相关的随访数据，分离性遗忘的复发率尚不清楚。

分离性遗忘的生物学发病机制及病因尚不清楚。基因研究发现遗传度为 50% ~ 60%。候选基因研究发现各类分离障碍的发生均是基因与环境（创伤事件）交互作用的结果。在那些经历过战争、有童年期虐待或性虐待、集中营的幸存者、受到过酷刑以及自然灾害的幸存者之中有较高的发病率。有研究者提出心理应激结合一些心理—社会—生物学的素质性因素会影响大脑前额叶的执行控制功能，进而导致一般性记忆提取缺陷，尤其是情境—自传体记忆，在严重情况下，也会影响个体的语义信念系统。执行控制系统参与把令人痛苦或不想要的记忆排除在自我意识之外。这个过程会使得执行控制系统过载，进而降低额叶的认知储备。分离性遗忘患者的这一过程受损。基于轻度脑损伤（爆炸、电击等）患者也会出现分离性遗忘症状，研究者提出了"二次打击（the two-hit）"假设，认为心理事件与身体事件之间存在相加性或协同作用。轻度脑损伤患者大脑白质微结构受损与较差的执行控制功能有关，执行功能或额叶功能障碍降低额叶皮层的认知储备，随后成为分离性遗忘的诱因。目前影像技术（如MRI、fMRI、PET、EEG）也用于探索分离性遗忘患者的脑结构和功能基础，总体上仍没有发现明显的结果和稳定的功能异常。但也有部分案例报告采用上述技术发现分离性遗忘患者记忆加工相关脑区的代谢或脑血流改变，比如前额叶 – 颞叶区域代谢或灌注降低，左侧颞叶、右侧海马区结构灰质减少。

治疗上主要选择心理治疗，辅以镇静、催眠等对症处理的药物治疗。有些患者的症状较重，持续时间较长，或伴有更严重的精神病性症状、情感症状，则需要使用抗癫痫药物、SNRIs、SSRIs 和（或）第 2 代抗精神病药物。症状缓解后，尽早减药或停药。心理治疗的干预目标不仅是帮助记忆和症状的恢复，更体现在帮助患者发现和理解导致分离性遗忘发生的心理病理学原因和过程，改善压力情境的应对方式，预防再次发作。在治疗中运用心理治疗技术时，要斟酌干预的强度和恢复所需要的速度，既不能让患者压力过大，也要有效推进治疗进程。分离性遗忘通常并发情绪障碍、焦虑障碍和 PTSD。这些障碍则需使用进一步的相应心理干预措施或相关药物进行治疗。

大部分分离性遗忘的患者若脱离压力情境，进入安全环境，症状会自行好转。但在遇到压力性环境的时候，常有复发表现。根据患者自身的心理社会因素的情况，有些患者多年才会发作几次，有些患者的发作会渐渐减少至不再发，但也有些患者会发作越来越频繁，每次发作的程度和持续时间也有加重趋势。发作加重的患者更可能合并其他精神障碍。治疗上应尽早改善引起发作的社会心理因素，尽可能减少发作，预防复发和加重。

九、病例点评

本病例是分离性遗忘伴分离性漫游的典型案例，是分离性障碍分类的一种，目前临床上我们更多诊断分离性障碍，较少单独诊断分离性遗忘的亚型，这可能与分离性遗忘的患病率、就诊率、诊断率较低有关，也与分离性障碍较多的共病有关。该病的诊断，常需与癫痫、物质滥用、诈病等相鉴别，但其症状以遗忘为主，遗忘内容具有心因性特征，发作表现多具有戏剧性，每次发作均有明显的应激性事件，缓解期如常，不影响社会功能，因此不难诊断和鉴别。但需要注意的是，ICD-11 指出，如果患者的记忆缺失可被其他精神障碍的症状所涵盖，如分离性身份障碍、创伤后应激障碍等，不需要单独诊断分离性遗忘。同时，分离性漫游常与分离性遗忘伴发，本例正是如此。ICD-10 中，分离性遗忘患者如果存在漫游表现，应诊断为分离性漫游，但临床中分离性漫游的诊断很少见，为提高临床诊断的适用性，ICD-11 不再保留分离性漫游的单独诊断，将其以标注形式体现在分离性遗忘的诊断中，与 DSM-5 的处理类似：DSM-5 中分离性神游属于分离性遗忘症的一个亚型。

由于心理因素在发病中具有重要地位，分离性遗忘和分离性漫游以心理治疗为主。虽然很多患者的遗忘和漫游可以短期内自然缓解，但其反复发作的病程性质仍需进行深入的治疗和复发预防。本例患者的成长经历和发作过程，就很好地展现了一位分离性遗忘患者的心理病理学过程：在一个被忽视的成长经历中，姐姐作为重要客体在生命中具有重要意义，姐姐的过早去世，成为内心无法接受的打击。遗忘，作为一种保护性的应对方式，回避了丧失重要客体的巨大痛苦，导致了疾病的发生。而这种遗忘的应对方式，由于痛苦得以回避的负强化机制被固定了下来。之后再次出现类似无法面对的痛苦的时候，习惯化的应对方式就会自然呈现出来，导致了症状发作，并离合理的应对方式越走越远。同时，每一次能够引起发作的社会心理事件，也与患者早年经历导致的核心信念密切相关。心理治疗的过程就是和患者一起发现和理清这些心理病理学机制，形成个体化的个案概念化，以此找到治疗的要点，改善病理性信念系统和行为模式，建立合理有效的应对模式，促进信念系统和人格的积极发展。

希望通过这个案例促进精神科医生对于分离性遗忘和漫游的认识，提高规范化诊断和鉴别诊断的水平，加强对心理治疗的理解和重视。

参考文献

［1］陆林．沈渔邨精神病学（第6版）［M］．北京：人民卫生出版社，2018.

［2］喻东山．分离性遗忘的诊断和治疗［J］．医学与哲学，2017，8（38）：90-92.

［3］American Psychiatric Association.精神障碍诊断与统计手册（第5版）［M］．张道龙，译．北京：北京大学医学出版社，2014.

［4］Staniloiu A，Markowitsch HJ.Dissociative amnesia［J］.Lancet Psychiatry，2014，1（3）：226-241.

［5］Al-Mashkur NM，Hansen CM，Perczynski L，et al.Differential diagnoses of dissociative amnesia in a younger woman［J］.Ugeskrift for Laeger，2020，182（27）.V11190678.

［6］Sutar R，Sahu S.Pharmacotherapy for dissociative disorders：A systematic review［J］.Psychiatry Research，2019，281：112529.

［7］Thomas-Antérion C.Dissociative amnesia：Disproportionate retrograde amnesia，stressful experiences and neurological circumstances［J］.Revue Neurologique，2017，173（7-8）：516-520.

［8］Harrison NA，Johnston K，Corno F，et al.Psychogenic amnesia：syndromes，outcome，and patterns of retrograde amnesia［J］.Brain，2017，140（9）：2498-2510.

［9］Markowitsch HJ，Staniloiu A.Functional（dissociative）retrograde amnesia［J］.Handbook of clinical neurology，2016，139：419.

［10］Agenagnew L，Tesfaye E，Alemayehu S，et al.Dissociative Amnesia with Dissociative Fugue and Psychosis：A Case Report from a 25-Year-

Old Ethiopian Woman［J］.Case Reports in Psychiatry，2020，2020：1-7.

（病例提供：滕昌军　南京医科大学附属脑科医院）

（点评专家：王　纯　南京医科大学附属脑科医院）

病例 23　进食障碍（神经性厌食）

一、病历摘要

基本信息：女，10 岁，小学四年级学生，2020 年 7 月第一次就诊并住院。主诉：厌食、体重减轻 3 个月。

现病史：患者约 3 个月前可能因在意身材担心长胖逐渐出现进食减少，刻意地进行节食，但进食量差别不大，体重未见明显变化，未予以特殊重视。近 1 个月来上述表现逐渐加重，拒食含油食品，拒食肉类食品，鱼、蛋也不愿多吃，米饭发亮也认为有油不肯吃，觉得吃了上述食物后很有罪恶感，担心体重升高。无暴饮暴食及催吐、导泻等行为。目前，进食量明显减少，同时进行大量运动。体重明显下降，近 3 个月约下降 4kg，家属感觉其异常，于 2020 年 7 月 29 日首次来我院门诊就诊，诊断考虑"进食障碍"并收入住院。无明显情绪低落、烦躁不安，无兴奋话多，否认消极观念。患病以来，精神良好，睡眠良好，大小便正常。

既往史：既往体质可。否认结核史、肝炎史、伤寒史，预防接种史按要求，否认心脑血管、肺、肝、肾、内分泌等脏器重大疾病史，否认食物药物过敏史，否认输血史、外伤史、手术史，否认中毒史。

个人史：同胞 1 人，排行第一，自幼学习芭蕾舞，无其他特殊经历。平素性格内向，父母较严厉，对其要求高，家庭关系一般，互动较少。人际交往可，母孕及孕产期无特殊，幼年成长发育正常，小学四年级在读，学习成绩中等，无吸烟饮酒等不良嗜好。未婚未育无对象。月经史：未初潮。

家族史：无特殊。

体格检查：T 37.0℃，HR 61 次 / 分，R 18 次 / 分，BP 78/50mmHg，身高 155cm，体重 32.5kg，BMI 13.5。

一般内科查体无明显异常。

神经系统查体：眼球运动自如，直接间接对光反射灵敏，伸舌居中，颅神经检查未见阳性体征，四肢痛触觉对称存在，四肢肌力 5 级，肌张力适中，反射对称，双侧指鼻稳准，生理反射存在，双下肢病理征阴性，颈软，脑膜刺激征（﹣）。

精神检查:意识清，定向力准，精神可，接触合作，对答建立可，否认幻觉、妄想，患者对油脂类食物、肉类食物十分抵触，反复拒绝食用，体重已经低于正常值也反复担心自己会胖起来，存在持续害怕发胖的超价观念。每当要进食或想到进食的问题时感到紧张、害怕、担心，难以自控，甚至出现坐立不安表现。意志活动在控制体重和运动方面有所增强。自知力部分存在，有求治欲望。

二、辅助检查

血常规：白细胞 2.9×10^9/L，淋巴细胞比率 51.5%，单核细胞比率 2.2%，中性粒细胞数 1.26×10^9/L，单核细胞计数 0.06×10^9/L，血小板 114×10^9/L。

生化：谷草转氨酶 36U/L，乳酸脱氢酶 260U/L，磷酸肌酸激酶 350U/L，高密度脂蛋白胆固醇 2.48mmol/L，纤维结合蛋白 168mg/L，钙 2.72mmol/L，叶酸 23.05ng/ml。

尿常规、大便常规未见异常。

乙肝抗原、艾滋病病毒抗体、丙型肝炎抗体、梅毒螺旋体抗体、单纯疱疹病毒抗体均为阴性（﹣）。

心电图示：窦性心动过缓伴不齐，HR 57 次 / 分。

影像学检查：颅脑 CT：未见明显异常。

心理测验：

汉密尔顿抑郁量表（HAMD）总分：15 分。

汉密尔顿焦虑量表（HAMA）总分：17 分。

三、诊断

ICD-11 6B80.1 神经性厌食伴危险低体重。

诊断依据：

1. 患者女性，10 岁，小学在读。病史 3 个月。

2. 患者存在病态的有意减轻体重的观念，对部分食物十分抵触，反复拒食，存在持续害怕发胖的超价观念，体重指数低于 17.5。

3. 患者虽然已经明显消瘦，但仍觉得自己偏胖，对自己的体重和体型的体验障碍，持续地缺乏对目前低体重的严重性的认识，对他人的劝说有抵触情绪。

四、鉴别诊断

1. 器质性精神障碍 患儿病前无重大颅脑及躯体疾病，本次体格检查无阳性体征发现，近期无高热、头痛、外伤及感染症状。

2. 使用精神活性物质所致的精神和行为障碍 患儿病前无精神活性物质及非成瘾物质滥用史。

3. 神经性贪食和暴食障碍 患儿目前未发现明显进食量过多，也未发现催吐和导泄的行为，故暂不考虑。

4. 神经性呕吐 患儿目前暂未发现有呕吐的表现，故暂不考虑。

5. 抑郁发作 患儿无明显情绪低落表现，主要表现为对自己体重和饮食关注而出现情绪和行为反应，无明显兴趣减退、自责自罪等，故暂不考虑。

6. 适应障碍 患儿疫情期间活动受限，自觉不舒服、不自由，应与之鉴别，但患儿无明确的应激事件，自觉目前压力在可以接受范围内，进食问题和压力、心理、情绪等关系不大，故暂不考虑。

五、诊疗经过

入院后，予以氟西汀胶囊每日 20mg 改善进食障碍并签署超说明书用药告知书，患儿对治疗有抵触情绪，对进食存在不良认知，故联合心理治疗改善患者不良认知，制订进食计划。之后患儿对治疗较配合，能与医生探讨进食问题，诉自己不知何时起开始害怕食物，开始重视食物的卡路里，害怕自己变胖，自己也知道这样可能身体会受到影响，但无法改变自己的想法。

治疗 1 周后，患儿能够配合治疗，进食量较前无明显变化，对食物选择较高，大多进食蔬菜、瓜果等低脂食物，自觉进食其他含有油脂的食物便会紧张，害怕吃了以后会继续长胖。主动和医生进行沟通，自认为自己进食的问题可能因家庭环境有关系，感觉家里面父亲做家务、做饭很累，开始的时候想少吃一点给父亲减轻压力，后来越来越控制不住，吃的东西及种类也越来越少，虽然体重不断下降，但患者还是怕自己胖起来。

治疗2周后，患儿情绪波动较大，对治疗没有信心，进食量持续减少，父母反应患儿吃的食物种类越来越少，体重下降为31kg，较住院时32.5kg下降了1.5kg。患儿进食模式存在异常，又不愿他人干预自己的进食，告知患儿和家属，随着体重逐渐减轻可能出现电解质紊乱、贫血、低蛋白血症等表现，进行药物调整，停用氟西汀胶囊，予舍曲林片联合喹硫平片改善症状，规范患儿进食并加强心理治疗。

治疗1个月后，药物治疗予舍曲林每日100mg，予喹硫平每晚100mg治疗，患儿配合治疗，饮食方面有所增加，对饮食方面的认知有所改变，体重未再下降，对治疗有信心，情绪有所改善，觉得自己太瘦了，愿意按计划增加体重。

六、随访

治疗后定期门诊随诊，最近一次2020年12月30日，患者药物治疗：舍曲林片100mg，喹硫平片早上50mg，晚上125mg口服治疗，体重35.5kg，较治疗开始前增加3kg，恢复到起病开始前，能够坚持上学，情绪平稳，学习成绩可，与同学以及家人关系相处可。

七、病例分析

该病例患儿为10岁女孩，缓慢起病，体重明显低于正常范围，进食较少而且选择性高。患儿临床表现为限制进食量和选择性进食，即使体重明显低于正常水平，仍担心自己发胖，无明显的代偿行为，诊断考虑神经性厌食。神经性厌食多见于年轻女性，本病例为10岁女孩，起病年龄偏早，分析其病因可能和心理社会因素相关，生物学因素并没有特别的发现，该患儿自幼练习芭蕾舞，对体型要求较高，加上家庭原因，对自己进食较克制，后形成歪曲的认知和行为，但是经过治疗，患儿恢复尚可，但仍需进一步随访，并继续巩固和维持关于体重和自我体重管理因素正确的信念和态度。通过对该患儿的治疗和随访，我们能够具体观察到患儿的病因、疾病的变化，对治疗的反应，治疗方法的选择以及疾病的转归。当然，进食障碍，特别是神经性厌食，一定需要意识到治疗的风险，评估到躯体营养状态和生命体征，并及时和患方做好交流。

八、疾病介绍

进食障碍是典型的心理生理障碍，是近年来随着"瘦文化"在我国广泛传播而迅速增多的一种疾病。患者常因营养不良而产生多种躯体并发症，甚至因多器官衰竭而致死，其中，神经性厌食症病死率高达 5% ~ 20%。因此，该病严重影响着越来越多的青少年，特别是年轻女性的身心健康，正成为我国当今越来越严重的公共卫生问题，亟须防治。

进食障碍是指以反常的摄食行为和心理紊乱为特征，伴发显著体质量改变和（或）生理、社会功能紊乱的一组综合征，包括神经性厌食症、神经性贪食症、暴食障碍。进食障碍患者中女性明显多于男性，约为 11 ∶ 1，发病年龄早，发病的两个高峰年龄分别是 13 ~ 14 岁和 17 ~ 18 岁，美国成年人和青少年（13 ~ 18 岁）的终生患病率分别为 0.6% 和 0.3%，我国尚缺乏有关进食障碍的流行病学调查研究，2003—2013 年，北京、上海、湖南、浙江、江西、山东、安徽等地女学生（11 ~ 25 岁）采用进食障碍问卷进行调查，估计患病率为 1.47% ~ 4.62%。

神经性厌食症，是一类患者自己有意严格限制进食，导致体质量明显下降并低于正常，身体功能损害为特征的疾病。主要表现是患者强烈地害怕体质量增加，恐惧发胖，对体质量和体形的极度关注，有意造成体质量明显减轻，导致营养不良，进而造成累及全身各大系统的并发症，严重者造成多器官功能衰竭而死亡，被认为是最致命的精神障碍。目前，无论是美国还是国际诊断体系，均按照患者"有无规律的暴食或清除行为"将神经性厌食分为两个亚型，即限制型（restricting type，AN-R）和暴食 / 清除型（binge/purging type，AN-BP）。两者均表现为体质量过低。

DSM-5 较 DSM- Ⅳ中对神经性厌食的诊断变化为：①体重：DSM- Ⅳ中要求"低于正常体重的85% 或体重指数（BMI）≤ 17.5kg/m^2"，DSM-5 中要求"低于正常体重的最低值或低于儿童或青少年的最低预期值"，未制定量化标准；②内分泌改变：DSM- Ⅳ中要求"已有月经的女性至少 3 个月经周期停经"，而 DSM-5 中去除了闭经这个条件；③严重程度：DSM- Ⅳ中没有严重程度划分，而 DSM-5 中根据体重指数划分严重程度，轻度：BMI ≥ 17.00，中度：BMI 16.00 ~ 16.99，重度：BMI 15.00 ~ 15.99，极重度：< 15.00；④病程标准：DSM- Ⅳ 中无病程标准，DSM-5 中提出至少 3 个月的时间限定。

各诊断系统中关于神经性厌食诊断的比较见病例 23 表 1。

病例 23 表 1　各诊断系统中关于神经性厌食诊断的比较

项目	ICD-11	DSM-5	CCMD-3
低体重	低于正常体重的最低值，或低于儿童和青少年体重的最低预期值	低于正常体重的最低值，或低于儿童和青少年体重的最低预期值	体重低于期望值 15% 以上，或体重指数 ≤ 17.5kg/m², 或在青春期前不能达到所期望的体重增长标准，并有发育延迟或停止
主动采取的造成低体重的行为	有	有	有
体像障碍	有	有	有
内分泌障碍	无	无	有
对生长发育的影响	无	无	有
亚型划分	限制型和暴食 / 清除型	限制型和暴食 / 清除型	无
病程标准	3 个月	3 个月	3 个月
严重程度标准	轻、中、重、极重	轻、中、重、极重	无

注：ICD-11 为国际疾病分类第 11 版；DSM-5 为美国障碍诊断与统计手册第 5 版；CCMD-3 为中国精神障碍分类诊断标准第 3 版。

进食障碍在治疗方面应遵循 3 个治疗原则。①多学科协作治疗的原则：参与协作的专业人员通常涉及精神科医生、内科 / 儿科医生、营养师、心理治疗师和社会工作者。各专业学科之间保持沟通交流，准确评估患者，及时调整治疗计划；②全面评估的原则：详细评估可为进一步的综合治疗方案提供依据。除了治疗前评估外，在治疗过程中也要对患者发生变化的躯体和精神症状进行评估，尤其是再喂养综合征等应尽早识别和治疗；③综合治疗的原则：包括营养治疗、躯体治疗、精神药物治疗和社会心理干预。这些治疗方法在疾病的不同阶段侧重点不同，在治疗过程中需定期评估患者的状况，以调整治疗方法的侧重点。综合治疗原则对于促进疾病缓解和防止复发至关重要。

神经性厌食症患者中，约有 50% 结局较好（包括体质量增加），25% 的患者结局中等，其余 25% 结局很差；病死率高达 5% ~ 20%。很多神经性厌食症患者在疾病恢复期时出现贪食现象。预后良好的指征有体质量不过低，无严重的躯体并发症，有一定自控力，有家庭或朋友支持。临床结局不理想与起病年龄较晚、病程较长、最低体质量较低、体质量恢复后体脂含量较低、家庭关系紊乱，以及共病心境障碍、人格障碍及乙醇和物质滥用有关。

九、病例点评

本例是进食障碍中的神经性厌食的典型案例，起病年龄较小，这需要我们注意，进食障碍的年轻化倾向。进食障碍是复杂得多因素疾病，目前其病因仍然未完全阐明，但可以确定其病因与生物、心理、社会文化因素密切相关。

在过去的几十年中，回顾性和前瞻性纵向研究增强了我们对进食障碍危险因素和发病模式的理解，但以往我们更多的关注进食障碍的某一个领域，而对于进食障碍的治疗，理想的效果需要我们采用生物—心理—社会模式进行干预。进食障碍是精神科死亡率最高的严重精神障碍，而且在迅速蔓延，严重影响青少年和女性的身心健康，而目前大多数精神科医生关注生物学方面，忽略了心理社会学因素。

与其他精神障碍不同的是，其生理紊乱所致的躯体并发症可累及全身各大系统、器官，因此在确定治疗方案前有必要对患者进行全面评估：因进食障碍患者会有涉及生命安全和躯体健康的问题，因而躯体评估最为重要，需首先考虑；对无生命危险的患者，进行全面心理评估十分重要，内容包括患者个体评估、家庭评估和治疗动机评估，这些将有助于治疗团队更好地理解患者的心理行为问题。神经性厌食的治疗一般包括营养康复和心理治疗。营养康复时需要监测患者的躯体并发症及再喂养综合征。美国精神病协会、英国国家卫生医疗质量标准署、进食障碍学会的实践指南一致推荐营养康复（包括饮食监管及禁止暴食和呕吐行为）作为促进低体质量神经性厌食患者体质量增加的一线治疗。通过体质量恢复可以纠正神经性厌食导致的多种生理问题，再喂养如果过快或过迅猛可能会引起有潜在致命危险的再喂养综合征。再喂养综合征是一种临床上的并发症，表现为营养不良患者在营养康复过程中出现的水和电解质代谢变化。当神经性厌食患者有严重躯体并发症却抗拒治疗时，可能需要住院治疗来增加体质量。

参考文献

［1］孔庆梅.中国进食障碍防治指南［J］.中华精神科杂志,2018,51（6）：355-358.

［2］高一鸣，陈珏.进食障碍发病危险因素的新进展［J］.上海交通大学学报（医学版），2019，39（4）：432-435.

［3］陈珏.进食障碍诊疗新进展及其对全科医生的启示[J].中国全科医学，2019，22（8）：873-881.

（病例提供：敬　攀　宁波市康宁医院）

（点评专家：张　斌　南方医科大学南方医院）

病例 24 　酒精依赖

一、病历摘要

基本信息：男性，50 岁，工人，初中文化，2019 年 10 月第一次就诊。主诉：饮酒史 20 年，加重伴行为异常 5 年，精神异常、发作性抽搐 2 天。

现病史：患者于 20 年前因下班后自觉身体乏累开始间断饮酒，每晚约饮 52° 白酒二两，酒后直接睡觉，第二天可正常工作。近 5 年饮酒量逐渐增加，平均饮酒量为白酒 8 两 / 日。一顿不饮酒就会心烦、坐立不安、手抖、头痛。多次因家人劝阻而发脾气，甚至动手打人。近期更加嗜酒如命，因"藏酒、偷酒"，家人已无法计算其饮酒量，且经常空腹饮酒。与他人交流变少，反应极慢，有时不能正确回答问题，常以"嗯、噢"等词回答，或者不回答，已严重影响正常生活和工作。家人带其到医院检查身体，发现其肝功能明显异常，遂强制给其戒酒，停酒一天后患者渐出现心慌、手抖、大汗淋漓、大口喘粗气。后症状逐渐加重，意识不清，称能看见地上有虫、蛇、怪物在爬，称家人是"妖怪"，还能听见已故的人和自己说话，内容多是要将自己"带走"，言语凌乱且多模糊不清，表情恐怖，情绪极其激动，整夜无法入睡。入院前患者突然出现发作性肢体抽搐、面色青紫，将舌头咬伤，伴二便失禁，发作持续 3 ~ 5 分钟。家人遂带患者来我院急诊科就诊。自饮酒以来，记忆力明显下降，注意力不能集中，现已无法正常工作。常年腹痛、腹泻、尿频，进食量少，体重在近五年内下降 10kg，睡眠尚可。未进行过正规戒酒指导及治疗，否认酒精以外的镇静催眠类物质使用。入院前无感冒、发热、感染史。急诊以"酒精依赖"收入我科。

既往史：既往高血压病史 10 年，最高可达 165/110mmHg，每日口服厄贝沙坦150mg，血压控制欠佳。否认糖尿病、心脏病病史，否认手术、外伤史，否认输血史，否认食物、药物过敏史。既往吸烟史 20 余年，现平均 20 根 / 日。否认精神活性物质滥用史，无疫区旅居史。

个人史：出生于当地，母孕及孕产期无特殊，幼年成长发育正常，平素性格内向，

183

人际关系尚可，否认宗教信仰。初中文化，上学期间成绩中等。生活中无特殊遭遇，未受过重大刺激。父母身体健康，配偶身体健康，育有 1 子，现与配偶共同生活。

家族史：否认两系三代精神疾病史。

体格检查：T 37.7℃，HR 96 次 / 分，R 25 次 / 分，BP 145/95mmHg。

一般情况：体型消瘦，面色苍白，皮肤湿冷，被动体位，平车推入，接触被动，检查不能完全配合。

精神检查：意识清晰度下降，接触困难，交流不畅，理解领悟力差，时间、人物、地点定向力完成困难，注意力、记忆力下降，出现幻听、幻视，未查及明确的妄想内容，情绪不稳定，紧张、焦虑、易激惹，行为紊乱，自知力不全。

神经系统查体：双眼眼球水平震颤，双侧瞳孔等大等圆，直接、间接对光反射存在，无构音障碍，双侧鼻唇沟对称，伸舌居中，咽反射存在，悬雍垂居中，粗测四肢痛触觉减退，粗大震颤，四肢腱反射对称，双侧 Babinski 征（–），生理反射存在，双下肢病理征（–），颈软，脑膜刺激征（–）。

一般内科检查：腹部触诊剑突下压痛，其余检查未见异常。

二、辅助检查

尿常规、甲功、肾功能、离子、血脂、血糖、肝炎、梅毒、叶酸、维生素 B_{12}、同型半胱氨酸等检测无异常。

血常规：白细胞计数 12.9×10^9/L，中性粒细胞计数 7.92×10^9/L。

心电图：窦性心律 96 次 / 分，ST 段压低。

生化系列：谷丙转氨酶（ALT）81U/L、谷草转氨酶（T）237U/L、γ – 谷氨酰转肽酶 79U/L。

头部 MRI：双侧额顶区、基底节区、侧脑室旁多发腔隙性脑梗死，部分软化。

脑电图：基本节律为 8 ~ 10Hz 的低至中波幅 α 节律，调节不佳，顶枕导联可见 3Hz 的高波幅尖波阵发出现。

胸部 CT：未见著征。

腹部超声：轻 – 中度脂肪肝。

酒精使用障碍筛查量表（AUDIT）：8 分。

临床酒精戒断量表（CIWA-Ar）：13分。

三、诊断

ICD-11 6C40.20 酒精依赖，目前使用，持续性。

ICD-11 6C40.42 酒精戒断伴抽搐。

ICD-11 6C40.5 酒精所致谵妄。

诊断依据：

1. 患者中年男性，存在长期大量饮酒史，急性戒酒后发作。

2. 症状标准

（1）长期饮酒史20年，嗜酒5年，饮酒时间延长，饮酒量增大，空腹饮酒，藏酒、偷酒。

（2）精神症状：情绪不稳，易激惹，淡漠，孤僻，自知力差。

（3）认知症状：记忆力下降，反应慢，注意力不集中。

（4）躯体化症状：停酒后出汗，手抖，心慌，抽搐。

3. 严重程度 社会功能严重受损，生活质量下降。

4. 辅助检查 生化结果提示肝功能受损，腹部超声示脂肪肝，头部MRI示多发陈旧腔隙性脑梗死，脑电图示癫痫发作阵挛后期表现。

四、鉴别诊断

1. 器质性精神障碍

（1）脑器质性疾病：①阿尔茨海默病：阿尔茨海默病患者存在记忆力、智力、定向力障碍。在疾病晚期，随着判断力、认知力的下降，患者可出现幻觉和妄想等精神症状和帕金森病样表现，部分患者可出现癫痫发作，这些症状与酒精依赖和酒精戒断后的震颤谵妄相似，需要进行鉴别。结合阿尔茨海默病的疾病特点和影像学检查，阿尔茨海默病好发于老年人，患者的年龄不是阿尔茨海默病的好发年龄，患者头MRI未显示与症状相匹配的皮质萎缩，故排除；②脑血管疾病所致的神经认知障碍：患者有高血压病史，血压控制欠佳，这是脑血管疾病的危险因素，脑血管疾病所致的神经认知障碍夜间可出现谵妄状态，少数患者可出现与酒精依赖相似的情绪不稳和情感失控等问题，应通过既往病史和影像学检查鉴别。患者既往无卒中或短暂性脑缺血发作的病史，目前也无急性脑梗和脑出血体征，患者头 MRI 未发现新发脑梗和脑出血征象，可以排除；③颅内肿瘤所致的精神症状：颅内肿瘤可损害和压迫正常脑内组织，出现局灶性神经系统症状、癫痫发作或精神症状，通过影像学检查可以鉴别。

（2）其他器质性疾病：①低血糖、肝性脑病和糖尿病酮症酸中毒等疾病，严重时患者会出现意识障碍，其产生的精神症状与酒精戒断症状相似，且患者体型消瘦，肝功能异常，需要通过既往史的询问及相关检查排除以上疾病。患者既往无糖尿病病史，此次血糖值在正常值范围内，尿糖（－），肝脏超声结果与肝性脑病肝脏超声结果严重程度不符，可以排除；②躯体感染所致的神经认知障碍：急性躯体感染所致神经认知障碍可导致意识障碍、情绪紊乱和精神病性症状，通过询问病史、影像学检查和神经系统查体可排除感染所致的神经认知障碍。

2. 其他精神活性物质戒断所致精神障碍　镇静剂、催眠药或抗焦虑药戒断产生的综合征与酒精戒断综合征非常相似。需要通过有针对性的既往史询问进行排除。

3. 混合性酒精与药物过量也需要通过有针对性的既往史询问进行排除，若家属无法告知使用情况，也可以通过化验血液物质含量的手段进行排除。

4. 精神分裂症　患者社会功能受损，反应变慢，存在视幻觉和听幻觉，内容生动丰富，需要与精神分裂症相鉴别。通过对病史的询问，患者无精神分裂症家族史，且患者的精神症状发生时间与戒酒时间存在时间先后关系，病情的消长也与戒断时间相平行，可以排除精神分裂症。

五、诊疗经过

1. 一般处理　一般注意事项：保持环境安静、温暖，光线昏暗，并加强看护。保持高热量、高蛋白、低脂饮食，口服补充维生素 B、维生素 C、维生素 K 及叶酸。监测血压、血氧浓度，血糖，防止低血糖、水电酸碱平衡紊乱及感染，特别是肺部感染。

2. 戒断症状处理

（1）震颤谵妄：①地西泮静脉注射：开始 10mg，第一天每隔 4 小时给药 5mg。后每隔 6 小时给药 5mg。入院第 6 日，谵妄症状消失后停药；②控制精神症状：氟哌啶醇 2mg，3 次 / 日。

（2）酒精性癫痫：丙戊酸钠 500mg/ 日。

3．戒酒　加强监护，每日晨起口服戒酒硫 250mg，嘱患者禁酒。

六、随访

出院两周后由家属陪同复诊，患者对发作时经历不能全部回忆，躯体化症状改善。经精神科查体显示患者意识清晰，定向力佳，幻觉消失，恐惧及焦虑消失，注意力、记忆力有所改善。神经系统查体显示患者颅神经检查未见阳性体征，粗大震颤消失，粗测四肢痛触觉减弱，有肢体麻木、针刺样感觉。对患者进行宣教，重点强调戒酒的必要性，坚定其戒酒信心。之后未能坚持复诊。3 个月后电话随访，患者出院两个月后复饮，每日饮白酒半斤至一斤，没再发生过抽搐、幻觉和意识障碍，经常恶心、头痛、指尖麻木，偶尔手抖。患者当时已无戒酒打算，家人放弃协助患者戒酒的意愿。

七、病例分析

该病例患者为中年男性，饮酒 20 余年，饮酒量逐渐增加。此次因非正规戒酒引起的震颤谵妄和抽搐发作等症状而急诊入院。通过影像学检查和离子血糖等检验，排除器质性疾病所致精神障碍，结合详细的病史询问，考虑患者存在持续性酒精依赖，目前为酒精戒断所致的震颤谵妄和癫痫发作。

通过对患者整个病程的详细询问，我们可以了解酒精依赖的发展过程。从初期的间断饮酒到后来的持续性饮酒，患者产生了强烈的心理渴求和躯体性依赖，控制使用的能力受损，并出现了一系列躯体症状。该患者因突然的断酒产生了丰富而严重的戒断症状，此次入院要在紧急处理患者戒断症状，保证生命安全，防治并发症的前提下，对患者的酒精依赖进行干预，提高患者生命质量。

八、疾病介绍

酒精是目前世界上使用最广泛的精神活性物质之一。导致饮酒相关问题的原因比较复杂，一般认为是生物、社会文化、心理等多种因素相互作用的结果。

酒精是中枢神经系统抑制剂，在饮酒过程中，随着血液酒精浓度的增高，依次抑制大脑皮质、皮质下结构、脑干。酒精对于中枢神经系统的作用可能是通过作用一些通道的受体实现的，包括易化 γ 氨基丁酸（GABA）受体产生镇静、催眠作用，抑制 N- 甲基 -D- 天冬氨酸（NMDA）受体介导的谷氨酸传导，产生遗忘，促进多巴胺（DA）受体的释放，强化酒精所致的快感，产生犒赏作用，易化 5- 羟色胺受体增加边缘系统多巴胺释放等。

当饮酒达到一定量和时间后，饮酒者对饮酒行为丧失控制能力，产生酒精依赖。酒精依赖患者的饮酒方式固定，所以会出现在不恰当的时间和地点饮酒的情况，这与维持体内酒精浓度，防止戒断症状的发生有关。患者还会出现人格改变，为了饮酒可以不顾一切，甚至去偷盗，明知饮酒会对身体造成影响或已经产生严重后果，但仍然饮酒。患者早期的酒精耐受性逐渐增加，晚期因机体功能下降等原因，对酒精的耐受性也下降，此时易发生急性酒精中毒。

酒精依赖患者停止或减少饮酒量后会出现戒断反应，主要包括单纯性戒断反应、震颤谵妄和癫痫样发作，特点如病例 21 表 1 所示。

病例 21 表 1　酒精依赖患者停止或减少饮酒量后出现戒断反应

	单纯性酒戒断反应	震颤谵妄	癫痫样发作
发生时间	断酒后 6 ~ 12 小时	断酒后 48 小时	断酒后 12 ~ 48 小时
持续时间	4 ~ 5 天	2 ~ 3 天	5 ~ 15 分钟
表现	手、舌或眼睑震颤，伴有恶心、呕吐、头痛、失眠、焦虑等自主神经功能紊乱症状，少数患者可有短暂性知觉障碍	意识模糊，定向力障碍，和大量恐怖性幻觉，全身肌肉粗大震颤，自主神经功能紊乱。部分患者可因高热、呼吸衰竭、外伤等原因而死亡	多为大发作，意识丧失，全身骨骼肌持续性收缩、唾液大量分泌而口吐白沫、二便失禁、甚至会咬伤舌尖，可反复发作，严重者可发生生命危险

酒精还可以导致其他脏器损害，如肝脏、胰脏、消化道、心脏、脑和神经等。特点是个体差异大、各脏器损害不平衡。以神经系统举例，长期大量饮酒者因饮食结构改变和对食物的消化、吸收功能受损造成的低营养状态，影响神经系统的功能及结构，可引起 Korsakoff 综合征、Wernick 脑病、酒精性末梢神经炎。酒精所致的脏器损害产生的症状一般在戒酒后改善速度较快，如酒精所致的肝脏损伤后发生的黄疸、腹水等。

酒精依赖通常需要通过患者的一般情况、病史、体格检查、精神检查、辅助检查、心理测评等进行诊断和鉴别诊断，其中以病史的采集最为重要，应着重询问患者的饮酒史、饮酒量、饮酒方式、家族史、戒断史、躯体疾病、其他物质滥用史。

关于酒精使用障碍的治疗，除对酒精所致其他躯体障碍的对症处理外，主要包括酒精急性中毒的治疗、戒断症状的处理、戒酒及社会心理干预。

1. 急性中毒的治疗　急性中毒可根据其严重程度，轻者可在保持适当环境、加快代谢的条件下进行观察，严重者可使用阿片受体拮抗剂纳洛酮肌内注射或静脉滴注进行急救。

2. 戒断症状的治疗

（1）单纯戒断症状可足量短期使用与酒精药理作用相似的苯二氮䓬类药物来解除酒精的戒断症状。

（2）震颤谵妄患者因其存在较为严重的意识障碍和行为紊乱，需要加强看护，以免患者发生自伤等意外。由于其大量出汗、体温调节问题，应注意适当补液和保温。同时，由于机体处于应激状态，存在免疫功能问题，应注意预防各种感染。镇静多考虑苯二氮䓬类药物。控制精神症状可选用第二代抗精神病药物，剂量无须过大，根据症状调节剂量。精神症状控制后逐渐停药，无须长期服药。

（3）癫痫发作可选用苯巴比妥类药物。已发生癫痫的患者初期就应使用大剂量的苯二氮䓬类药物，或戒酒前4天使用丙戊酸钠等抗癫痫药物。

3. 酒精依赖的治疗　酒精依赖患者可使用酒增敏药（戒酒硫、柠檬酸氰氨化钙及呋喃唑酮）、抗酒渴求药（纳洛酮、乙酰高牛磺酸钙）来提高戒酒效率，降低复饮发生。

4. 社会心理干预　酒依赖原因复杂，不能只靠药物治疗解决所有的问题。还需要通过社会心理干预建立和强化戒断动机、增强患者信心、减少复饮的可能。

酒精戒断所致的一系列症状若治疗及时，治疗方案合理，多不会存留严重后遗症。酒精依赖病因复杂，患者对其严重程度往往缺乏准确的认知，治疗的依从性也并不高，戒酒成功率较低，戒酒后复饮的可能性较大，多数患者都有多次戒酒失败经历。

九、病例点评

这是一个酒精依赖患者断酒后出现酒精戒断反应的案例。在这个案例中，我们可以观察到酒精依赖较为典型的临床表现和丰富的戒断症状。该病例的诊断采用的是ICD-11诊断标准，在ICD-11诊断标准中，对酒精依赖的描述是长期饮酒形成的一种失调性障碍，强调的是一种主观上对饮酒的强烈渴求，且伴有躯体性依赖。该病例突出了患者的饮酒渴求，描述了患者断酒后的一系列戒断症状。在酒精使用障碍的患者中，单独因酒精依赖而就诊的患者比例较低，通常是在发生戒断反应或急性酒精中毒后就诊。酒精使用障碍患者多为中老年男性，常伴有多种躯体疾病，在诊疗过程中，临床医生需注意疑似诊断的排除，防止误诊和漏诊。多数疑似诊断是可以通过针对性的病史采集进行鉴别的，如酒精依赖合并其他物质的滥用等。还有部分器质性疾病需要辅助检查和系统查体进行鉴别，如脑血管疾病所致的神经认知障碍等。在精神科检查中，标准化量表可以帮助我们对疾病严重程度进行评估，量表的选择和使用也是精神科医生需要掌握的一项重要的技能。在此病例中应用到的量表为酒精使用障碍筛查量表（AUDIT）和临床酒精戒断量表（CIWA-Ar），分别用以判断患者酒精依赖严重程度和戒断症状严重性。

临床医生通常需要根据戒断症状的种类、症状持续时间及严重程度来判断治疗方案和救治速度。此病例中患者出现的谵妄状态和癫痫发作都达到了容易危及生命的程度，属于精神科比较危急的情况。在救治过程中，应以防止发生生命危险为首要目的。在临床中，苯二氮䓬类药物，如地西泮，抑制戒断症状、镇静和防止癫痫发作的效果较好，但由于酒精依赖患者存在成瘾性特殊体质，所以在治疗过程中要防止发生苯二氮䓬类药物的依赖，使用时间不宜超过一周。酒精所致的幻觉等精神病性症状持续时间一般不长，短期小剂量服用不良反应较小的第二代抗精神病类药物可有效地控制。酒精对多种脏器有毒性作用，造成的部分损伤症状会随着戒酒而得到不同程度的缓解。在诊疗过程中，应根据症状的严重程度和对疑似诊断的鉴别，请其他相关科室进行协助诊断和治疗。酒精对神经系统的影响较普遍，且对患者社会功能损害程度较重，所以在酒精依赖患者的治疗过程中应常规补充 B 族维生素。

酒精戒断症状的处理虽然较急，但与指导戒酒的难度相比简直就是冰山一角。酒精依赖的原因复杂，戒酒后复发仿佛已经成为一种不可避免的结果。酒精依赖患者已经存在的个体易感性和稳定的饮酒环境无法轻易改变，且患者在病程中往往也形成了不同程度的人格改变，这些因素都使得戒酒的难度增加。所以，在戒酒过程中，应对患者及家属进行必要的告知，防止其过早的失去戒酒信心。

希望这个案例能够帮助精神科医生更加全面的了解酒精依赖的相关问题，为疾病的诊断提供思路，为进一步的治疗提供参考。

参考文献

［1］WHO.International Classification of Diseases 11（ICD-11）Beta Draft. https：//icd.who.int/dev11/1/1-m/en.2018.

［2］陆林.沈渔邨精神病学（第6版）［M］.北京：人民卫生出版社，2017.

［3］美国精神医学学会.精神障碍诊断与统计手册（第5版）［M］.张道龙，等，译.北京：北京大学出版社，2015.

［4］郝伟，陆林.精神病学（第8版）［M］.北京：人民卫生出版社，2018.

［5］Klimkiewicz Anna，Jakubczyk Andrzej，Mach Anna.Psychometric properties of the polish version of the Alcohol Use Disorders Identification Test（AUDIT）［J］.Drug and Alcohol Dependence，2021，218.

［6］Eloma，Tucciarone，Hayes，et al.Evaluation of the appropriate use of a CIWA-Ar alcohol withdrawal protocol in the general hospital setting［J］. The American Journal of Drug and Alcohol Abuse，2018，44（4）：418-425.

（病例提供：李　婷　哈尔滨医科大学附属第一医院）

（点评专家：夏　炎　哈尔滨医科大学附属第一医院）

病例 25　酒精所致精神障碍

一、病历摘要

基本信息：男，48 岁，汉族，已婚，黑龙江哈尔滨市人。病史叙述人：患者爱人。

主诉：饮酒 8 年，戒酒后言行异常、情绪不稳 1 周。

现病史：患者 8 年前开始饮酒，每次白酒 6 两或啤酒 6 瓶，均为独饮，晨起即有寻酒现象。1 周前戒酒，并感冒，低烧。同时有言行异常，表现为紧张不安，目光游移，告诉妻子"闯祸了，我泄密了，会被调查"。第二天即称"外面有人来调查我了"，让妻子出去查看，当天在家中无故磕头，口称"解救出来了，谢谢你"等语。2014 年 8 月 20 日患者再次出现紧张不安，认为有人害他，将妻子赶走，同时口称"我儿子被清华录取了、核战争"等，在家中辱骂同事，大喊大叫并无目的乱走，摔砸东西，不慎被玻璃碎片割伤右手多处、擦伤全身多处。急送至西安市精神卫生中心，建议先处理外伤，遂至我院急诊，行清创缝合。2014 年 8 月 21 日夜间，患者表现发呆、不言不语，目光敌对，不认识妻子，口称"大家都在演戏"并趴在地上。为进一步诊治，家属带其来我院就诊，门诊以"应激障碍、精神分裂样精神病"收住。发病以来食欲尚可，精神休息差，体重无明显变化，大便正常，小便正常。

既往史：否认肝炎、结核及其他传染病史，否认高血压、糖尿病史。入院前 2 天不慎划伤手指、手掌多处，于我院急诊清创缝合。否认输血史，否认食物、药物过敏史，预防接种史不详。

个人史：家中排行老大，足月难产，幼年生长发育正常，生于黑龙江哈尔滨市，久居西安。适龄上学，学习成绩尚可，本科学历，原为外科医师，现无业。无疫区、疫水接触史，吸烟 30 余年，平均 30 支 / 日，未戒烟。饮酒史 8 年，白酒 6 两 / 日或啤酒 6 瓶 / 日，1 周前开始戒酒，适龄结婚，配偶健在，夫妻感情佳，1 子健在。否认精神活性物质接触史，病前性格暴躁。

家族史：父母健在，1 姐 1 弟健在。一姨妈有精神异常史，已走失。否认其余神经精神疾病家族史。

体格检查：T 37.5℃，HR 110 次 / 分，R 20 次 / 分，BP 105/75mmHg。

精神检查：

一般状况：意识清楚，接触一般，妻子扶入诊室，衣冠整洁，年貌相称，表情平淡，接触敌对，讲述病情时烦躁，对答欠切题，注意力不集中，地点、人物定向力良好。

认识活动：思潮语量减少，语速缓慢，理解、领悟力粗测正常。病程中存在被害妄想、牵连观念，存在紧张不安、发呆、孤僻表现。否认其余幻觉、妄想症状。

情感活动：情感反应不协调，情感淡漠，无内心体验。情绪不稳、易怒，有打砸行为。

意志行为：行为紊乱，无故磕头、趴在地上。生活能够自理，入院后未见冲动消极行为。

自知力：不存在。

二、辅助检查

腹部超声：肝大小正常，脂肪肝（轻度），胆囊未充盈，胰、脾、双肾大小正常，图像未见异常。

甲功五项、自身免疫抗体系列、脑电图大致正常。

心电图：大致正常。

头颅 CT：未见明确病变。

胸部 CT：右肺中叶淡薄小结节，多考虑炎性。

肝功能：总蛋白 59.3g/L，白蛋白 38.5g/L。

血常规：血细胞比容 0.228，血红蛋白 56g/L，平均血红蛋白 16.8pg。

离子：钙离子 2.0mmol/L，钾 2.9mmol/L。

阳性与阴性量表评分（PANSS）：阳性因子分：26 分，阴性因子分 24 分，一般精神病理因子分：32 分。

汉密尔顿抑郁量表（HAMD）总分：14 分。

汉密尔顿焦虑量表（HAMA）总分：20 分。

三、诊断

ICD-11 6C40.20 酒精依赖，目前使用，持续性。

ICD-11 5C77 低钾血症。

诊断依据：

酒依赖、酒精戒断综合征：患者长期饮酒（饮酒史 8 年，每日 300g），已经形成固定的饮酒模式（晨饮酒），自己无法控制，而且饮酒已经成为高于事业、家庭和社交的活动。患者在戒断后出现了自主神经紊乱的表现，随后开始出现体温增高、意识狭窄以及幻觉和妄想症状。此外，患者合并纳差所致代谢问题（贫血、营养不良、电解质紊乱）。贫血、低钾血症：因饮酒导致的长期食欲下降，摄入减少，体型消瘦，急查血常规以及离子血细胞比容 0.228，血红蛋白 56g/L，平均血红蛋白 16.8pg，钙离子 2.0mmol/L，钾 2.9mmol/L。

四、鉴别诊断

1. 器质性精神障碍　患者起病急促，体温升高，但是入院后完善脑脊液检查（包括自身免疫性脑炎抗体）、头颅影像检查未有异常。

2. 进食障碍　患者纳差、营养不良，血液系统内分泌系统等均受影响，但是均继发于长期饮酒以及纳差，故不考虑。

3. 躁狂发作　患者虽然有情绪不稳、行为冲动的表现，但是缺乏明显的高涨心境体验，不符合诊断标准。

4. 急性精神障碍　患者存在幻觉、妄想以及牵连观念，但是上述表现可能是其急性酒精戒断或者躯体疾病继发所致，故暂不考虑。

五、诊疗经过

患者入院后急查血常规、肝肾功以及离子后补充诊断贫血、低钾血症。根据患者病情，予地西泮 10mg/ 晚（肌内注射），同时联合奥氮平 10mg/ 晚、口服氯化钾溶液、铁剂、叶酸、维生素 B_{12} 等治疗，同时必要时肌内注射氟哌啶醇注射液 10mg 控制冲动激越。入院第五日，患者仍有行为反常、冲动、意识狭窄，坐立不安的表现，同时在病房四处寻酒甚至闻吸酒精消毒棉球。监测体温 37.6℃，完善脑脊液检查后病毒系列、自身免疫性脑炎系列无异常，调整治疗方案为地西泮 5mg/ 晚肌内注射；多塞平 25mg/日，3 次 / 日；盐酸硫必利 0.1g/ 次，3 次 / 日；日间氯硝西泮 2mg 控制冲动行为。复查血常规平均血红蛋白 17.7pg，平均血红蛋白浓度 234g/L，红细胞计数 3.34×10^{12}/L，血液科会诊按建议输注悬浮红细胞 2U。治疗 2 周后患者精神状态较好，夜间休息较入院明显改善，接触较入院明显改善，表情自如，言行基本恢复正常，夜间偶有烦躁的表现。不再有喝酒、找酒的行为。同时完善血常规、离子、肝功等检查，相关指标基本恢复正常。出院后继续使用多塞平 25mg/ 日，3 次 / 日；盐酸硫必利 0.1g/ 次，3 次 / 日；琥珀酸亚铁 0.1g/ 次，3 次 / 日；叶酸 10mg/ 次，3 次 / 日；维生素 B_{12} 2μg/ 次，2 次 / 日；氯硝西泮 2mg/ 次，1 次 / 晚。

六、随访

出院随访 2 年，期间患者家属严格管理，未再有饮酒行为，偶尔失眠，能够照顾家人生活，逐渐减停相关药物。可惜的是，患者已经不能如以往完成很多精密动作，故未能继续从事外科职业。2 年后逐渐失访。

七、病例分析

该患者为中年男性，以持续 8 年余的频繁饮酒为最主要的临床表现，患者已经形成了固定的饮酒模式，饮酒量也有增加的表现并且停饮时出现了戒断症状如震颤、情绪不稳、自主神经功能改变等表现甚至出现了体温升高、意识障碍、幻觉和妄想等临床表现，符合临床酒依赖、酒精戒断的表现。在饮酒行为的基础上，患者合并有营养不良、离子失衡乃至贫血等症状。因此，虽然首先考虑酒精使用相关障碍，但还是完善了包括脑脊液检查等排除了器质性疾病。在治疗上，依托综合医院的优势，积极治疗酒依赖，处理戒断反应的同时，处理酒精中毒所致的精神障碍以及躯体并发症非常重要。

通过本病例的治疗及随访，我们能够意识到酒精依赖者的治疗往往并非单纯治疗酒依赖那么简单，而是要综合考虑躯体、神经系统以及精神损害。因此，在全面的体格检查、神经系统查体和精神检查外，完善的辅助检查是必不可少的。要根据患者的整体状况来选择多学科的共同参与，从营养支持—躯体疾病治疗—精神障碍治疗三个维度来解决酒精所致问题。戒断早期可以使用足量苯二氮䓬类药物解决戒断症状，在戒断后期可以使用抗抑郁药物解决患者抑郁 / 焦虑情绪、抗精神病药物处理继发的幻觉、妄想等精神症状，同时应积极治疗继发的贫血、电解质紊乱等。

八、疾病介绍

酒精所致精神障碍相关问题往往是一个综合体，包含了躯体健康问题、精神心理问题，也可以是有害的行为问题。患者一般会表现为酒依赖和酒滥用的相关临床特征，如固定的饮酒方式、特征性的渴求饮酒行为、酒精耐受增加以及戒断症状。患者虽然可能主观、客观地出现戒断，但是往往会为了减少戒断反应而饮酒，最后出现渴求行为、反复戒酒失败。酒依赖的有害性除了这种行为模式改变外，体现在酒精所致躯体疾病例如消化系统、心血管系统以及神经系统。在神经系统中较为特殊的是酒精性记忆障碍，包括 Korsakoff 综合征，表现为记忆障碍、虚构以及定向障碍以及 Wernick 脑病，表现为眼球震颤、眼球不能外展和明显的意识障碍。此外，酒精所致精神障碍例如酒精性癫痫、酒精性幻觉症和酒精性谵妄往往也较为常见。因此，治疗过程中积极治疗原发疾病和并发症，需要与营养科、内科通力合作，一般早期应该以内科问题为主，后期才是精神心理科处理酒精依赖问题。

九、专家点评

在 ICD-11 中，酒精使用障碍更加强调物质的有害使用，即患者已经无法控制自己的行为，对饮酒渴求，无法控制，甚至形成了固定的饮酒模式，如晨饮等，已经无法去完成事业、家庭和社交活动。酒精使用障碍中另一个重要的问题是不同程度的戒断反应，该患者由早期的轻微戒断反应如自主神经功能异常到后期的比较严重的震颤谵妄，出现了幻觉、意识程度下降、情绪激越等，同时也有体温升高的表现。本病例是一个酒依赖、不同程度酒精戒断反应的比较典型的病例。通过该病例，我们意识到了对酒依赖患者而言，固定的饮酒方式、特征性的寻求饮酒行为、戒断症状以及避免戒断而饮酒是一个综合的循环反复的表现，患者会有戒酒的尝试，但是如果缺乏合理的管理，很可能再次饮酒。这种行为特点将依赖与滥用构成了一个连续谱，因此新的诊断标准中更强调酒精的有害使用模式。另外，该患者因为酒精的有害使用，虽然后期药物治疗以及良好的家庭支持能够控制酒依赖症状，但是对其所造成的后果是不可逆的：酒精所致的相关中枢、末梢神经损伤使患者已经无法再从事外科相关的精密工作，这更让我们意识到了酒精使用障碍的危害。

在评估酒精使用障碍的时候，除了详细询问饮酒史、饮酒量、饮酒模式等之外，还需要进行详细、完整的体格检查、神经系统检查及精神检查。另外，头颅 MRI、血生化等检查和化验对明确患者的躯体状态以及酒精所致躯体疾病非常重要。在获得充分的病史、详细查体、辅助检查的基础上，还需要根据患者的临床症状去与器质性精神障碍、精神分裂症等加以鉴别。本病例患者在酒精戒断之后出现了系列的震颤谵妄表现，而且长期饮酒导致了贫血，更加有鉴别的难度。因此除了根据酒精依赖史、精神症状出现的时间之外，必要时还需要完善脑脊液检查等。治疗上，需要对躯体健康、社会心理以及行为问题通盘考虑，酒依赖症状主要依靠苯二氮䓬类药物替代，同时需要纠正电解质紊乱，改善躯体营养状态。对于酒精戒断症状除了苯二氮䓬类药物、支持性治疗之外，可以选用抗精神病药物辅助治疗。此时需要注意患者会有体温调节异常以及感染风险增高等问题，需要注意处理。

总而言之，该病例提醒我们，酒精使用障碍是一个复杂的无法靠单一手段就能解决的问题。患者会在酗酒—戒酒—复饮酒—酗酒的循环中逐渐被自暴自弃，拖垮身体，而治疗也应该除了处理患者的精神、躯体症状/损害外，还应该让患者学会如何应对上述问题的方法，再加上必要的社会、心理支持和干预，还是有很大比例患者能够打破这种恶性循环、回归社会。

参考文献

［1］Saxena S，Saraceno B.The ICD-10 classification of mental and behavioural disorders［M］.WHO，1992.

［2］郝伟.精神病学（第8版）［M］.北京：人民卫生出版社，2018.

［3］陆林.沈渔邨精神病学（第6版）［M］.北京：人民卫生出版社，2018.

［4］杜江，钟娜，Vladimir Poznyak，等.ICD-11精神与行为障碍（草案）关于物质使用障碍与成瘾行为障碍诊断标准的进展［J］.中华精神科杂志，2018，（2）：90-92.

（病例提供：蔡　敏　空军军医大学西京医院）

（点评专家：王化宁　空军军医大学西京医院）

案例 26　苯二氮䓬类药物依赖

一、病历摘要

基本信息：女性，57 岁，小学教师，中专文化，近四年内多次因"睡眠障碍"门诊就诊。主诉：睡眠差 5 年，加重 4 年，心烦、坐立不安两日，伴抽搐发作。

现病史：患者于 5 年前无明显诱因起病，主要表现为入睡困难，多梦，夜间会被很轻的声音吵醒，醒后难以入睡，平均睡眠时间为 4 小时 / 日，伴头晕、头痛、乏力、心悸、恶心。自服"逍遥丸"等药，症状无改善。后于当地中医诊所治疗，具体用药不详，口服中药两周后睡眠情况稍改善，改善程度仍不满意。4 年前睡眠情况进一步恶化，平均睡眠时间为 2 小时 / 日，经常整夜无眠，容易心烦、发脾气，头晕、头痛等症状加重。经朋友推荐每晚睡前口服艾司唑仑片 1mg，服药后睡眠改善明显，每日睡眠时间约为 7 小时，头晕、头疼等症状明显减轻。服药数周后药效变差，开始逐渐增加药量，药量增至 10mg/ 日后仍觉睡眠不好。2 年前又经朋友推荐换用氯硝西泮片，最初每日服用 4mg/ 日，后逐渐增加至 10mg/ 日，平均睡眠时间为 6 小时 / 日，一天不服药就会身体极度不适，心悸、手抖、恶心、出汗多，坐立不安，脾气暴躁，整夜无眠。经常自己或者逼着家人去多家医院的睡眠障碍门诊开药，医生建议患者换用其他依赖性低的安眠药物，不要长期服用氯硝西泮，但患者认为只有这种药物既便宜又好用，如果医生不愿意给开处方，就在门诊撒泼打滚，痛哭流涕，逼着医生开药。患者在家中各个角落藏药，不关心家人，不爱与人交流，总觉全身无力，做事邋遢、马虎、丢三落四，记忆力和注意力明显下降，已无法正常工作。入院前 10 天，患者将氯硝西泮片自行增加至 20mg/ 日，2 天前被家人发现，因担心患者服药量过大出现毒副反应，将家中的药物藏起来，也不让患者出门开药，患者遂在家中哭闹，砸东西，打骂家人，伴心慌、手抖、恶心、大汗淋漓。入院前 5 小时出现全身抽搐发作，意识丧失，口吐白沫，二便失禁，发作持续数分钟。家人遂带患者来我院急诊科就诊。患者常年腹泻、尿频，进食量少，体重在近 5 年内下降 10kg。入院前无感冒、发热、感染史。急诊以"镇

199

静、催眠药或抗焦虑药依赖"收入我科。

既往史：既往体健。否认冠心病、高血压、糖尿病病史，否认手术、外伤史，否认青光眼、白内障病史，否认输血史，否认食物、药物过敏史，否认吸烟饮酒史，无疫区旅居史。

个人史：出生于当地，母孕及孕产期无特殊，幼年成长发育正常，平素性格外向，人际关系可，否认宗教信仰。中专文化，生活中无特殊遭遇，未受过重大刺激。母亲患病卧床，父亲身体健康。13岁月经初潮，经期3～5天，周期28天，50岁绝经。配偶身体健康，育有一子一女，现与配偶及儿子一家共同生活。

家族史：否认两系三代精神疾病史。

体格检查：T 36.8℃，HR 95次/分，R 19次/分，BP 110/75mmHg。

一般情况：体型消瘦，面色苍白，皮肤湿冷，被动体位，轮椅推入，接触被动，检查不能完全配合。

精神检查：意识浑浊，定向力差，失眠，焦虑，易激惹，记忆力下降，注意力缩窄，意志活动减退，社会功能受损，部分自知力。

神经系统查体：双眼眼球震颤，双侧瞳孔等大等圆，直接间接对光反射存在，双侧鼻唇沟对称，伸舌居中，咽反射存在，悬雍垂居中，颅神经检查未见阳性体征，四肢粗大震颤，粗测痛触觉正常，四肢腱反射对称，双侧 Babinski 征（－），生理反射存在，双下肢病理征（－），颈软，脑膜刺激征（－）。

一般内科检查：未见异常。

二、辅助检查

尿常规、甲功、肾功能、离子、血脂、血糖、肝炎、梅毒、叶酸、维生素 B_{12}、同型半胱氨酸等检测，腹部超声未见异常。

血细胞分析：红细胞 3.49×10^{12}/L，血红蛋白 103g/L。

心电图：窦性心律95次/分，窦性心律不齐。

生化系列：谷丙转氨酶（ALT）79U/L、谷草转氨酶（AST）107U/L。

头部 MRI：基底节区多发腔隙性脑梗死，部分软化。

脑电图：基本节律为8～9Hz的低至中波幅 α 节律，调节不佳，顶枕导联可见

5～6Hz 的高波幅尖波阵发出现。

三、诊断

ICD-11 6C44.20 镇静、催眠药或抗焦虑药依赖,目前使用。

ICD-11 6C44.42 镇静、催眠药或抗焦虑药戒断,伴抽搐。

ICD-11 7A00 慢性失眠症。

诊断依据:

1. 患者中年女性,存在长期大量苯二氮䓬类镇静、催眠药或抗焦虑药依赖史,突然停药后发病。

2. 症状标准　意识浑浊,定向力差,失眠,焦虑,易激惹,记忆力下降,注意力缩窄,意志活动减退,部分自知力。

3. 严重程度　社会功能严重受损。

4. 辅助检查　血细胞分析示轻度贫血,生化结果提示肝功能轻度受损,头部 MRI 示多发陈旧腔隙性脑梗死,脑电图示癫痫发作阵挛后期表现。

四、鉴别诊断

1. 器质性精神障碍

（1）脑器质性疾病:①癫痫:根据各年龄段癫痫发作的特点,结合影像学检查,排除患者存在脑外伤、肿瘤、血管性疾病等所致的症状性癫痫,家属否认患者有类似癫痫发作史及家族史,此次癫痫发作与苯二氮䓬类药物戒断存在明显的时间先后关系,可初步排除特发性癫痫和隐源性癫痫;②阿尔茨海默病:阿尔茨海默病患者存在进行性智力衰退,典型临床表现为记忆力障碍,伴有判断力、认知能力的下降以及人格改变,少数患者可以出现抽搐、癫痫发作。患者头部 MRI 未见阿尔茨海默病典型海马回和额顶叶皮质萎缩,否认阿尔茨海默病家族史,故可排除;③血管性痴呆:血管性痴呆好发于中老年人,是一种重度神经认知障碍,病情呈阶梯式恶化且波动性较大,严重者可出现人格改变,可通过头部 MRI 进行排除。

（2）其他器质性疾病:①低血糖、肝性脑病和糖尿病酮症酸中毒等疾病:患者体型消瘦，入院前数日未规律进食，进食量少，通过血糖检测可排除糖尿病酮症酸中毒及严重低血糖所致的意识障碍，患者存在长期大量服药史，通过腹部超声或血氨含量检测可排除药源性肝性脑病所致的意识障碍；②躯体感染所致的神经认知障碍：急性躯体感染时，病原体及其产生的毒素可作用于中枢神经细胞导致意识障碍和定向力障碍等症状，可通过血细胞分析和神经系统查体进行初步排除；③特发性震颤：是一种家族性疾病，可能被错误地认为是与镇静剂、催眠药或抗焦虑药戒断有关的震颤。通过家族史采集即可排除。

2. 非器质性精神障碍　患者情绪低落，病程中存在明显焦虑和易激惹症状，人际关系差，社会功能受损，躯体化症状明显，偶见幻觉，应考虑与抑郁障碍、双相障碍、焦虑障碍、精神分裂症等疾病相鉴别。患者的情绪改变情况及其他症状的严重程度与失眠程度及戒药存在明显时间先后关系，故可初步排除原发的非器质性精神障碍，在治疗过程中还应密切观察随失眠情况改善及戒药症状好转这些症状是否减轻，防止漏诊。

3. 其他精神活性物质依赖、戒断及合并使用　需通过针对性既往史询问进行排除，若患者家属不知情或怀疑患者及家属有意隐瞒时，也可通过血液及尿液物质浓度和物质代谢产物浓度检测进行鉴别。

五、诊疗经过

1. 一般注意事项　保持环境安静、温暖，并加强看护，减少患者体力消耗。监测体温、脉搏、血压、血氧浓度、血糖，防止水电酸碱平衡紊乱及感染。

2. 预防癫痫　丙戊酸钠片 500mg 2 次 / 日，服用一周后停药。

3. 根据患者状态间断进行地西泮 10mg/ 次肌内注射；地西泮片 15mg/ 日口服，并逐渐减量；右佐匹克隆片 3mg/ 日用于晚间改善睡眠。

4. 控制焦虑症状　盐酸丁螺环酮片 10mg 3 次 / 日。

营养补充：增加含铁、高热量、优质蛋白食物摄入，口服补充维生素 B、C、K 及叶酸。

六、随访

患者住院治疗 2 周后出院，对发作时经历不能全部回忆，地西泮片减至 5mg/ 日，右佐匹克隆片 3mg/ 日，盐酸丁螺环酮片 30mg/ 日。患者意识清晰，定向力佳，焦虑症状改善，睡眠、饮食尚可，体重增加。告知患者需要缓慢减药，并提供减药方案，减药过程可能出现反复，嘱患者每日参加体育锻炼，调节心情，门诊定期复查，如有严重不适，可减慢减药速度，及时就诊调整方案。

两周后由家属陪同复诊。患者诉减药过程中有轻度躯体不适，但可以忍受，现服用地西泮 2.5mg/ 日，右佐匹克隆片 1.5mg/ 日，盐酸丁螺环酮片 30mg/ 日。患者心情很好，向医生和家属表示了停药的决心，表示目前精神状态特别好，头脑比以前灵光了很多，饮食、睡眠情况均满意。

此后患者坚持每 2 周复诊一次。在门诊复诊过程中，根据患者的睡眠情况、焦虑程度等因素，不断调整减药速度。患者在包括住院治疗在内的 5 个月时间里完全停用地西泮和右佐匹克隆，维持使用丁螺环酮，并每月检查肝功能、肾功能、血细胞分析。

半年后电话随诊。患者已经完全停用地西泮和右佐匹克隆，目前仍在服用盐酸丁螺环酮片，用量为 5mg 3 次 / 天。患者平均睡眠时间为 5 小时 / 日，治疗效果满意。

七、病例分析

该病例患者为中年女性，睡眠障碍病史 5 年，经多种治疗方法失败后在非专业指导下开始使用苯二氮䓬类药物。起初效果较好，短期使用便产生耐受，长期用药后产生药物依赖。此次因停药后产生戒断症状和抽搐发作而急诊入院。通过患者的临床表现，结合病史的采集，并有针对性的排除疑似诊断后，考虑患者为镇静、催眠药或抗焦虑药物依赖，目前出现戒断症状，伴癫痫发作。

患者由开始的以助眠为目的的睡前小剂量服药，逐渐因睡眠质量的下降和焦虑症状的加重而增加服药剂量，到后来改用药效更强的药物。整个过程中，患者对苯二氮䓬类药物产生了强烈的躯体依赖和心理依赖，以至于不服药或是服药剂量不足便会无法睡眠，出现焦虑等不适症状。该患者的戒断症状明显，急诊入院后病情较稳定，未发生紧急的危及生命的症状，所以治疗重点应放在改善睡眠同时，指导患者平稳、安全停用苯二氮䓬类等镇静、安眠药物。

八、疾病介绍

以艾司唑仑、氯硝西泮等为代表的苯二氮䓬类药物，其主要的药理作用有抗焦虑作用、镇静催眠作用、抗惊厥作用、骨骼肌松弛作用。临床上主要用于治疗焦虑、失眠以及抑郁症等其他疾病所伴随的失眠、焦虑、恐惧、紧张、自主神经功能紊乱等症状，还可以用于酒精戒断症状的治疗、酒精依赖的替代治疗及癫痫的治疗。常用的苯二氮䓬类药物根据其半衰期可分为三类：长效类如地西泮、氯硝西泮，半衰期为 20 ~ 80 小时；中效类如阿普唑仑，半衰期为 12 ~ 15 小时；短效类如三唑仑，半衰期为 2 ~ 3 小时。苯二氮䓬类药物一般每日只需服药一次，一般以小剂量开始口服逐渐增至治疗剂量，也可静脉给药，临床上多与其他抗抑郁药和抗焦虑药合并使用。最常见的不良反应为嗜睡、记忆力及智力受损、过度镇定和运动不协调。苯二氮䓬类药物无需长期应用，一般建议服药时间不应超过一个月，其容易产生耐受性，多发生于用药数周后，此时增加用药量才能达到预期效果，或是继续使用同等剂量的药物不能达到原治疗效果。所以临床上多见失眠患者服用苯二氮䓬类药物时间越长治疗效果越差。患者在用药 3 个月后可出现药物依赖，这在中老年女性患者中更为多见，此时突然停药容易发生戒断症状，严重者可出现惊厥，罕见死亡。在焦虑障碍患者中，酒精依赖和阿片类药物依赖的患者更容易合并苯二氮䓬类药物的使用，此类患者也更容易发生苯二氮䓬类药物的依赖。有研究显示苯二氮䓬类药物使用时间超过一年甚至会增加死亡风险。

个体对苯二氮䓬类药物的反应差异较大，发生药物依赖的危险因素可以归纳为以下几个方面：使用时间、使用剂量、药物半衰期、物质依赖家族史、成瘾性人格特点。发生药物依赖的患者对药物的生理需要和心理渴求增加，自控能力下降，明知继续使用此类药会给身体带来伤害，仍继续使用。患者因药物耐受性的提高而增加服药剂量，进入恶性循环。患者在服药过程中常存在多次戒药经历，往往因戒断症状的发生而失败。戒断症状的产生机制较为复杂，临床表现也较为丰富，可表现为失眠、焦虑、易激惹及头部震颤、恶心、呕吐、头晕、头痛等症状，更严重者还可能发生癫痫。

关于苯二氮䓬类药物使用障碍的治疗，主要有以下两个方面，一是苯二氮䓬类药物的停用，另一个是急性戒断症状的处理。戒药过程应缓慢，一般不少于8周，其间要根据患者的戒断症状、睡眠情况、焦虑程度等实际情况，合理调整减药速度和剂量，还应配合其他类型抗焦虑药使用。在戒断症状中，较为严重的症状为癫痫发作。所以在治疗过程中，应对患者实行24小时形影不离看护，防止患者因意识障碍而坠床和受伤，也能及时发现患者癫痫发作，进而处理，防止意外。

与其他镇静、催眠药或抗焦虑药物相比，苯二氮䓬类药物不良反应少，治疗范围广，治疗效果好，但长期使用该药物具有成瘾性。目前，我国已经拥有较为完备的精神药品分类管理制度，为该类药物的合理应用提供一定的帮助。

九、病例点评

这是一个严重失眠后服用苯二氮䓬类药物产生依赖的患者大量服药后停药出现戒断症状的案例。该病例的诊断采用的是ICD-11诊断标准。在ICD-11诊断标准中，该疾病被定义为由反复或持续性使用该类药物所致的使用失调性障碍，持续至少1个月即可诊断。该患者失眠时间长达5年，服药时间已达4年，且对药物的使用已经基本丧失自主控制能力，符合该诊断标准。药物戒断症状发生于药物依赖或长期大量用药的个体停止或减少用药后。该患者出现的戒断症状主要包括失眠、焦虑、易激惹和癫痫发作。考虑到具有物质依赖特质的病人更容易合并其他物质的使用，也对酒精、阿片类等精神活性物质的使用情况进行了针对性询问。患者为中老年女性，这个年龄段的女性常因内分泌失调和抵抗力下降等原因合并其他躯体性疾病，也应该进行鉴别，防止因症状相似而漏诊或误诊。

苯二氮䓬类药物长期使用具有成瘾性，使用的个体差异性较大，临床中应遵循个体化用药。该患者早期用药未寻求专业医生指导，不合理地使用了苯二氮䓬类药物，以至于后来产生了较为严重的药物依赖。该患者在躯体依赖和心理依赖的驱使下，用药剂量越来越大，伴认知功能下降，这些因素都增大了停用药物的难度。

苯二氮䓬类药物的戒断过程往往需要较长的时间，耐受性轻的患者可以门诊治疗。该患者病情较重，在入院治疗的2周后，戒断引起的震颤、焦虑和癫痫发作等症状得到了有效地控制，换用半衰期更长、依赖性更低的药物，为出院后的门诊减药奠定了良好基础。该患者坚持治疗，出院后门诊医生能够及时了解患者病情的变化情况，合理的调整减药剂量。停药的成功与患者积极的治疗态度有很大的关系，所以在减药至停药过程中，患者的心理辅导也很重要。

希望这个案例能够让临床医生对苯二氮䓬类药物使用有更加全面地认识，并为此类物质依赖及戒断症状的诊断和治疗提供思路。

参考文献

［1］WHO.International Classification of Diseases 11（ICD-11）Beta Draft. https：//icd.who.int/dev11/1/1-m/en.2018.

［2］陆林.沈渔邨精神病学（第6版）［M］.北京：人民卫生出版社，2017.

［3］美国精神医学学会.精神障碍诊断与统计手册（第5版）［M］.张道龙，等，译.北京：北京大学出版社，2015.

［4］杨宝峰.药理学（第9版）［M］.北京：人民卫生出版社，2018.

［5］Michael Soyka MD.Treatment of Benzodiazepine Dependence［J］.New England Journal of Medicine，2017，376（12）：1147-1157.

［6］Belknap Steven M.In adults，benzodiazepines were not linked to increased risk for mortality at 6 mo but were linked at 12 and 48 mo［J］. Annals of internal medicine，2017，167（12）.

（病例提供：李　婷　哈尔滨医科大学附属第一医院）

（点评专家：夏　炎　哈尔滨医科大学附属第一医院）

病例 27　赌博障碍

一、病历摘要

基本信息：男，22岁，汉族，未婚，山西永济县人。病史叙述人：患者本人及其母亲。主诉：厌学、情绪不稳6年，沉迷赌博3年余。

现病史：患者2011年9月读完高三后逐渐出现厌学，经常逃课外出上网，时间不固定，并出走3次，上网、游玩，每次家人于数天后在邻县找回，声称不愿上学，想要打工、开店。情绪不稳，经常对家人发脾气，家人管教时常说"让我去死算了"，有时烦闷，心情差，话少，睡眠过多，上课时注意力不集中，感到静不下心来，对周围事物不感兴趣。感到头痛，家人带其于当地医院就诊，做"鼻窦手术"治疗，头痛较前无明显改善。2011年12月我科住院治疗，诊断"品行障碍"，建议心理治疗。住院期间存在兴奋话多、情绪不稳表现，以丙戊酸钠治疗好转。出院后患者不规律服药，情绪不稳、好发脾气，生活懒散。毕业后不愿上班，昼夜颠倒、生活不规律。白天睡觉，晚上上网，沉迷网络博彩，通过手机、网吧上网等方式参与，反复向父母索要赌资甚至贷款参与赌博（家属提供平均1年花费16万余，借债10万）。父母稍有责备、制止则心慌胸闷气短，发脾气，甚至发展到打骂父母、离家出走，不愿工作，幻想以赌博赚大钱。家属无法管理，再次强制送至我科住院。近期饮食、二便基本正常，睡眠过多，精神状态一般。

既往史：2011年5月行"气胸手术"，11月行鼻窦手术。否认肝炎、结核及其他传染病史，否认高血压、糖尿病史，否认外伤史，否认输血史，否认食物、药物过敏史，预防接种史随社会。

个人史：生于山西永济县，胞2行2，足月顺产，母婴期体健。自幼生长发育与同龄人无异。适龄入学，高中毕业，无业。久居本地，无疫区、疫水接触史，无吸烟、饮酒史。病前性格内向，与人交流时略有口吃。未婚未育。

家族史：无特殊。

体格检查：T 36.5℃，HR 68 次 / 分，R 20 次 / 分，BP 120/80mmHg。

一般内科查体，神经系统无特殊。

精神检查：

认知活动:思潮语量适中,语调低、语速缓慢,理解、领悟力粗测正常。未查出幻觉、妄想等精神病性症状。

情感活动：情感反应协调，情绪低落。心烦，坐立不安；易激惹。

意志行为：对周围事物不感兴趣，未来生活缺乏信心，不愿与人交往。生活能够自理。入院后未见冲动消极行为。

自知力：部分存在。

二、辅助检查

肝肾功能、心电图、甲功等未有明显异常。

阳性与阴性量表评分（PANSS）：阳性因子分：7分，阴性因子分：9分，一般精神病理因子分：38分。

汉密尔顿抑郁量表（HAMD）总分：14分。

汉密尔顿焦虑量表（HAMA）总分：11分。

杨氏躁狂量表（YMRS）总分：4分。

贝克 – 拉范森躁狂量表（BRMS）总分：5分。

三、诊断

ICD-11 6C50 赌博障碍。

诊断依据：患者近 3 年长期有赌博行为，企图以赌博逃避工作，为赌博长期借债，自我不能控制，反复欺瞒家属取得赌资，因此无法工作。即使在病房也有私藏手机网络博彩，偷窃母亲银行卡进行赌博的行为。按照 ICD-11 诊断标准中的临床特征，该患者赌博行为持续反复，无法控制，已经成为生活中的主要部分，造成了不良的后果，而且引起了严重的职业功能损害。持续时间也超过了 12 个月，故符合诊断标准。

四、鉴别诊断

1. 器质性精神障碍 相关查体、辅助检查无明显器质性疾病，故排除。

2. 抑郁症 患者虽有懒散、生活不规律等表现，但是无抑郁症核心体验以及相应临床表现，故不考虑。

3. 焦虑症 患者虽有烦闷、紧张表现，但是均继发于家属制止其赌博后出现，故不考虑。

4. 双相情感障碍 患者首次住院期间出现短暂兴奋、情绪不稳表现，但是病程持续时间较短，达不到轻躁狂诊断，故不考虑。

五、诊疗经过

患者予丙戊酸 250mg 2 次 / 日，滴定至 500mg 2 次 / 日，加用富马酸喹硫平滴定至 200mg/ 晚，同时患者接受了一段时间的认知行为治疗。患者情绪稍有稳定，能够按时作息，在治疗期间不再接触赌博。

六、随访

患者出院后半年内尚能按期随访，坚持药物治疗，仍有反复寻求网络赌博的现象但是次数较少。半年后不愿复诊，父母反馈患者拒绝药物治疗，和父母敌对，仍沉迷赌博，欺诈亲属钱财继续赌博。建议患者至专科封闭式病房进行治疗。

七、病例分析

该患者首次入院以品行障碍为诊断，因患者首次住院未成年。第二次住院时患者是在其人格障碍的基础上出现病理性赌博的行为，这种行为已经成为患者生活的主要部分，患者为此无法工作，严重影响其与父母、家庭的关系。患者最后已经发展到为得到赌资撒谎、欺诈父母的地步。该患者上述表现与其偶尔出现的情绪低落、兴奋话多表现并无明确因果关系，更多是一种类似于成瘾的表现，考虑与其人格障碍有关。治疗上，虽然该患者使用了丙戊酸盐、小剂量的非典型抗精神病药物，但是更多为稳定情绪的对症治疗，仍以心理治疗为主。但是，该患者院外未能够坚持药物、心理治疗且缺乏一个严格的监督环境，加之人格障碍基础，故院外病情反复，预后不理想。

八、疾病介绍

病理性赌博是一种对赌博活动强烈向往和追求的渴望，并且有反复从事赌博活动的强烈渴求心理和强迫性赌博行为。这并非一种简单的不良行为，最新的基础、影像学研究发现该行为与物质成瘾之间存在临床特征、遗传以及神经生物学机制方面共同的机制，因此最新的 DSM-5 以及 ICD-11 将其归于"行为成瘾"，分类于"物质及相关成瘾障碍"。需要注意的是，赌博障碍要与躁狂患者过度赌博、精神活性物质滥用伴发的赌博行为相鉴别。在治疗方面，目前可以使用的药物包括阿片受体拮抗剂、情感稳定剂、抗抑郁药物以及谷氨酸能药物，但是心理治疗例如认知行为治疗、厌恶与想象治疗仍为一线治疗方法，另外神经调控治疗例如深部脑刺激也可能是治疗该疾病的潜在方法。

九、专家点评

ICD-11 中赌博障碍与游戏成瘾障碍均归于"行为成瘾"，且分为线上为主和线下为主两个亚型。本病常与患者易冲动的个性特点密切相关，因此早期被归类于"冲动控制障碍"。本案例是精神科关于赌博障碍的一个典型，通过该病例我们可以进一步了解赌博障碍的特点是反复、长期、持续，患者无法控制，而且已经成为其生活中的优先活动。严重的赌博行为模式会危害患者的个人、家庭、社交、教育以及职业功能。由于多数患者缺乏对本病的认识，并不认为是一种疾病或者认为其无法治疗，因此很少患者会因赌博障碍本身而求医。因此，在临床上，筛查工具的引入对赌博障碍的识别具有重要意义。常用的工具是简明 - 社会赌博筛查工具（Brief-biosocial Gambling Screen，BBGS）。在本病评估中，需要收集完整的精神疾病病史，对赌博行为的具体情况包括起始、发展、频次、严重程度、赌博类型以及成瘾的特征，赌博所致后果以及求助或者求医的原因，尝试改变的动机和对治疗的期望，是否合并物质使用障碍以及其他精神障碍和（或）人格障碍。同时也需要注意自杀风险的评估，部分患者常存在冲动控制问题及赌博所造成的自认难以解决的后果，而且如果有共病物质使用障碍及其他精神障碍可能会增加患者自杀风险。最后也可以根据患者赌博的类型来区分亚型，线上型可能更隐蔽、匿名而难以发现。

目前，赌博障碍尚无标准的治疗流程，提倡及早进行包括心理治疗与教育、药物治疗、财务管理及自主等手段的综合性治疗管理。目前基于循证医学证据推荐的心理治疗有动机访谈、专门针对赌博障碍设计的认知行为治疗以及正念治疗等。如果出现家庭/夫妻关系的损害，家庭治疗也可能有所帮助。对于不愿意进行当面正规系统治疗的患者，也可以通过电话、邮件等方式进行简短动机访谈干预，有一定的效果。迄今为止，尚无正式批准治疗赌博障碍的药物。因此药物治疗并非赌博障碍的治疗方法，但是目前已经有临床研究支持赌博障碍的药物治疗有效性。因此，必要时、超说明书用药知情同意后，可以考虑已有循证医学证据的治疗药物如抗抑郁药物、阿片类受体拮抗剂、心境稳定剂。另外，有条件时开展综合性管理如自助小组、行为管理等对减少相关行为或者预防复发也很重要。

希望本病例能帮助精神科医生充分认识赌博障碍的临床表现，鉴别诊断和治疗。

（案例提供　蔡　敏　空军军医大学西京医院）

（点评专家　王化宁　空军军医大学西京医院）

参考文献

［1］郝伟.精神病学（第8版）［M］.北京：人民卫生出版社，2018.

［2］陆林.沈渔邨精神病学（第6版）［M］.北京：人民卫生出版社，2018.

［3］张鸿鹤,郝伟.病理性赌博共病双相障碍一例［J］.中华精神科杂志，2020，53（05）：446-448.

［4］杜江，钟娜，Vladimir Poznyak，等.ICD-11精神与行为障碍（草案）关于物质使用障碍与成瘾行为障碍诊断标准的进展［J］.中华精神科杂志，2018，（2）：90-92.

病例 28 智力发育障碍

一、病历摘要

基本信息：男性，8岁3个月，小学二年级学生，2020年12月第一次就诊。主诉：发现言语表达、理解落后于同龄人5年余。

现病史：父母陪，自幼发现孩子的言语表达较同龄儿童略落后，2岁半时才会开口叫爸爸妈妈，上幼儿园到大班阶段能说短句子，可以表达自己的需求，简单发问，如"这是什么，为什么"，但还是落后于同龄人，反复教育，仍然无法独立讲儿童的故事，走路、跑步、双脚跳、单脚跳等动作及运动能力和同龄儿童相仿。画画、剪纸、拼图等反应能力较同龄儿童差，与同学一起操作时看起来显得比较笨拙，理解老师的意思比较困难、反应慢。患儿在幼儿园和其他孩子互动的时候，少用语言交流，更多用动作表示，愿意和小朋友一起玩，有好朋友。能够跟随家长、老师的指令，独立穿衣、刷牙、吃饭。上小学以后，课堂上能够专心听讲，但理解力差和反应比较慢，平时主动举手也不多，如站起来回答老师问题也经常错误。在学校完成课堂的练习任务动作慢，明显地落后于同龄人。患者当天学过的知识很容易忘记，记性差，回家以后爸爸妈妈发现其经常没有能很好地理解学校的课堂内容，常常需要父母再细细地辅导，患者才能理解。患者在一年级就是班中后几名，考核等级语文、数学常考常C和D。到了二年级以来，语文和数学年度考核、期中考试成绩经常D。父母一直对孩子的发育落后有所担心，但不愿带其就医，以为再大些会好。本次为学校老师推荐就诊。患儿平素饮食睡眠可，身高体重发育水平均在同龄儿童正常范围内。

既往史：体健。否认高热惊厥、脑炎、癫痫等疾病史，否认有手术、外伤史，否认食物药物过敏史。预防接种按计划。

个人史：独生子，母亲有习惯性流产。

产史，高龄怀孕，为珍贵儿，孕早期先兆流产，保胎到出生，孕期行无创DNA未发现明显异常。足月剖宫产，出生时无窒息抢救，BW 3550g。主要照料人为妈妈，妈妈觉得患者从怀孕到出生很不容易，孩子出生后体质不好，在成长过程中对孩子包办和保护多。父母关系可。

家族史：无殊。

体格检查：T 36.7℃，HR 79 次 / 分，R 18 次 / 分，BP 110/70mmHg。

神志清，呼吸平稳，浅表淋巴结未触及，面色可，心肺听诊正常，腹软，未触及包块，双下肢肌张力和肌力正常，神经系统检查无异常体征。

精神检查：意识清，定向力完整，有眼神接触，接触被动，反应慢，语言能力稍差，可交流，有互动，需要反复问患者才回答，言语回答简单，看医生傻笑。思维逻辑正常，否认存在幻觉、妄想、强迫观念，情绪稳定，否认消极行为和冲动行为。检查过程发现回答问题时思考时间长，能够回答一些关于学校和自身相关的基本信息等问题，如班级、学校、同学，有几个好朋友，对于简单常识问题可以回答，如知道自己属什么的，火车和飞机区别等可说对，但对于抽象的成语故事不能概括到点子上。如坐井观天，说青蛙就坐在井里出不来，爬了很多次，它就是爬不出来。计算困难，$100 - 7 = 90$（算错），$90 - 7 = 85$；$85 - 7$（想半天说 72），需要借位的，患者计算困难；注意力尚集中，智能粗测差。

二、辅助检查

复旦大学附属儿科医院检查结果提示，血常规、肝肾功能检查、微量元素、甲状腺激素、血尿串联质谱分析无明显异常，未发现存在脆 X 综合征。脑影像学检查：头颅核磁共振未见明显异常。脑电图、心电图检查无特殊。

2020 年 12 月 5 日中国版韦氏儿童智力量表（C-WISC）：言语 60，操作 60，总分 56。

既往：上海市儿童医院 2019 年 5 月 9 日 C-WISC：言语 68，操作 53，总分 57。

婴儿 – 初中生社会生活适应量表：轻度异常。

三、诊断

ICD-11 6A00.0 智力发育障碍，轻度。

诊断依据：

1. 男性，8岁3个月，自幼就发现有语言发育慢，理解能力落后于同龄人等症状，慢性化病程，明显症状5年。

2. 以言语表达、理解、表达等智力发育低下和学习困难、生活适应困难为主要表现。

3. 精神检查发现患儿反应慢，理解、表达、计算困难。

4. 辅助检查 韦氏儿童智力测（C-WISC-Ⅲ）:言语智商（VIQ）60,操作智商（PIQ）60,韦氏总智商（FIQ）56,社会适应量表：轻度异常。

四、鉴别诊断

1. 特定性言语和语言障碍、特定性学习技能障碍、特定性运动技能发育障碍 言语发育迟缓、学习技能或精细动作技能的迟缓，都可能影响儿童在学习和日常生活中智力水平的发挥，表现为学习困难，人际交往困难和社会适应能力下降。但通过对儿童发育水平的全面评估可发现这些患者除了特定的发育障碍以外，其他心理发育完全正常，在不涉及这些特定技能的时候，可以完成学习任务。该儿童表现为全面的发育迟缓，IQ为56分，符合典型的智力障碍。

2. 孤独症谱系障碍 以行为和兴趣的局限和重复，以及社交被动、互动困难为主要特征，部分儿童也会伴随言语理解、表达、计算等智力障碍的情况，该儿童的主要表现是包括言语能力在内的整个大脑的全面认知功能下降，理解力差、语言能力差、学习能力差，患儿社交功能受损不明显，喜爱交朋友，因能力差，朋友不愿与其玩，而不是自己不想和人家玩，眼神接触好，非言语交流能力可，故不考虑孤独症谱系障碍。

五、诊疗经过

对家长进行疾病教育，告知智力障碍的临床特点和治疗的策略。建议加强教育训练，对于学习和未来孩子的发展，建议家长调整对孩子的预期，降低对其学业成绩的要求，同时加强对生活技能的训练。和学校沟通，降低学业要求，以随班就读形式继续完成当前学业，老师布置符合孩子水平的作业，家长配合老师，多加强学习和复习，通过多鼓励、多支持，让患者在身体和精力允许的情况下，通过多付出时间，来增进对知识的理解与消化，以使其完成小学阶段的学习。

六、随访

在学校中，患儿以随班就读的方式继续在原学校读书，在家庭中父母增加了对孩子生活技能的训练，如识别时间和计划，整理个人物品，清洗内裤、袜子等。

七、病例分析

该儿童在进入小学以后，因为发现学习上的困难来就诊，而实际上在幼儿阶段，儿童已经表现出开口晚、理解慢等特点，并且该儿童存在孕期有先兆流产史、高龄产妇等神经发育障碍的高危因素。但可能因为患者本身智力发育迟缓不是特别严重，幼小时候症状比较轻，也没有学业任务，家长也发现的比较晚，本身家人也回避就医，没有及时发现和早期干预。韦氏智力测试提示总智商56分，言语智商60，操作智商60分，既往外院IQ57，智商均为轻度智力低下。社会功能方面，患儿存在学习落后，适应正常的学习比较困难。综合考虑，该患可诊断为轻度精神发育迟缓。在临床上，这一类儿童在学龄前可能运动能力的落后不明显，语言能力开始差，后来又追赶上来了，但到了学龄期患者的智力水平受限，就出现了学习困难、适应困难，与其他儿童比，成绩比较差，家长反复教，也感觉其理解力和记忆力差，综合考虑，符合智力发育障碍。

八、疾病介绍

智力发育障碍(mental retardation)是一组起病于大脑发育成熟(18岁)以前,由生物、心理和社会因素所致的广泛性发育障碍,临床特征主要表现为智力发育低下和社会适应困难。出生前、围生期和18岁以前影响中枢神经系统发育的各种因素都可能导致智力障碍。对多数患者能够明确病因,少数则难以确定。

目前已经明确的病因主要有以下几个方面。

遗传因素：导致精神发育迟滞的常见原因有：①染色体或者基因问题；如唐氏综合征（Down's syndrome，先天愚型）；先天性卵巢发育不全（Turner's syndrome）等染色体异常；或遗传代谢性疾病，如苯丙酮尿症、半乳糖血症；其中结节性硬化、神经纤维瘤、Sturge-Weber综合征、萎缩性肌强直症、先天性甲状腺功能低下、着色性干皮病等疾病均可导致精神发育迟滞，病因与遗传有关。此外，少数精神发育迟滞为多基因遗传，即在多个基因的累积效应基础上，加上环境因素的影响所致；②脑发育异常：家族性小脑畸形、先天性脑积水、神经管闭合不全等疾病可造成先天性的大脑发育异常，智力低下；③围生期有害因素：围生期如母孕期经受各种病毒、细菌、螺旋体、寄生虫等感染；孕妇服用某些作用于中枢神经系统、内分泌和代谢系统的药物、抗肿瘤和水杨酸类药物；接触毒物或环境中存在有害物质；母亲存在妊娠期疾病或患者出生时出现分娩并发症，如先兆流产、妊娠高血压、先兆子痫、前置胎盘、胎盘早期剥离。

按照智商水平，智力发育障碍分为4个等级，轻度智力发育障碍，约占该障碍的70%～85%，智商范围为50～69，成年后智力水平相当于9～12岁正常儿童，患儿在婴幼儿期症状并不突出，只是说话、走路等较正常儿童略迟缓，上学后学习困难突出。中度智力发育障碍，约占该障碍的12%，智商范围为35～49，成年后智力水平相当于6～9岁正常儿童，患儿在婴幼儿期言语和运动发育即明显落后于同龄儿童。重度智力发育障碍，约占该障碍的8%，智商范围为20～34，成年后智力水平相当于3～6岁正常儿童，患儿的言语功能受损严重，词汇频繁，表达简单，认知能力差，生活自理困难。极重度精神发育迟缓，为1%～5%，智商范围低于20，成年后智力水平低于3岁正常儿童。整体发育均极差，言语、运动功能可能丧失，完全缺乏生活自理能力，终生需要人照顾。

干预和治疗的原则是早期发现，早期诊断，查明原因，早期干预，针对患儿以及家庭进行综合手段的支持。治疗包括病因治疗，针对一些遗传代谢病，如苯丙酮尿症、癫痫、甲状腺功能低下等早期可发现的疾病，进行尽早干预。对于大部分孩子要以教育训练为主，药物治疗为辅。智力障碍轻度、社会功能影响较小，教育训练后可建议正常生活和学习，如存在注意力缺陷多动障碍或情绪障碍，可予以药物干预，提高其适应能力；病情严重，存在躯体疾病，需多学科联合诊治。智力差、自我料理差、存在自伤冲动，需采取药物治疗，避免患者躯体受到大的伤害，冲动自伤明显者，建议门诊转介到精神专科医院住院治疗。

九、病例点评

智力发育障碍是神经发育障碍的一种，表现为全面的智力下降和社会适应困难。在 ICD-10 诊断名称为精神发育迟滞（编码 F70-F79）。在美国 DSM-5 诊断名称为智力障碍（智力发育障碍），智力发育障碍名称的使用比精神发育迟滞，可能更容易被医疗、教育、其他行业，包括普通大众和各种团体人群共同使用的几率高些。

既往诊断智力发育障碍，对智力关注过多，对于轻、中、重和极重分级，强调 IQ 的得分。在美国 DSM-5 和 ICD-11 诊断标准对于适应功能的缺陷特别关注，在 DSM-5 对于适应功能不同程度的缺陷的评定和智力障碍的分级进行了详细的定义。

智力发育障碍不同于孤独症，虽然都是一种广泛性发育障碍，智力发育障碍的患者在社交交流、社交互动能力方面不同于孤独症谱系障碍，智力发育障碍有着明显的社交动机和兴趣，喜欢和小朋友玩，只是看着有些傻哈哈的，跟小朋友玩的水平比较差，低水平重复。而孤独症谱系障碍，则在社交方面与正常儿童存在质的差别，缺少社交的动机，交流方式不恰当，喜欢独处，缺乏使用言语或非言语的交流方式启动社交和互动，部分儿童存在明显的刻板行为、狭窄的兴趣爱好。当然孤独症儿童部分也存在智力发育障碍，此时，需要甄别，看儿童是否符合两个疾病的诊断，做出共病诊断。

本次病例的选择呈现的是一个轻度智力发育障碍的儿童，对于此类儿童临床非常常见。但需要重视的是，对于患者的诊断要慎重。因为智力落后症状比较轻，社会适应能力方面不是很严重，可能诊断起来困难些。智商结果是诊断的重要依据，但智力测试结果需要考虑到测试时儿童的配合程度，儿童当时的状态，注意力不集中儿童也会因为自己本身的注意力不集中影响测试结果，测试的标准化问题（如地域间方言的影响测试者和受试者的语言沟通和理解问题）等。因此，对于轻度精神发育迟滞，特别强调建议半年后复查韦氏智力，也要收集更多资料，特别是对患儿的社会适应能力要细致评估（包括学习和家庭生活中的多种表现）。只有这样，才能根据诊断标准，做出正确的诊断。本病例是患者两次智力评估均低于 70 分以下，患者在上了小学后学校老师和家长均发现患儿学习方面明显的吃力，结合病史和精神检查，排除脑器质性疾病，也没发现有遗传代谢性疾病的证据，因此，诊断为轻度智力发育障碍。

智力发育障碍当前没有特效药物，主要靠教育训练，家长不要轻言放弃，不要图捷径，坚持科学的教育训练，发展患者的某一方面能力，循序渐进，还是能提高部分的能力。对于部分轻度智力障碍的儿童，社会功能影响比较轻，可从事需要一定技术和水平能力的工作、实现自理和自立。

参考文献

［1］郝伟.精神病学（第8版）［M］.北京：人民卫生出版社，2018.

［2］杜亚松.儿童心理障碍诊疗学（第3版）［M］.北京：人民卫生出版社，2013.

［3］李凌江，陆林.精神病学（供8年制及7年制，第3版）［M］.北京：人民卫生出版社，2020.

［4］André s Martin，Fred R.Volkmar，Michael Bloch.Lewis's child and adolescent psychiatry：a comprehensive textbook［M］.Fifth Edition. Philadelphia：Wolters Kluwer，2018.

（病例提供：韩晶晶　复旦大学附属儿科医院）

（点评专家：孙锦华　复旦大学附属儿科医院）

病例 29 语音发育障碍

一、病历摘要

基本信息：男性，5 岁 10 个月，普通幼儿园大班，2020 年 1 月第一次就诊。主诉：自幼言语发育迟缓，不爱与小朋友交流 2 年余。

现病史：奶奶陪，爸爸陪，1 岁多会叫爸爸妈妈，会说鱼。2～3 岁不爱说话，有时候一个字也不讲，半年前做了舌系带手术，之后可以讲话了，但口齿不清，小狗（gou）说成小斗（dou），乌龟（gui）发成乌堆（dui）。不喜欢与人交流，不愿与人交流。不合群，近半年好些。激动时会捶自己。踮脚尖走路。

既往史：否认重大疾病史。因口齿不清至耳鼻喉科就诊，排除声带异常。

个人史：G1P1，足月剖宫产，母孕期无特殊，出生时无窒息抢救，BW 3250g。14 个月能够独立行走，15 个月开口叫爸爸、妈妈。3 岁时父母离异，患儿监护权及抚养权归父亲，患儿 2～3 岁时父母当其面吵架多，父母离异后，母亲很少来看患儿，父母都没有再婚。

家族史：无特殊。

体格检查：T 36.3℃，HR 72 次/分，R 17 次/分，BP 95/60mmHg。

一般内科查体无异常。

神经系统查体：眼球运动自如，直接间接对光反射灵敏，伸舌居中，颅神经检查未见阳性体征，四肢痛触觉对称存在，四肢肌力 5 级，肌张力始终，反射对称，生理反射存在，双下肢病理征阴性，颈软，脑膜刺激征（－）。

精神检查：意识清，跟抚养人有眼神接触，跟医生开始不熟悉，不看医生。医生跟其聊天，可以回答。问爸爸是哪个，眼睛可以看向爸爸，问医生是哪个，可以看向医生。口齿不清，无声音嘶哑，能指认彩虹、小鼠。说爸爸不打。医生打字时，会摸电脑的键盘，偷偷看看医生反应。被奶奶批评后，患儿就打自己的头。要求患儿背古诗时可以背诵，发音不清晰。跟医生聊天过程中，慢慢就靠到医生身上。可称呼医生为叔叔。

二、辅助检查

血常规、尿常规、生化检测、串联质谱无明显异常。

头颅 MRI、脑电图未见明显异常。

格塞尔（Gesell）如病例 29 表 1 所示。

病例 29 表 1　格塞尔（Gesell）

项目	发育年龄（月）	发育商 DQ	评价
适应性	53.2	88	正常
大运动	48.07	79	边缘
精细动作	48.07	79	边缘
语言	47.13	78	边缘
个人社交	53.9	89	正常

ABC：19。

三、诊断

ICD-11 6A01.0 发育性语音障碍。

诊断依据：

1. 男性患儿，5 岁 10 个月，病史 3 年余。

2. 主要临床表现为口齿不清、构音异常。

3. 查体、精神检查、行为观察及神经心理测试显示：患儿适应性、个人社交能力处于正常范围，语言能力处于边缘状态；人际互动能力尚可，无明显刻板行为及兴趣范围狭窄。

4. 辅助检查　头颅 EEG 脑电图、遗传代谢未见明显异常。

四、鉴别诊断

1. 孤独症谱系障碍　主要表现为社交障碍、交流障碍，有刻板行为及兴趣范围狭窄，孤独症谱系障碍患儿的语言障可表现为完全不理解、没有语言或者语言过于刻板。本例中患儿虽然语言发育水平较同龄人低，但是无理解困难，无刻板重复语言及行为，跟人沟通交流基本无障碍，故不考虑。

2. 精神发育迟滞　主要表现为智力低下、社会适应能力缺陷，但仍保留与其智力相当的交流能力。本例患儿 Gesell 测验中，适应性在正常范围，故不考虑精神发育迟滞。

3. Landau-Kleffer 综合征　该综合征可使原来语言能力正常的患儿出现语言感受和（或）表达的倒退，可严重到不能辨认环境的声音，多数病例脑电图表现异常，大多数患儿合并各种癫痫发作。本例患儿语言能力未发展到正常水平，也无明显的倒退进程。脑电图未见异常，无癫痫发作史，故不考虑。

五、诊疗经过

医生为家长提供了构音训练指导、口腔功能训练、游戏互动方法，1 个月后家人诉患儿跟人交流时胆怯好转。同时建议进行语言康复训练。

六、随访

6 个月后患儿复诊，口齿较前清晰，家人诉愿意跟同龄人进行语言互动。

七、病例分析

该病例患儿为男性。主要表现为构音异常、口齿不清。使用 Gesell 对患儿的发育水平进行评估，患儿适应性、个人社交能力处于正常范围，语言能力处于边缘状态。儿童孤独症行为量表（ABC）得分为 19 分。精神检查发现患儿人际互动能力可。根据临床病史采集、精神检查、行为观察及量表评定，该病例为语音发育障碍。

值得注意的是，语音发育障碍的患儿虽然在本质上没有社交障碍，但是发音不清晰，构音异常会引发患儿在社交过程中语言交流上的困难，虽然非语言沟通方式会弥补一部分社交能力，还是会影响社交质量。不过，社交障碍大多数在患儿语言能力改善后随之改善。

八、疾病介绍

语音发育障碍常常起病于婴幼儿时期，主要临床表现为说话不清晰、说话流利性异常、语言表达问题。语言表达问题通常分为三种类型，包括：①语言表达障碍：理解正常，表达特别困难；②语言感受和表达的混合性障碍：能听到声音，但是不解其意，能理解手势或者姿势，能学习阅读但不会表达；③语言信息处理问题，表现为说话流利，但是内容非常肤浅，在语言交流中难以保持话题，只关注自己所选择的话题上。

在诊断方面，本病主要由父母和抚养者提供信息，了解小儿的语言情况、说话清晰度、发声情况、表达的流利性等，还需要了解小儿认知、社交和行为表现，再结合语言评估的结果进行判断。语言评估包含标准化测试和非标准化测试，至今尚无完整的标准化语言评估测试，常用的标准化测试有图片词汇测试、丹佛发育筛查测试、韦氏智力测验等。治疗方面多为针对具体语言问题进行康复训练，经康复训练后一般预后较好。

九、病例点评

语言是儿童发育过程中最重要的能力之一，有效交流是学习、社会交往、情绪发展等心理过程必不可少的因素。语言发育障碍是最常见的儿童发育障碍，学龄前期儿童语言发育障碍的患病率高达 5% ~ 8%，如若不经任何治疗，多达 40% ~ 60% 的患儿将持续存在困难至学龄期，导致学业功能受损，并且更加容易伴发情绪、行为问题。因此早期发现、早期干预，对于儿童语言能力的快速追赶有促进作用。

语音障碍的评估通常包括收集病史，了解当前儿童语音情况、发音清晰度、音质音调及流利性等，同时需要了解儿童的认知、运动、社交和行为状况，询问出生史、母孕期情况、生长发育史、既往史、家族史等其他情况。同时也需要进行体格检查，检查发声器官是否完好，口腔运动功能是否正常。语音障碍评估过程中还需要对儿童进行行为观察，包括游戏技巧、眼手协调、沟通技能等。也需要从多个维度进行深入了解，如儿童在学校、在家里的表现是否一致，不能单纯依靠发育评估资料。

本例患儿多见于儿保科、发育行为科和儿童精神心理科，主要临床表现包括说话不清晰、讲话不流利、语言表达理解异常等。本例患儿吐字不清晰，是构音异常的一种表现。口腔结构和功能对于发音至关重要。如果临床上首次接诊语言方面存在异常的患儿，后续转介到口腔、耳鼻喉科就诊，进一步排除听力障碍、其他器质性检查还是非常有必要的。通过这个案例，需要提醒家长、医生，如果有语音异常、语言理解表达异常的儿童，不要单单把目光集中在语言本身，也需要注意语言障碍有没有引发小儿社交、情绪行为方面的困难。所幸，单纯语言有障碍的儿童，其社交功能并未受到质的损害，随着语言能力的提高，社交问题也会随之缓解。小儿自出生以后，应该提供丰富的语言环境，定期进行听力筛查和发育监测，及时发现异常信号，干预越及时，预后越乐观。

希望通过这个案例提高医生对于语音发育障碍的认识和理解，为诊断和治疗语音发育障碍提供一些思路。

参考文献

［1］金星明.语音和语言障碍临床解析［J］.中国实用儿科杂志，2014，29（7）：496-501.

［2］万国斌.儿童语言发育障碍的筛查和鉴别［J］.中国实用儿科杂志，2016（10）：748-751.

［3］苏林雁.儿童精神医学［M］.长沙：湖南科学技术出版社，2014.

［4］Andrés Martin，Fred R.Volkmar，Michael Bloch.Lewis's child and adolescent psychiatry：a comprehensive textbook［M］.Fifth Edition. Philadelphia：Wolters Kluwer，2018.

（病例提供：赵　滢　复旦大学附属儿科医院）

（点评专家：孙锦华　复旦大学附属儿科医院）

病例 30　孤独症谱系障碍

一、病历摘要

基本信息：男性，3岁3个月，2020年10月第一次就诊。

主诉：发现不爱与同龄人交往、语言能力落后伴反复出现刻板行为1年余。

现病史：自2岁开始，家人发现患儿不愿意跟其他小朋友接触，一到小朋友扎堆的地方就回避，近1年愿意接近小朋友了，但是不喜欢被小朋友碰触；看到别人手里的玩具，不经过询问，直接去抢。跟爸妈的互动也不多，妈妈为其读绘本时患儿不对视，自顾自唱歌，问问题不回答；语言能力较同龄人落后，叫患儿的大名时很少有回应，模仿语言多，妈妈说出"×××，早上好"，患儿会直接重复"×××，早上好"；你我他分不清楚，妈妈每次做饼干的时候，会跟患儿说："妈妈给你做饼干"；患儿想吃妈妈做的饼干时就表达说"妈妈给你做饼干"；能主动表达自己的意愿，多用5~6个字表达出来，如"我要吃水果"、"我要逛商场"等；机械记忆好，能背诵整个故事，喜欢记忆字母、数字，2岁时就从1数到100，背诵英文字母，当时还没有主动语言，看到车牌上的字母就会读出来。兴趣范围狭窄，到商场以后对商品不感兴趣，喜欢来回坐电梯；从小喜欢电梯，看到电梯挪不动步，就要进去按按钮，停留在每个楼层，喜欢在电梯里听报楼层的声音，不干预的情况下可以在电梯待一天。在家里也喜欢将推拉门、书本模拟电梯开关的样子，自得其乐。日常生活发生变化，不按照原定计划进行时，患儿会大喊大叫发脾气，严重时用头撞墙，晚上入睡较困难，睡前容易烦躁。

既往史：36周早产，住院一周；11个月龄有意识叫爸爸妈妈，11个月到2岁语言能力无明显进步；3岁后慢慢出现模仿语言。否认其他重大疾病史。

个人史：独生，2岁前妈妈和爷爷奶奶一起带孩子，爷爷奶奶说家乡话，妈妈说普通话，爸爸的普通话不标准。爸爸工作忙，陪伴孩子时间短。

家族史：患儿表舅的儿子说话较晚，该儿童跟患儿年龄、语言水平差不多。

体格检查：T 36.4℃，HR 80次/分，R 19次/分，BP 95/60mmHg。

一般内科查体无异常。

神经系统查体：眼球运动自如，直接间接对光反射灵敏，伸舌居中，颅神经检查未见阳性体征，四肢痛触觉对称存在，四肢肌力 5 级，肌张力始终，反射对称，生理反射存在，双下肢病理征阴性，颈软，脑膜刺激征（-）。

精神检查：意识清，刚进诊室后哭泣不止，挣扎着要出诊室。经过父母安抚后安静坐在诊室一角玩玩具，父母唤其名字数次无反应，跟父母眼神对视少。自言自语多，偶尔能听清楚患儿说"汽车呜呜呜"。

二、辅助检查

血常规、尿常规、生化检测、血尿串联质谱无明显异常。

头颅 MRI、脑电图未见明显异常。

孤独症儿童心理教育量表评估报告如病例 30 表 1 所示。

病例 30 表 1　孤独症儿童心理教育量表评估报告

功能各条目	发育年龄（月）
认知	22
语言表达	19
语言理解	22
小肌肉	23
大肌肉	30
模仿（视觉 / 动作）	29
沟通	21
体能	27

ABC：96。

3 ~ 7 岁儿童气质问卷：启动缓慢型。

婴儿 - 初中生社会生活能力量表：边缘。

三、诊断

ICD-11 6A02 孤独症谱系障碍。

诊断依据：

1. 男性患儿，3岁3个月，病史一年余。

2. 主要临床表现为社会交往障碍、交流障碍、行为刻板、兴趣范围狭窄。

3. 查体、精神检查及神经心理测试显示：患儿总体认知发展年龄、语言理解、语言表达、大运动、精细运动、模仿、沟通以及日常生活能力均下降，有重复刻板行为、自我刺激行为，社会功能受损。

4. 辅助检查 头颅 EEG 脑电图、遗传代谢未见明显异常。

四、鉴别诊断

1. 精神发育迟滞 主要表现为智力低下、社会适应能力缺陷，但仍保留与其智力相当的交流能力，没有孤独症患儿特征性的社会交往障碍和言语交流损害，兴趣狭窄、刻板行为也不如孤独症患儿突出。

2. 言语和语言发育障碍 主要表现为言语理解或表达能力显著低于应有水平，非言语交流无明显障碍，社交能力良好，无兴趣狭窄、刻板行为。

3. 注意缺陷多动障碍 该病主要的临床表现是活动过度、注意缺陷和冲动行为，多起病于学龄期，也有学龄前就出现明显好动表现、言语交流能力差的个体，但该病无社交能力的实质性损害，也无刻板行为和兴趣狭窄。

4. 儿童精神分裂症 多起病于青春前期和青春期，学龄前起病少见。学龄前起病患儿可能有孤僻离群、自语自笑、异常言行等表现，精神分裂症患儿可能还存在幻觉、妄想等精神疾病性症状，但患儿言语功能未受到实质性损害，经治疗后言语功能可逐步恢复，有部分患儿可达到完全康复水平。

5. 童年瓦解性障碍 又称 Heller 综合征或婴儿痴呆。该病特点为起病前发育完全正常，其病后所有已获得技能迅速丧失，表现出社交、交流障碍，智能严重受损，并出现刻板、重复行为。该病有一段时期发育正常，之后会经历已获得技能的全面倒退和丧失。

6. Rett 综合征　该病几乎仅见于女孩，婴儿早期发育正常，多在 6 ~ 24 个月龄起病，表现为言语、社交、智能的全面倒退以及手部功能丧失等神经系统症状，手部多有特征性"搓手、绞手"表现，手部抓握能力逐步丧失，往往合并过度换气或者磨牙表现。完善 MECP2 基因检测有助于鉴别诊断。

五、诊疗经过

针对患儿头撞墙等自我刺激行为，入睡较困难，予以利培酮口服液 0.5ml 1 次 / 晚口服；同时给予家长日常生活养育指导，建议对患儿的日常生活进行规划，结合视觉提示卡片予以结构化设置，2 周后患儿能在父母引导下对生活日常细小变化予以接受，发脾气哭闹减少。口服利培酮口服液后头撞墙行为明显减少，睡眠好转。

六、随访

治疗 4 个月后门诊随访，患儿一直维持既往药物治疗方案。在外训练机构进行康复训练，每周 3 次。语言能力较前提高，能在鼓励引导下，说出 7 ~ 8 个字的句子。跟家人眼神对视互动较前增多。

七、病例分析

该病例患儿为男性，起病隐匿。起病时突出表现为社会交流障碍、言语及非言语交流障碍，并伴有言语能力落后，兴趣范围狭窄及刻板的行为表现。使用心理教育评估量表第 3 版(PEP-3)对患儿的发育水平进行评估，发现患儿整体认知能力、语言理解、语言表达、模仿、沟通、体能运动发育均未达到该年龄的发展水平。儿童孤独症行为量表（ ABC ）得分为 96 分。根据临床病史采集、精神检查、行为观察及量表评定，该病例为典型的 ASD。

有些 ASD 患儿除了核心症状外，往往还容易合并行为异常。本例患儿在自己的意愿不能被他人正确回应时，会发脾气，情绪不稳定，并且有头撞墙等自伤行为，通过小剂量的抗精神病药物，可以在一定程度上改善行为异常。而对于核心症状，目前还没有证实有药物会治愈 ASD 患儿核心的社交障碍、交流障碍，只有充分的教育训练才能最大程度上促进患儿各方面能力的发展，加强患儿的社会适应能力，改善生活质量，减少家庭和社会的负担。

八、疾病介绍

孤独症谱系障碍（ASD）起病于婴幼儿时期，以社会交往障碍、交流障碍、兴趣和行为局限、刻板重复为主要临床特征的疾病。多数研究报道，该障碍的患病率在千分之一以上。

孤独症谱系障碍的病因及发病机制尚不明确，非常复杂，与之有关的生物学因素包括遗传因素及环境因素。越来越多的证据表明，孤独症谱系障碍与遗传因素密切相关，家系调查结果显示，2% ~ 5% 的 ASD 患儿同胞患有孤独症，是普通人群患病率的 50 ~ 100 倍；6% ~ 24% 的 ASD 患儿同胞存在认知障碍或言语语言发育障碍。随着技术的精进，全基因组扫描研究也陆续开展，候选基因的研究显示上百个与脑神经元分化、迁移、突触形成及神经递质、电信号传递等相关的基因与儿童孤独症相关。虽然多个研究表明遗传因素与 ASD 关系密切，但遗传基因到底通过何种方式影响 ASD，以何种方式遗传，目前尚无定论，有待于进一步研究。ASD 相关的环境因素包括母孕期不利因素及其他可能对胎儿及儿童脑发育产生不良影响的因素，如母孕期高龄、先兆流产、病毒感染、服药、宫内窘迫、出生窒息等，这些环境因素如何与遗传因素发生作用，从而导致 ASD，目前尚未得到一致结论。

ASD 常起病于 36 个月以内，其中约 2/3 的患儿出生后逐渐起病，ASD 症状繁多复杂，其表现由重到轻，临床表型谱跨度很大。主要的临床表现为三大类核心症状，第一是社会交往障碍，患儿在社会交往方面存在质的缺陷，表现在缺乏社会交往的兴趣、技巧和方法，无法根据社交情境和各种线索调整自己的行为。第二是交流障碍，交流障碍体现在非言语交流障碍，以及言语交流障碍两方面；患儿虽然更倾向于用动作、姿势进行交流，但是动作姿势往往比较单一，常常不会用点头、摇头表达自己的意思，表情也比较淡漠；言语交流方面也存在明显缺陷，语言理解能力不同程度受损、言语发育迟缓或者不发育，也有言语形式及内容异常，比如模仿言语、刻板重复言语等；

有些 ASD 患儿会出言语运用能力受损，虽然会背儿歌、记数字、记广告牌，但是无法表达简单的愿望和要求。第三个核心症状是兴趣狭窄以及刻板重复行为，患儿对玩具、动画片等正常儿童感兴趣的内容不感兴趣，但是却迷恋看广告、看旋转物体、反复排列物品等。行为方式也往往很刻板，比如会用同一种方式做事或者玩玩具，物品摆放位置要固定、不能变动，出门走同一条路线等。

在诊断方面，需要综合病史、精神检查、量表评定结果、躯体和神经系统检查及辅助检查结果予以诊断。在 ASD 诊断过程中，可以通过各种量表评测了解患儿目前智力和各个领域的发展情况，为临床诊断提供参考依据。目前，国内对于 ASD 进行早期筛查量表包括婴幼儿孤独症量表（CHAT）、改良婴幼儿孤独症量表（M-CHAT），可以用于 18 ~ 24 个月儿童孤独症的筛查，其中文版具有良好的信效度和灵敏度。儿童孤独症行为量表（ABC）包括 5 个能区 57 个项目，每个项目 4 级评分，筛查的界限分为53 分，诊断界限分为 67 分，适用于 18 个月至 35 岁的人群。另外，筛查量表还有克氏孤独症行为量表（CABS）、儿童孤独症筛查量表等。儿童孤独症诊断量表主要包括儿童孤独症评定量表（CARS）、孤独症诊断访谈量表修订版（ADI-R）。ADI-R 使用于2 岁以上儿童孤独症的辅助诊断，被认为是孤独症诊断的"金标准"。除了诊断量表外，发育评估以及智力测验量表也可用于评估患儿的语言、智力发育水平。

ASD 主要需要与精神发育迟滞、言语及语言发育障碍、注意缺陷多动障碍等疾病相鉴别。

预防及治疗方面，目前没有一种方法能够预防 ASD 的发生，也没有药物可以治愈ASD 患儿。精神科药物的使用可以改善患儿的情绪行为异常，如情绪不稳、易激惹、过度活动、自伤攻击行为等，药物应用也可以为教育训练创造更好的条件。教育训练更强调个体化原则，即根据患儿的具体情况制订出适合于患儿的个体化教育计划或方案，然后按照方案对患儿进行教育训练，选择合适的行为治疗方法。常用的训练方法有应用行为分析法（ABA）、结构化教学、图片交换沟通系统（PECS）、人际关系发展干预（RDI）、基于发展、个体差异和人际关系的训练模式（DIR），又称地板时光等。

早期研究显示，ASD 是个终生疾病，预后差，但是近年来研究显示，部分患儿ASD 的症状会明显缓解、诊断会发生变化，但是 70% ~ 80% 以上的 ASD 患儿诊断同前，社会功能存在不同程度损害。早期识别、干预，一般在 6 岁以前进行长期系统干预，可以最大限度地改善预后。

九、病例点评

本病例是儿童青少年精神科、儿保科、发育行为科常见的 ASD 典型病例。该病例主要临床表现为社会交往障碍、交流障碍、兴趣狭窄及刻板行为，本例患儿除了 ASD 的核心症状以外，还伴随有情绪及行为症状。为此，对症治疗，医生使用了小剂量的抗精神病药物可以改善患儿的情绪及行为症状，为持久系统的教育训练提供支持。

近年来关于 ASD 病因的研究层出不穷，研究者们致力于从遗传、环境、养育等角度找寻 ASD 的患病机制，但令人遗憾的是，当前在病因学方面还没有获取 ASD 明确的致病机制以及可靠的生物学标记物。但是，ASD 存在家系遗传特征，这为早期筛查、早期诊断和干预提供了思路。对于 ASD 患儿的同胞、有可疑发育迟缓的患儿进行早期筛查是临床诊疗工作中极为重要的一个环节。

ASD 属于神经发育性疾病的一种，其症状本身有儿童发展的特点，医生在对患儿进行早期筛查同时，需要向家长传递这样一个信息，即评估不止步于诊断和干预，评估、干预必须是个动态持续的过程。如何在患儿成长过程中，提供合适的环境、融入入托、入学等真实情境，都是需要家长和医生、教师、社工的共同参与及通力合作的。

希望通过这个案例提高医生对于 ASD 的早期识别，同时提高对于 ASD 患儿的诊断，鉴别诊断和个体化教育训练的认识。

参考文献

[1] 杜亚松.儿童心理障碍诊疗学（第2版）[M].北京：人民卫生出版社，2013.

[2] World Health Organization.ICD-11 Reference Guide（draft）[Z].2017-10-09.

[3] Zwaigenbaum Lonnie，Penner Melanie，李艳，等.孤独症谱系障碍：诊断与评估进展[J].英国医学杂志中文版，2018，21（8）：447-458.

[4] André s Martin，Fred R. Volkmar，Michael Bloch.Lewis's child and

adolescent psychiatry : a comprehensive textbook [M].Fifth Edition. Philadelphia : Wolters Kluwer，2018.

（病例提供：赵　滢　复旦大学附属儿科医院）

（点评专家：孙锦华　复旦大学附属儿科医院）

病例 31　注意缺陷多动障碍

一、病历摘要

基本信息：男性，7岁4个月，小学一年级学生，2020年3月第一次就诊。主诉：自幼好动、冲动，发现上课注意力不集中半年余。

现病史：父母陪同，父母反映患儿自出生后一直表现得精力旺盛，活跃，一整天都忙个不停，像是装了马达一样，大人的指令总是像没有听到，也很难安静专注地做一件事情，如在幼儿园里上课的时候经常离开位置，吃饭的时候不能安坐把一顿饭吃完，看电视的时候或者频繁换台，或者是在沙发上爬上爬下，显得总是很着急，话多，大人讲话的时候也经常插嘴，排队的时候经常离开位置，和其他孩子互动的时候动手动脚的情况多。和陌生人接触的时候主动，话多，好管闲事。幼儿园老师反映太过于顽皮，规则意识太差。大人未予重视。上小学一年级开始经常有课堂上难以专注的情况，刚入学第一个月也会随意离开位置，在教室里走动，现在被安排坐在了第一排。大部分任课老师都发现，课堂上经常做小动作，玩铅笔、纸头等东西，总是东张西望，和别的孩子讲话、玩等，课堂作业不能及时完成，常常把学校作业带回家，在家中完成作业多数时候是边写边玩，细节出错的情况很多，如 +、- 看错，漏字、加字等，丢三落四的情况也经常出现，如铅笔、橡皮等文具每周都会添置新的，书包、校服、领巾、书包等都会经常忘记带。每天的课业任务都由妈妈一对一辅导下完成，也需要反复的提醒。成绩在班级下游水平，从幼儿园开始因为对别的孩子"动手"的情况遭人排斥的多。食欲好，一直到很晚才入睡，从幼儿园开始几乎不睡午觉。父母感觉其难以管理，所以带其就诊。

既往史：体健。否认高热惊厥、脑炎、癫痫、腺样体肥大等疾病史，否认有手术、外伤史，否认食物药物过敏史。预防接种按计划。

个人史：家中排行老大，足月顺产，母孕期无保胎史，无妊娠高血压、糖尿病病史，出生时无窒息抢救，BW 3350g。自幼言语、运动发育与同龄人相仿。与父母、外公外

233

婆一起生活，主要照料人为外婆，家里人观察孩子性格急躁、耐心差。爸爸和妈妈陪伴和养育孩子的时间少，在幼儿园阶段认为是孩子活泼、调皮，犯错时会采用打骂体罚的方式。

家族史：否认两系三代精神障碍家族史，父亲幼时好动，上课注意力难以集中，现在仍旧做事情毛躁，常丢三落四。

体格检查：T 36.5℃，HR 74 次/分，R 18 次/分，BP 106/75mmHg。

神志清，呼吸平，浅表淋巴结未触及，面色可，心肺听诊正常，腹软，未触及包块，腰骶椎无皮肤凹陷，未见肿块突出，无脂肪瘤及多毛等，双足外形无异常，双下肢肌张力和肌力正常，神经系统检查无异常体征，扁桃体无肿大。

精神检查：神清，接触主动，反应快，话多，语速快，在诊室里活跃，走来走去，一会坐在椅子上，一会爬到诊室床上，未经同意拿诊室里的物品，也拿走了医生的印章，承认自己上课的时候小耳朵经常没有听，经常东西找不到了，需要妈妈提醒。常插嘴，打断大人的叙述。未引出幻觉、妄想，情感反应协调，无明显的焦虑、抑郁的情绪，智力粗测正常。

二、辅助检查

微量元素：无异常。

甲状腺功能：无异常。

心电图：窦性心律不齐。

脑电图：未见异常。

神经心理测验：

第四版韦氏儿童智力量表（WISC-IV）：总 IQ：102。

SNAP-IV 评估量表（父母版本）：注意缺陷总分：27，多动冲动总分 27，对立违抗总分 14。

SNAP-IV 评估量表（教师版本）：注意缺陷总分：21，多动冲动总分 24，对立违抗总分 6。

Conner 父母问卷：品行、多动、冲动、学习问题（＋）。

WEISS 功能评估提示：家庭，学校，自我管理和社会活动异常。

三、诊断

ICD-11 6A05 注意缺陷多动障碍。

诊断依据：

1. 患儿男性，7岁4个月。学龄前起病。

2. 以好动、活跃、冲动、精力旺盛、上课、做作业注意力不集中为主要症状群，伴随明显的家庭生活、学业、社交功能受损。

3. 精神检查发现患儿好动，冲动，插嘴，干扰别人等。

4. 辅助检查　智力正常，父母和教师评价量表呈现注意缺陷、多动、冲动症状群超出正常范围，功能受损。

四、鉴别诊断

1. 适应障碍　当儿童遭遇明显的外部事件，如家庭（父母离异、搬家）、学校（入学、转学）、儿童自身（生病、受伤、意外）等环境的变化后，出现的情绪和行为异常，也可表现为注意力涣散、自我控制能力下降。该患儿为入学后就诊，需要考虑是和进入学校这个新环境相关。但该儿童以多动、冲动、难以专注的核心症状，是出生后一直持续，呈现连续发展的特征，和入学无明显关联，故排除。

2. 学习障碍　患儿进入小学后呈现出学业上的困难，需要考虑是由于学习技能发育缺陷造成听说读写困难，注意力难以集中。但典型的学习障碍儿童在不需要受损技能参与的其他活动中表现正常，不会出现明显的好动、活跃、冲动等情况，以此鉴别。

3. 轻度智力发育障碍　因为认知功能受限，在学习场合中可表现为坐立不安、多动和注意力涣散等。患儿智商测试总分为102，不属于智力发育障碍范围。

4. 破坏性行为障碍　这些儿童多表现为明显的和权威人物的对立、不遵从指令，以及违反与年龄相应的社会规范和道德行为准则，患儿目前表现中未有明显的激惹、破坏等行为，故排除。

5. 癫痫　患儿中有一部分会表现出失神的情况，与注意力分散的情况需要相鉴别。患儿已完善脑电图，未发现痫样放电，不考虑癫痫导致的注意力分散。

6. 甲状腺功能亢进　除注意力异常、多动、冲动外有代谢增高或甲亢引起躯体表现如多食、心率增快、神经血管兴奋性增强等，出现突眼、甲状腺肿大，实验室检查发现甲状腺素等指标出现异常。患儿的甲状腺功能无特殊，可供鉴别。

五、诊疗经过

患儿确诊后，对父母进行了关于疾病教育和行为训练的指导，引导父母在家庭环境中，对孩子能够控制自己、专注的行为表现进行积极的肯定，指导患儿的老师多关注他的正面的行为，进行肯定和强化。同时开始进行药物治疗：采用哌甲酯缓释片18mg/ 日。从 2020 年 5 月开始，患儿参加了儿童行为干预（组织技能管理）团体训练，在小组中学习保持专注、遵守规则，与他人友好相处、管理自己负面情绪等社交技巧，患儿的症状有明显改善，学业成绩也明显提高。

六、随访

3 个月后复查：

SNAP-IV 评估量表（父母版本）：注意缺陷总分 10，多动冲动总分 11，对立违抗总分 3。

SNAP-IV 评估量表(教师版本):注意缺陷总分 8,多动冲动总分 6,对立违抗总分 2。

七、病例分析

该患儿为学龄期儿童，在发育阶段呈现出活动过多、冲动、日常生活和学习中均难以专注等表现，影响了患儿适应幼儿园、小学的学习环境，以及他的学业表现，家庭生活质量等方面，是一例典型的注意缺陷多动障碍的病例。患儿的爸爸幼时也有类似的情况，符合注意缺陷多动障碍的发生和遗传因素相关的特征。

我们采取了针对家庭的疾病教育、父母培训，以及针对儿童的行为干预，和药物多个层面的综合干预，显著地改善了儿童的表现，和他的学业、人际关系，以及整个家庭对孩子养育上的状况，从长远的角度，提高了儿童的自信，也影响了他的远期发展。

八、疾病介绍

注意缺陷多动障碍（attention deficit hyperactivity disorder，ADHD）是儿童期常见的神经发育障碍，表现为与年龄和发育水平不相称的注意力不集中和注意时间短暂、活动过度和冲动，常伴有学习困难、适应不良等。国内外调查发现患病率3%～7%，男女比为（4～9）：1部分患儿成年后仍有症状，明显影响患者学业、身心健康以及成年后的家庭生活和社交能力。

本症病因和发病机制尚不清，目前认为是多种因素相互作用所致。遗传学研究提示，ADHD发生与遗传因素有关，遗传度高达75%～91%，可能是多个微小基因共同作用导致ADHD易感性的发生。神经生化和精神药理学研究认为，ADHD发生与脑内多个神经递质失衡有关，如发现患者血清中去甲肾上腺素、多巴胺水平下降。神经解剖和神经生理学研究认为，ADHD的发生与大脑发育异常有关，如发现存在额叶发育异常、额叶功能低下，部分患者存在脑电图慢波增加。除此之外，产前、围生期和出生后的不利因素，如ADHD患者母亲孕期吸烟和饮酒、患儿早产、产后出现缺血缺氧性脑病以及甲状腺功能障碍等可能与ADHD发生有关。另外，家庭和心理社会因素，如父母关系不和、家庭破裂、教养方式不当、受虐待、学校的教育方法不当等不良因素也可能作为发病诱因或症状持续存在的重要因素。

ADHD的治疗遵循个性化和综合干预的原则。根据病情严重程度，根据患儿及家庭特征，选择行为治疗、药物治疗、生物反馈训练、团体行为治疗、家庭治疗、学校干预等，或多个治疗方案的综合运用。

首先要做到支持ADHD患者和家庭，告知疾病的积极影响和消极影响，提供可以接受干预的资源，进行疾病教育、环境改变的建议。对ADHD的父母或者主要照料人进行ADHD聚焦的父母团体培训。

药物治疗选择：原则是单药治疗为主，临床上常用神经兴奋剂、非中枢神经兴奋剂、α受体激动剂、抗抑郁剂、非典型抗精神病药物、中药等。根据患儿共病情况和药物特点，进行选择。如果单药效果不够，可以考虑联合使用抗抑郁剂、抗精神病药物。

确定治疗方案后需要对儿童的状况进行规律随访，3～6个月随访一次，随访内容包括用药依从性、症状变化、药物治疗后的不良反应监测。

九、病例点评

注意缺陷多动障碍（ADHD）是儿童精神科、发育行为儿科、儿保科、儿童神经科等科室常见的一类神经发育障碍。本次选择了一个注意力缺陷和多动、冲动症状都比较典型的患者。经过药物治疗、家庭教育、个体心理行为干预，与父母和学校老师一起，共同处理孩子的问题，经过综合治疗的方案，患者症状有所缓解，功能恢复比较好。

ADHD 在学龄期儿童中，很常见，因为症状以及共病等情况，影响了孩子的学习、家庭关系和同伴关系，疾病本身、共病也对他们自身自尊和家庭关系造成影响，因此治疗此类儿童，对于症状和功能损害都要关注。要采取医教结合、加强父母的教育训练，给予父母一套管理和训练注意力的方法，鼓励家庭接纳孩子的症状。

这个病例还有个优点，重视评估，对于父母担心的药物治疗后的不良反应，进行了定期评估和不良反应检测、实验室检测，这样有利于及时发现药物的不良反应，在随访和评估过程中，家长对于治疗的担心减轻，提高了家长对患者治疗的依从性。在未来 ADHD 的治疗，强调药物治疗和心理干预，家庭、社区、学校和医院共同合作，共同帮助 ADHD，是一个被大家逐渐认可的综合干预模式。

这个案例需要引起我们关注的是，孩子年龄 7 岁，如果症状非常明显可考虑药物干预，如果症状不重，也可先尝试行为干预。但看患者父母对患者的 SNAP 评分提示患者症状非常明显，注意力不集中和多动都非常明显，家长看样子也非常焦虑，急需药物控制。这时候我们要关注，孩子是否会吞药，哌甲酯缓释片，建议吞服，如果孩子不会吞药，往往需要选择托莫西汀，缓慢控制症状。另外，哌甲酯使用时需要告知父母，建议 8 点前餐后服用，有些孩子服用哌甲酯后会有晚上入睡延迟的症状。另外，服用兴奋剂，根据患者年龄、症状、不良反应、治疗效果、体重来综合评价是否需要加量，如果三年级的孩子服用哌甲酯 18mg 1 次 / 天，效果不明显，体重 35kg，当前无特殊不适，症状改善不明显，则需要根据病情调整剂量，临床上会看到一些医师，往往选择一个剂量，没有根据病情情况来调整剂量，包括我们常用的药物托莫西汀，选择一个剂量 25mg 1 次 / 天，就一直用下去，许多家长没有感觉到效果，就不愿服用或没有加到治疗剂量，就要求换用哌甲酯。最后，哌甲酯缓释片，对改善注意缺陷多动障碍方面，临床疗效肯定，当前为第一类精麻药，要加强管理，医师合理使用。对于没有注意力不集中、多动冲动症状的儿童没有特别临床疗效，不是网上宣传的聪明药，临床上要把握适应证和剂量，避免滥用或不合理使用。

参考文献

［1］刘靖,郑毅.中国注意缺陷多动障碍防治指南（第2版）［M］.北京：中华医学电子音像出版社，2015.

［2］American Academy of Pediatrics. ADHD：Clinical Practice Guideline for the Diagnosis，Evaluation，and Treatment of Attention-Deficit/Hyperactivity Disorder in Children and Adolescents［J］.Pediatrics，2011，128（5）：1009-1022.

［3］NICE guidelien［NG87］：Attention deficit hyperactivity disorder：diagnosis and management［M］.National Institute for Health and Clinical Excellence，14 March 2018.

［4］Andrés Martin，Fred R.Volkmar，Michael Bloch.Lewis's child and adolescent psychiatry：a comprehensive textbook［M］，Fifth Edition. Philadelphia：Wolters Kluwer，2018.

［5］李凌江，陆林.精神病学（供8年制及7年制,第3版）［M］.北京：人民卫生出版社，2020.

（病例提供：韩晶晶　复旦大学附属儿科医院）

（点评专家：孙锦华　复旦大学附属儿科医院）

病例 32 阿尔茨海默病所致痴呆

一、病历摘要

基本信息：女性，75岁，小学文化，农民，2019年6月第一次就诊。主诉：记忆力减退三年余，伴疑心半年。

现病史：患者自三年前在无明显原因下开始出现记忆力减退，最初表现为刚刚发生的事情容易忘记，后情况逐渐加重，家人感觉其记忆力越来越差，丢三落四，经常性忘记自己要做什么，或者东西放在一个地方就忘记了，重复性问话，患者和家人交流逐渐减少，有时会叫错子女名字，或者坐着发呆。交流时候说话的实质内容减少，多用"哦，哦"之类的言语。后开始出现出家门会迷路的情况，家属曾经带其到综合性医院就诊，诊断为老年痴呆，服用多奈哌齐5mg/日治疗。此后患者记忆力减退情况逐渐加重，不能自己做饭，不能单独出门，生活自理尚可，近半年患者开始表现夜间睡眠差，敏感多疑，认为家人要害自己，在自己饭里下毒，认为家中东西被人偷走了，紧张，冲家人发脾气，有冲动行为，骂人，家属曾自行给患者服用奥氮平2.5mg/晚治疗，夜间睡眠好转，怀疑状况持续存在。近2周来，患者病情加重，夜间睡眠差，高声叫骂，不听劝阻，有时半夜坐起来自言自语，家属将奥氮平片至5mg/晚仍难以改善精神症状，后换用喹硫平50mg/晚治疗，患者夜间睡眠较前改善，仍有冲动行为，自言自语。患者生活自理差，饮食需督促，故家人带其来医院门诊就诊。

既往史：体健。否认有高血压、糖尿病等重大躯体疾病史，否认有手术、外伤史，否认食物药物过敏史。

个人史：家中排行老大，平素性格内向，交往人可，母孕及孕产期无特殊，幼年成长发育正常，小学毕业后务农至今，无吸烟、饮酒等不良嗜好。50年前与丈夫结婚，育1子2女，丈夫已去世，现与子女共同生活。

家族史：无殊。

体格检查：T 36.1℃，HR 60次/分，R 18次/分，BP 136/78mmHg。

一般内科查体无异常。

神经系统查体：眼球运动自如，直接间接对光反射灵敏，伸舌居中，颅神经检查未见阳性体征，四肢痛触觉对称存在，四肢肌力5级，肌张力适中，反射对称，双侧指鼻稳准，生理反射存在，双下肢病理征阴性，颈软，脑膜刺激征（-）。

精神检查：意识清，人物定向力尚可，时间、地点定向力差，未查及错觉幻觉及感知综合障碍，思维迟缓，有被害妄想，认为自己饭里有毒，家人要害自己，计算力减退，言语理解能力可，命名正常，无失用及失认，瞬时及近记忆力差，远记忆力尚可，情感反应平淡，与周围环境欠协调，意志活动减退，偶见病理性增强，无自知力。

二、辅助检查

血常规、尿常规、生化、甲功、肝炎、梅毒、维生素 B_{12} 等检测无异常。

心电图示：窦性心律，ST段压低。

影像学检查：颅脑核磁共振考虑左侧基底节区缺血变性灶，老年性脑改变。

MMSE评分：19分。

MoCA评分：12分。

ADL评分：40分。

CDR评分：2分。

汉密尔顿抑郁量表（HAMD）总分：18分。

汉密尔顿焦虑量表（HAMA）总分：15分。

阳性与阴性量表评分（PANSS）总分：100分。

三、诊断

ICD-11 6D80.1晚发性阿尔茨海默病所致痴呆。

ICD-11 6D86.0痴呆引起的精神病性症状。

诊断依据：

1. 患者老年女性，71岁，小学文化。病史三年余。

2. 以进行性记忆力减退为首发症状，逐渐出现理解力、计算力、定向力下降，伴有精神行为症状为主要表现，病程呈连续性，无锥体外系表现，无神经系统局灶性症状。

3. 查体及神经心理测试显示记忆力、定向力、计算力、语言及日常生活能力下降，社会功能受损伴有幻觉、易激惹等精神行为学改变。

4. 辅助检查：影像学检查示左侧基底节区缺血变性灶，老年性脑改变，量表评测提示认知减退。

四、鉴别诊断

1. 其他神经系统变性疾病

（1）血管性神经认知障碍：急性起病，偶可亚急性甚至慢性起病，症状波动性进展或阶梯性恶化，有神经系定位体征。既往有高血压或动脉粥样硬化或糖尿病病史，可能有多次脑卒中史，影像学可发现多发的脑血管性病灶。患者虽有认知功能受损，但无明显的脑血管病变的依据，症状发展为非阶梯样，暂不考虑。

（2）额颞叶神经认知障碍：多表现为：①缓慢起病；②人格和行为改变最早且最为突出；③早期言语障碍不明显，疾病中期可出现，表现为非流利性言语；④记忆力早期相对保留；⑤影像学检查，特征性的局限性的额叶和颞叶萎缩，多为不对称。早期出现人格和行为改变，精神异常突出，遗忘出现较晚，影像学显示额叶和颞叶的萎缩，与阿尔茨海默病的弥漫性脑萎缩不同

（3）神经认知障碍伴路易体痴呆：表现为：①早期持续存在的波动性认知功能障碍；②精神症状反复出现，完整、详细的视幻觉为突出特点；③帕金森样运动障碍；④常伴有 RBD 表现，对镇静药异常敏感；⑤影像学检查，明确的皮层萎缩的部位；⑥神经心理学检查，认知功能障碍多表现在注意，执行功能，视空间功能障碍，记忆障碍不如 AD 突出。

（4）克雅病：急性或亚急性起病，迅速进行性智力丧失伴肌阵挛，脑电图的在慢波背景上出现广泛双侧同步双相或三相周期性尖 - 慢复合波。

（5）其他可治性痴呆：①正常颅压性脑积水（NPH）：以进行性智能衰退、共济失调步态和尿失禁三大主征为特点；② Wernicke 脑病：存在维生素 B_1 缺乏病史，以精神障碍、眼外肌麻痹和共济失调步态为主要症状。

2. 老年抑郁症　有明显抑郁倾向，表现情绪低落，自我评价低，抑郁症所致假性痴呆通常不是进行性的。患者抗抑郁治疗有效。

五、诊疗经过

给予患者喹硫平 50mg/ 晚口服，多奈哌齐 5mg/ 晚口服，加用盐酸美金刚 5mg/ 晚口服起始，美金刚逐渐滴定加量至 20mg/ 晚口服。

2 周时家属来复诊，称用药 2 ~ 3 天即感觉有效果，白天行为乱等情况较之前好了很多，晚上睡觉也能睡得安稳了，乱七八糟讲话少了些。用药 2 周，患者言行紊乱情况明显改善，记忆力减退改善不明显，白天也能安稳的躺着，怀疑的表现明显减轻，不再对家人有敌意，晚上基本能睡 7 个小时左右，夜间醒 1 ~ 2 次要求上厕所，醒来后约半小时能再次入睡。

六、随访

治疗后半年进行电话随访，患者一直维持既往药物治疗方案。据照料者诉，患者记忆力改善不明显，仍不能独立出门。语言交流主动性有所增加，怀疑的话基本不说了，重要家人都认识，睡眠质量改善，用药依从性好。

其后均为家属复诊，情况稳定，无症状反复。

七、病例分析

该病例患者为老年女性，缓慢起病，以近记忆力减退为早期突出表现，逐步出现执行功能、言语、注意力、计算力及定向力等其他认知功能损害。根据颅脑核磁共振提示脑干、左侧基底节区腔隙性梗死，脑萎缩，排除其他继发可能的原因，符合临床 AD 的诊断标准是一例典型的 AD 患者，临床上还需要与额颞叶痴呆和路易体痴呆等其他类型的痴呆进行鉴别。

通过对该患者的随访，我们能够具体的观察到 AD 患者整个病情的演变过程：从早期的近记忆力下降为主，到中后期的全面认知功能下降，直至痴呆终末状态；在痴呆整个缓慢进展的病程中存在突发加重的情况，除了认知下降，该患者在病程中后期存在突出的精神行为异常（behavioral and psychological symptom of dementia，BPSD）。本病例在症状初期单用抗精神病药物，疗效并不好。这一点也符合我们在痴呆精神行为症状的处理的原则，以促认知药物为主，抗精神病药物的低剂量个体化，同时评估观测患者躯体情况的变化。指导患者家属科学的照顾和护理痴呆患者。

八、疾病介绍

痴呆症是一种后天获得性大脑综合征，其特征是认知功能比之前水平下降，在两个或两个以上的认知障碍（如记忆、执行功能、注意力、语言、社会认知和判断、心理运动速度、视觉操作或视觉空间能力）出现障碍，认知障碍并非可以归因于正常衰老，严重干扰了个体在日常生活活动中的独立性。

阿尔茨海默病所致痴呆（Alzheimer's disease，AD）是痴呆最常见的形式，起病是隐匿的，记忆损伤通常是最初出现的症状。特征性的过程是一个缓慢而稳定的下降，从最初的记忆损害开始，随着疾病的进展，在其他的认知领域（如执行功能、注意力、语言、社会认知和判断、心理运动速度、视觉操作或视觉空间能力）出现损害。AD所致的痴呆症通常伴有精神行为症状，例如在疾病初始阶段情绪低落或淡漠，可能伴有精神病症状，易怒、攻击性、混乱、步态或行动异常以及后期的癫痫。基因检测呈阳性，家族史阳性，认知能力逐渐下降，高度提示老年痴呆是由AD所致。

AD病因不明，临床表现为持续性的，不可逆的智能衰退，一些患者会出现较显著的幻觉和妄想，幻觉中以幻视多件见，妄想以被窃妄想和嫉妒妄想多见。诊断首先应根据临床表现做出重度或轻度神经认知障碍的判断，然后对病史、病程的特点，体格检查及神经检查，心理测查及辅助检查的资料进行综合分析，排除其他病因引起的神经认知障碍，才能诊断为AD。

关于阿尔茨海默症痴呆的生物学指标，2018年美国国家衰老研究院－阿尔茨海默协会（NIA-AA）工作委员会定义的特征性生物标志为AT（N）：A为β淀粉样蛋白沉积（β amyloid deposition）、T为病理性tau蛋白（pathologic tau）、（N）为神经变性（neurodegeneration）。A的代表性标志是脑淀粉样蛋白Aβ PET显像阳性标志和（或）脑脊液Aβ42水平降低及Aβ42/Aβ40比值；T的代表性标志是脑tau PET显示阳性标志和（或）脑脊液磷酸化 tau 水平升高；（N）的代表性标志是头颅 MRI 显示的脑萎缩和（或）脑脊液总 tau 水平升高和（或）脑氟代脱氧葡萄糖（FDG）PET 的代谢降低。从生物学标记物来明确诊断，见病例 32 表 1。

病例 32 表 1　生物标志表型和分类

生物学标志分类	阿尔茨海默病生物学标志正常	阿尔茨海默病渐变谱				非阿尔茨海默病病理改变	非阿尔茨海默病理改变	非阿尔茨海默病病理改变
		阿尔茨海默病理改变	阿尔茨海默病	阿尔茨海默病	阿尔茨海默和可疑非阿尔茨海默病理改变			
AT（N）表型	A－T－（N）－	A+T－（N）－	A+T+（N）－	A+T+（N）+	A+T－（N）+	A－T+（N）－	A－T－（N）+	A－T－+N）+

注：A：β 淀粉样蛋白沉积；T：病理性 tau 蛋白；（N）：神经变性。－：无异常；+ 有异常。

治疗：因为目前尚无法逆转或阻止阿尔茨海默病的病情进展，但早期在支持、对症治疗策略基础上进行针对病因的干预治疗，可延缓患者生活质量的减退。包括：①心理社会治疗：如鼓励患者参加社会活动及训练，调整环境、防止意外，有效护理；②一般支持治疗，如银杏叶制剂、麦角生物碱制剂、吡拉西坦、维生素 E 等；③认知改善药物治疗，如多奈哌齐、加兰他敏、石杉碱甲、美金刚等；④精神行为症状的药物治疗，选促认知药物，如该治疗精神行为症状无改善时可酌情使用抗抑郁药及抗精神病药物。

九、病例点评

本例是老年精神科常见的关于阿尔茨海默病痴呆的典型案例，以往我们更多关注痴呆的认知功能，忽略了痴呆的精神症状，1996 年世界老年精神病学组织将痴呆的精神症状统称为"痴呆行为和精神症状"（BPSD），这些精神症状决定了患者和照料者的生活质量及患者的预后。BPSD 也成为我们精神科门急诊常见的情况。也是很多精神科医生认为非常棘手的情况，而在 ICD-11 诊断标准神经认知障碍章节中，有谵妄，轻度神经认知障碍，遗忘障碍和痴呆的诊断分类，同时增加了痴呆中的精神或者行为紊乱分类，这有利于我们临床医生更准确地诊断患者。对于阿尔茨海默病痴呆的生物学指标的诊断，这是我们精神科医生在诊断中需要去学习和关注的部分，同时也要明确的是，研究者希望用生物学方法定义疾病过程，便于寻找靶点；而医生习惯于由症状、体征认识疾病的临床过程。完全依赖生物标志定义疾病的研究对象，对于基于临床的AD研究是有重要意义和挑战的。AD的研究离不开临床医生的严谨工作，没有临床基础的疾病研究会有主观或非主观的"欺骗性"。

BPSD的药物使用尚无明确的治疗标准，许多抗精神病药物如奥氮平、喹硫平、氯氮平等曾广泛在临床使用，但这些药物并不针对疾病的发病机制，在简单控制症状时常常会出现嗜睡、幻觉等其他副作用，甚至会增加AD患者的脑血管意外的风险和猝死的可能性。现有痴呆的治疗更多在于支持干预治疗，延缓患者日常生活质量的减退，对于严重的精神行为异常或终末期患者的精神行为异常，临床现在仍需要加用非典型抗精神病药物，用药原则是低剂量起始，缓慢增量，加量间隔时间要长，尽量使用最小有效剂量，治疗个体化，注意药物之间的相互作用。将抗精神病药物使用风险与家属详细知情告知。

希望通过这个案例提高精神科医生对于痴呆的早期识别，同时提高对于伴发精神行为症状的痴呆患者的诊断，鉴别诊断和个体化药物治疗的认识。

参考文献

［1］Jr JC，MS A，DS K，et al. 美国国立老化研究所与阿尔茨海默病协会诊断指南写作组：对阿尔茨海默病诊断指南的推荐和介绍［J］. 中华神经科杂志，2012，45（5）：332-335.

［2］World Health Organization.ICD-11 Reference Guide（draft）［Z］.2017-10-09.

［3］Jack CR Jr, et al.Alzheimers Dement，2018，14（4）：535-562.

［4］郝伟. 精神病学（第8版）［M］. 北京：人民卫生出版社，2018.

［5］Declercq T，Petrovic M，Azermai M，et al.Withdrawal versus continuation of chronic antipsychotic drugs for behavioural and psychological symptoms in older people with dementia［J］.Cochrane Database of Systematic Reviews，2013，3（3）：D7726.

［6］Kryzhanovskaya LA，Jeste DV，Young CA，et al.A review of treatment-emergent adverse events during olanzapine clinical trials in elderly patients with dementia［J］.Journal of Clinical Psychiatry，2006，67（6）：933-945.

（病例提供：孙　平　青岛市精神卫生中心）

（点评专家：陈　俊　上海市精神卫生中心）

病例 33　发作性睡病

一、病历摘要

基本信息：女性，11岁，小学在读，2020年8月第一次就诊。主诉：日间睡眠增多3年余。

现病史：患者于2018年下半年无明显诱因出现日间嗜睡，上课打瞌睡，每次睡眠持续时间较短，醒后精力可恢复。食欲和进食量增加，体重明显升高。夜间睡眠不安，经常在床上翻来翻去，梦多，梦境内容丰富，时有噩梦，睡眠时常伴有肢体动作，晨起可部分回忆梦境，因未明显影响生活和学习，未予重视。2020年9月某日放学后找不到回家的路，躺在一超市门口，对着路人乱语（具体内容不详），躲在寺庙佛像下说"你是魔，我是佛"，后由警察送回家，回家后动作迟缓，表情呆滞，无故自笑，与当地就诊后未予特殊治疗，随着病情发展，患者上述症状逐渐加重，表现为日间总睡眠时间较前增多，需要加大刺激才能唤醒，唤醒后情绪暴躁，易激惹，难以建立正常交谈，活动偶有突然出现双肩瘫软，持续数秒后恢复。2020年11月9日入住当地医院精神科，完善多导睡眠监测：睡眠连续性差，睡眠效率降低，REM期增多，潜伏期明显缩短（未见报告单），诊断"伴有精神病性症状的重度抑郁发作，发作性睡病？"，住院期间规律服用"盐酸哌甲酯控释片（专注达）（具体用法不详）""草酸艾司西酞普兰5mg/日""阿立哌唑口腔崩解片2.5mg/晚"，患者服药后日间睡眠较前明显减少，但脾气大，夜间睡眠动作更多，坐立不安，难以完成作业，家属要求停用"专注达"，并于2020年12月28日出院，出院后规律口服草酸艾司西酞普兰5mg/日，阿立哌唑口腔崩解片2.5mg/晚，上述症状未进一步改善，今为进一步明确诊治来我院精神科就诊。患者嗜睡状态明显，能唤醒进行简单交谈，但交谈中明显烦躁不安、手抖、易激惹，可快速入睡。病史中否认病前有感冒发烧、接种疫苗史，否认头痛、四肢抽搐、口吐白沫，否认睡眠瘫痪，否认凭空视物、凭空闻声、疑人迫害等精神病性症状，否认心情低落及情感高涨交替出现。自发病以来，患者精神状态一般，体力情况一般，食欲增加，睡眠增多，近2个月体重增加5kg，大便正常，小便正常。

既往史：平素身体健康。否认有高血压、糖尿病等慢性疾病，否认痢疾、疟疾、病毒性肝炎及结核等传染病史，否认有手术、外伤史，否认输血史，否认食物及药物过敏史。

个人史：生于江西省赣州市，久居本地，无疫区、疫情、疫水接触史，营养中等，正力型发育，无吸烟史，无饮酒史。患者足月顺产，成长发育正常。平素性格内向，人际交往良好，学习成绩良好。2020年9月开学后自觉因白天睡眠过多无法坚持正常的学习生活，故于同年11月休学至今。

月经史：初潮年龄11岁，7/50～60天，末次月经2021年1月1日。月经相关症状：月经量正常，无痛经史，平时月经不规律，月经周期2个月左右。家族史：父母健在，独生女。否认家族性遗传病史，否认家族性肿瘤病史。

体格检查：T 36.7℃，HR 92次/分，R 20次/分，BP 110/60mmHg。

一般内科查体无异常。

精神专科检查：查体合作，主动接触。衣冠整洁，年貌相称，表情稍忧虑，对答切题。意识清晰，时间、地点、人物、自我定向好。认知过程：感知觉：无错觉、幻觉。问答欠配合。注意力：集中。言语：语音正常，语速正常。智能：粗测理解力、计算力、记忆力正常。自知力：存在，不愿意配合住院。情感表现：易激惹。意志与行为：意志活动稍减退，日常生活能够自理。自知力存在。

神经系统检查：

颅神经检查未发现异常。四肢肌张力正常，肌力5级。生理反射对称存在，病理反射未引出。脑膜刺激征阴性。

二、辅助检查

血常规、尿常规、便常规、生化等检测无异常。

心电图示：窦性心律，正常心电图。

影像学检查：颅脑核磁共振：脑实质未见异常，脑透明隔间腔形成。

多导联睡眠监测结果：①总睡眠时间532.5分钟，N1期睡眠百分比11.5%，N2期睡眠百分比37.3%，N3期睡眠百分比20.6%，睡眠潜伏期0分钟，REM睡眠潜伏期

5分钟（监测当晚未停用草酸艾司西酞普兰）；②睡眠呼吸暂停低通气指数（AHI）0.1次 / 小时；③周期性肢体运动指数（PLMI）1次 / 小时；④心率未见异常。

多次小睡潜伏期试验（MSLT）：平均睡眠潜伏期1.1分钟，5次小睡均可见睡眠起始的快动眼时相睡眠（SOREM）。

三、诊断

ICD-11 7A20 发作性睡病。

诊断依据：

1. 患者未成年女性，11岁，小学文化。病史2年余。

2. 以日间难以抑制的入睡为首发症状，逐渐出现食欲增加、情绪低落、易激惹。

3. 查体及神经心理测试显示：记忆力、定向力、计算力、语言及日常生活能力正常。

4. 辅助检查：

影像学检查示：颅脑核磁共振：脑实质未见异常，脑透明隔间腔形成。

多导联睡眠监测结果：①总睡眠时间532.5分钟，N1期睡眠百分比11.5%，N2期睡眠百分比37.3%，N3期睡眠百分比20.6%，睡眠潜伏期0分钟，REM睡眠潜伏期5分钟（监测当晚未停用草酸艾司西酞普兰）；② AHI 0.1次 / 小时；③ PLM 1次 / 小时。

多次小睡潜伏期试验：平均睡眠潜伏期1.1分钟，5次小睡均可见SOREM。

四、鉴别诊断

1. 精神分裂症　患者可出现言行异常，并且其思维、情感和意志行为等精神活动是不协调的，通常自知力缺乏。该患者有自言自语、自笑等精神病性症状，但症状持续时间短，呈一过性，且患者自知力相对完整，故暂不支持该诊断，需进一步观察排除。

2. 双相情感障碍　患者存在心情低落与情绪高涨交替出现，情绪高涨时可有食欲增加，易激惹等表现，该患者既往诊断过重度抑郁症，但经详细追问病史，明确以日间睡眠增多为早期突出表现，病史中否认出现情绪高涨，且易激惹常发生于被叫醒后，故不支持该诊断。

3. 特发性嗜睡 特发性嗜睡患者通常睡眠效率较高，可出现醉酒式睡眠及时间更长但不能解乏的睡眠，多次小睡潜伏期试验（MSLT）未出现两次或两次以上SOREM，该患者短睡后可解乏，且 MSLT 出现 5 次 SOREM，故不支持该诊断。

4. 神经性贪食 患者起病以来存在食欲和进食量增加，体重明显升高。但食欲改变是在日间过度嗜睡后出现，考虑为发作性睡病的伴随症状，故不考虑该诊断。

五、诊疗经过

第一周：停用"草酸艾司西酞普兰及阿立哌唑口腔崩解片"，予 0.9% 生理盐水500ml/ 日，患者手抖较前明显减轻，日间嗜睡同前，食欲亢进，易激惹，24 小时平均总睡眠时间 14 小时左右。

第二周：给予文拉法辛 0.0375g/ 日，右佐匹克隆 1.5mg/ 晚，嘱其日间上、下午规律小睡 2 次，服药后夜间睡眠不安较前明显减轻，日间嗜睡较前减少，24 小时平均总睡眠时间 12.8 小时左右。

第三周：予文拉法辛 0.075g/ 日，右佐匹克隆 1.5mg/ 晚，嘱其日间上下午规律小睡 2 次，增加日间活动，夜间睡眠不安较前明显减轻，日间嗜睡较前减少，24 小时平均睡眠时间 10.5 小时左右，情绪较前改善。

出院建议：文拉法辛 0.075g/ 日，右佐匹克隆 1.5mg/ 晚，上午 10 点左右及下午 1点左右小睡 2 次，每次 20 分钟左右，日间增加光照及适量运动。

六、随访

患者出院后进行电话随访，患者能坚持服药。病情上稳定。基本没有再次发作。嘱咐家属患者应坚持服药，避免感冒、劳累等诱发因素。

七、病例分析

该病例患者为未成年女性，慢性病程，以日间嗜睡为早期突出表现，同时夜间睡眠梦境丰富，醒后可被回忆。此后白天睡眠时间增多，难以被唤醒，唤醒时易激惹。

渐感情绪低落，食欲增加，一过性言行异常。予盐酸派甲酯（具体用法不详）、草酸艾司西酞普兰 5mg/ 日，阿立哌唑口腔崩解片 2.5mg/ 晚治疗，日间睡眠时间较前明显减少，但仍有夜间睡眠时肢体动作多，白天坐立不安，难以完成日间学习生活。辅助检查：颅脑核磁共振未见明显异常。夜间多导睡眠监测及日间多次小睡试验结果提示睡眠潜伏期短，结合患者临床表现符合临床发作性睡病的诊断标准。由于未出现典型猝倒症状，考虑诊断 2 型发作性睡病。

八、疾病介绍

发作性睡病（narcolepsy）是一种睡眠 - 觉醒障碍疾病，与 HLA-DQB1* 06：02 密切相关，且可能与免疫、遗传、环境、感染、中枢神经系统退行性病变等多因素相关的自身免疫性疾病。

1. 临床症状　发作性睡病的临床表现主要包括白天无法遏制的睡眠、猝倒发作，可以伴有入睡性幻觉、睡眠麻痹等夜间睡眠障碍和其他症状。伴有典型猝倒的发作性睡病的诊断通常并不困难，因为猝倒发作有一定特异性，在其他疾病中很少见到。而不伴有猝倒的发作性睡病的诊断是比较困难的，因为嗜睡缺乏特异性，可以见于多种疾病。嗜睡通常是发作性睡病的首发症状，而猝倒有可能在几个月到几年后才出现。

2. 诊断标准　根据《国际疾病分类第十一次修订本（ICD-11）》的分类标准，发作性睡病可分为发作性睡病 1 型和发作性睡病 2 型，具体诊断标准如下。

发作性睡病 1 型的诊断标准：需同时满足：①患者存在白天难以遏制的困倦和睡眠发作，症状持续至少 3m 以上；②满足以下 1 项或 2 项条件：a. 有猝倒发作（符合定义的基本特征）。经过标准的多次睡眠潜伏期试验（MSLT）检查平均睡眠潜伏期 ≤ 8min，且出现 ≥ 2 次睡眠始发 REM 睡眠现象（sleepon-setrapideyemovementperiods，SOREMPs）。推荐 MSLT 检查前进行夜间多导睡眠图（nPSG）检查。nPSG 出现 SOREMP 可以替代 1 次白天 MSLT 中的 SOREMPs；b. 免疫反应法（immunoreactivity）检测脑脊液中 Hcrt-1 浓度 ≤ 110pg/ml 或＜正常参考值的 1/3。

发作性睡病 2 型的诊断标准发作性睡病 2 型需同时满足：①患者存在白天难以遏制的困倦和睡眠发作，症状持续至少 3m 以上；②标准 MSLT 检查平均睡眠潜伏期 ≤ 8min，且出现 ≥ 2 次 SOREMPs，推荐 MSLT 检查前进行 nPSG 检查，nPSG 出现

SOREMP 可以替代 1 次白天 MSLT 中的 SOREMPs；③无猝倒发作；④脑脊液中 Hcrt-1 浓度没有进行检测，或免疫反应法测量值 >110pg/ml 或 > 正常参考值的 1/3；⑤嗜睡症状和（或）MSLT 结果无法用其他睡眠障碍如睡眠不足、阻塞性睡眠呼吸暂停综合征、睡眠时相延迟障碍、药物使用或撤药所解释。如果患者随后出现猝倒发作，应重新诊断为发作性睡病 1 型；如果诊断后，检测脑脊液中 Hcrt-1 浓度 ≤ 110pg/ml 或 < 正常参考值的 1/3，应重新诊断为发作性睡病 1 型。

3. 鉴别诊断诊断标准　特发性中枢性过度睡眠必须全部满足。

（1）患者每日出现难以抑制的嗜睡，并至少持续 3 个月。

（2）无猝倒。

（3）MSLT 显示睡眠始发的 REM 期睡眠少于 2 次，或在 nPSG 检查中无睡眠始发 REM 期。

（4）至少有下列发现之一：① MSLT 显示平均睡眠潜伏时间 ≤ 8min；② 24hPSG 显示 24h 内睡眠时间 ≥ 660min（典型者为 12 ~ 14h），或通过腕式体动仪结合睡眠日志（记录至少 7d 的自然睡眠）加以证实。

（5）应排除睡眠剥夺（如需要，可通过观察增加夜间卧床时间后嗜睡有无改善来测试，最好经至少 1 周腕式体动仪证实）。

（6）嗜睡和（或）MSLT 结果不能以其他原因更好地解释，如睡眠不足、睡眠呼吸暂停低通气综合征、睡眠时相延迟及药物或物质滥用或戒断。

4. 实验室检查

（1）MSLT 是诊断发作性睡病的主要检查方法之一，是诊断发作性睡病和中枢性过度睡眠的重要诊断标准。客观认识和评价 MSLT 非常重要。首先 MSLT 阳性（定义为平均睡眠潜伏期 ≤ 8min，且出现 ≥ 2 次 SOREMPs）并非发作性睡病的特异性表现。

（2）全夜多导睡眠图监测：在发作性睡病的诊断中，nPSG 的作用主要是排除可能导致嗜睡的其他睡眠障碍，评价发作性睡病患者的夜间睡眠质量。在 ICSD-3 有关发作性睡病的诊断标准中，nPSG 出现 SOREMPs 可以替代 1 次白天 MSLT 中的 SOREMPs。

（3）脑脊液 Hcrt-1 检测国际睡眠障碍分类第 3 版（ICSD-3），与第二版的重要区别就是强调了发作性睡病的特征性病理改变是下丘脑外侧区分泌素（hypocretin, Hcrt）神经元特异性丧失。根据临床表现及脑脊液下丘脑分泌素 -1（Hcrt-1）的含量，将发作性睡病分为两型：①发作性睡病 1 型，既往称为猝倒型发作性睡病（narcolepsy with cataplexy），以脑脊液中 Hcrt-1 水平显著下降（脑脊液中 Hcrt-1 浓度 ≤ 110pg/ml 或 < 正常参考值的 1/3）为重要指标；本指标的特异度和敏感度约为 90%，有 10% 的猝倒型发作性睡病患者脑脊液 Hcrt-1 含量并未下降；②发作性睡病 2 型，既往称为非猝倒型发作性睡病（narcolepsy with outcataplexy），多数患者脑脊液中 Hcrt-1 水平无显著下降。

5. 治疗　发作性睡病的治疗主要包括非药物和药物治疗两个方面。

（1）非药物治疗：保证充足的夜间睡眠时间，作息有规律，可根据患者个体情况安排日间小睡。

（2）药物治疗：①日间过度思睡：日间难以抑制的入睡是发作性睡病的最常见症状，严重影响日间生活功能，咖啡因、盐酸哌甲酯、莫达非尼等主要改善患者嗜睡症状；②发作性猝倒症状：低剂量抗抑郁药可发挥强的抗猝倒作用，同时还具有轻微的促醒作用，传统的三环类抗抑郁药以及新型的抗抑郁药 5- 羟色胺再摄取抑制剂及双通道抗抑郁剂均可用于治疗；③夜间睡眠紊乱：许多发作性睡病患者的夜间睡眠受到足够的干扰，值得治疗。除常规的镇静催眠药，羟巴酸钠可以通过增强慢波成分巩固睡眠，都有一定治疗作用。

九、病例点评

目前认为发作性睡病可能是由遗传、免疫、感染及疫苗接种导致食欲素分泌神经元损伤引起的，根据有无猝倒及下丘脑食欲素水平临床分为：1 型发作性睡病及 2 型发作性睡病，1 型发作性睡病主要以难以抑制的入睡、发作性猝倒、睡瘫、入睡幻觉及夜间睡眠紊乱为主要临床特点，2 型发作性睡病缺乏临床特异性，在临床诊断中存在一定困难。

鉴于发作性睡病往往存在幻觉、情绪低落、食欲增加等特征，所以患者经常会选择精神科就诊，需要引起精神科医生的重视。以本例患者为例，除日间难以抑制的入睡及夜间睡眠紊乱等症状，还存在突出的伴随症状，食欲增加及情绪低落，以及一些言语行为紊乱和幻觉内容，这些幻觉是发生于患者的睡眠发作期，如果精神科医生不熟悉这些疾病特点，往往做出精神分裂症的诊断，并给予抗精神病药物，而抗精神病药物对此类患者的幻觉无效。该患者进食欲望强烈、迫切，清醒期频繁进食，夜间起床觅食。该症状与食欲素神经元受损相关，食欲素和食欲素受体通过调节大脑中的单胺能/胆碱能神经核，在调节睡眠-觉醒状态中起着非常重要的作用。同时，该系统还激活下丘脑机制，刺激摄食行为。

实验室检查在诊断中占有重要作用，多次小睡潜伏期试验是评价可疑发作性睡病或特发性睡眠过度的指标，鉴别日间过度嗜睡的重要评价手段。需要在 nPSG 排除夜间睡眠不足及其他睡眠障碍的基础上实施，抑郁症患者必须逐步停用抗抑郁药，睡眠呼吸暂停患者必须有效的治疗后才能实施 MSLT 评价发作性睡病，且 MSLT 阴性并不能排除发作性睡病。

治疗主要包括非药物及药物治疗两个方面，非药物治疗常被忽视但在治疗中尤为重要，嘱患者增加日间光照及适量活动，安排日间小睡，能够改善患者部分症状，儿童治疗应小剂量，尽量单一用药，注意药物可能出现的副作用，文拉法辛在低剂量时即可发挥较强的抗猝倒作用，且不良反应小，同时有轻微促醒作用，美国部分已成为发作性睡眠一线用药。本例患者使用 0.075g/ 日，夜间睡眠不安、贪食及日间嗜睡同时得到改善。

参考文献

［1］Medicine 等 American Academy Of Sleep. 睡眠障碍国际分类［M］. 北京：人民卫生出版社，2017.

［2］美国睡眠医学会. 睡眠障碍国际分类［M］. 北京：人民卫生出版社，2017.

［3］王钊，朱雨岚. 发作性睡病发病机制及致病因素的研究进展［J］. 脑与神经疾病杂志，2020，28（07）：444-447.

［4］黄颜. 发作性睡病诊断和治疗指南解读——诊断方法的评估［J］. 中风与神经疾病杂志，2019，36（7）：592-593.

［5］World Health Organization.ICD-11 beta draft［EB/OL］.（2017-07）［2017-07-27］.http：//apps.who.int/classifications/icd11/browse/f/en.［19］World Health Organization.

［6］刘艳骄，赵英凯.美国睡眠障碍联合会（ASDA）睡眠障碍国际分类（ICSD）［J］.中国中医基础医学杂志，1999，5（7）：63-64.

［7］MeirH.Kryger，ThomasRoth，WilliamC.Dement.睡眠医学原理与实践［M］.北京：人民卫生出版社，2010.

［8］Baumann CR，Mignot E，Lammers GJ，et al.Challenges in diagnosing narcolepsy without cataplexy：a consensus statement［J］.Sleep，2014，37（6）：1035-1042.DOI：10.5665/sleep.3756.

［9］Sakurai T.Roles of orexins and orexin receptors in central regulation of feeding behavior and energy homeostasis［J］.CNS Neurol Disord Drug Targets，2006，5（3）：313-325.DOI：10.2174/187152706777452218.

（病例提供：许　艳　南方医科大学南方医院）

（点评专家：张　斌　南方医科大学南方医院）

病例 34 克莱恩 – 莱文（Kleine-Levin）综合征

一、病历摘要

基本信息：男性，17 岁，学生，高中在读，2019 年 12 月第一次就诊。

主诉：发作性睡眠增多、少语、少食 3 年，复发 5 天。

现病史：患者自 3 年前出现发热，体温 38.5℃，在当地某三甲医院住院治疗，当时诊断为"上呼吸道感染、肺炎支原体感染"，给予对症治疗后体温降至正常出院。出院后出现睡眠增多，发呆少语，不愿与人交流，活动少，整日卧床，伴乏力，白天晚上大部分时间都嗜睡，有时上卫生间或者吃东西时会醒来，醒后神志显恍惚，疲倦，食欲明显减退，进食量不足正常时一半，也无法正常上课。家人再次带患者到某三甲医院检查，未发现明显异常，10 天左右症状自行缓解。之后病情多次反复，无发热表现，但临床表现类似同前，思睡明显，饮食差，短则持续 10 余天，多则持续 1 个月，间歇期恢复如常。期间多次到多家三甲医院神经内科、儿科就诊，行头颅 MRI、腰穿、脑脊液、多导睡眠监测等检查，均未发现异常。半年前病情反复，于某家三甲医院就诊，诊断为抑郁症，给予左洛复、奥拉西坦及舒肝解郁胶囊治疗，持续约 1 个月症状消失。患者 5 天前咳嗽、发热，体温 38.7℃，在当地诊所就诊，具体诊断不详，体温恢复正常，之后表现睡眠增多，总是在床上躺着睡，家人叫醒后眼神呆滞，少语少动，自觉有做梦般的感觉。家人阻止其睡觉时情绪不稳，发脾气。饮食差，进食量少。一直服用舍曲林 50mg/ 日及舒肝解郁胶囊 2 粒 / 日治疗，病情无明显好转，家人为求治疗将患者送来我院，门诊以"睡眠障碍"收入院。

既往史：患者既往体健。否认重大躯体疾病史，否认药物过敏史，否认手术、外伤史。

个人史：兄弟 2 人，行大。母孕期发育正常，足月顺产，婴幼儿期发育正常。病前性格内向、自尊心强。适龄上学，学习成绩一般，高二学生，人际关系一般。否认吸烟、饮酒史，否认吸毒史，无恋爱史，自幼与父母居住。

家族史：无特殊。

体格检查：T 36.3℃，HR 72 次 / 分，R 18 次 / 分，BP 139/88mmHg。

一般内科查体无异常。

神经系统检查：眼球活动自如，直接间接对光反射灵敏，伸舌居中，颅神经检查未见阳性体征，四肢肌张力正常，生理反射存在，双下肢病理征阴性，颈无抵抗，脑膜刺激征（－）。

精神检查：意识清楚，定向力完整，接触被动，一直卧床睡觉，能唤起，唤起后能简单回答问题，但面部表情呆板，思维显迟缓，持续交谈 3 分钟后注意力不能集中，存在非真实感，自诉像做梦一般，无思维形式及思维内容障碍，无情感高涨或低落，食欲减退，自知力存在。

二、辅助检查

血常规、尿常规、便常规、血生化、甲状腺功能、传染病八项等检测未见异常。

心电图：窦性心律，正常心电图。

脑电图：广泛导联弥散性出现中幅 5 ～ 7Hz/s θ 波，两侧脑波对称分布。

影像学检查：胸片、头颅 CT 未见异常。

心理测验：汉密尔顿抑郁量表（HAMD）8 分；汉密尔顿焦虑量表（HAMA）9 分。

多导睡眠监测(PSG)：患者总睡眠时间 553.5 分钟，睡眠效率 94.5%，睡眠稳定性差，睡眠较浅，1 期睡眠比例增多（13.6%），3 期睡眠比例减少（3.8%）；未见睡眠呼吸相关障碍；未见异常肢体运动事件。

多次睡眠潜伏期试验(MSLT)：患者睡眠潜伏期 12.5 分钟，未见睡眠起始 REM 睡眠。

三、诊断

ICD-11 7A22 克莱恩 - 莱文综合征（Kleine-Levin Syndrome，KLS）。

诊断依据：

1. 青少年男性，17 岁，高中文化。间断病程 3 年。

2. 以上呼吸道感染后睡眠增多、少语、少食为首发症状。之后反复出现过度嗜睡，每次持续 10 天至 1 个月，每年至少发作 3 次，发作时出现厌食、感知变化、注意力不集中等认知功能改变；间歇期缓解如常。

3. 查体及神经心理测试均无发现异常改变。

4. 辅助检查均未发现异常改变。

四、鉴别诊断

1. 躯体疾病　颅脑损伤、第三脑室肿瘤、肝性脑病、多发性硬化、复杂部分性癫痫发作等疾病也可能出现思睡的反复发作。但结合患者既往病史、头颅核磁共振、头颅 CT、脑电图、腰穿、脑脊液检查及入院时查体，暂不考虑上述疾病。

2. 抑郁障碍　患者虽然存在食欲减退、思维迟缓等抑郁表现，但精神检查未引出抑郁症的核心症状，病情间断发作，每次发病最长 1 个月自行缓解，发作症状标准及发作模式不符合抑郁发作的诊断。

3. 双相情感障碍　患者既往不存在兴奋、话多等躁狂样表现，虽然存在部分抑郁症状，但也不符合抑郁发作的标准，故不考虑双相情感障碍的诊断。

4. 精神活性物质所致精神障碍　某些药物或毒品也可引起睡眠增多，结合患者既往史及个人史，可除外该类疾病。

5. 其他睡眠障碍　发作性睡病及 OSA 等睡眠疾病也可导致过度嗜睡，但患者PSG 检查及发作模式均不支持上述诊断，暂不考虑。

6. 进食障碍　患者存在食欲的变化，间歇性食欲明显减退，进食量减少。KLS在发作期会出现类似厌食或者发作性进食的特征，故无须单独诊断。

五、诊疗经过

入院后详细梳理患者的症状特点及发作模式，积极完善头颅 CT、PSG 等各项检查，再结合既往病史，最终诊断为克莱恩 - 莱文综合征（Kleine-Levin Syndrome，KLS）。

给予患者及家属相关知识宣教，为患者创造安全、安静的环境，并给予碳酸锂逐渐加量至 0.5g/ 日治疗。患者共住院 9 天，出院时嗜睡症状消失，食欲有所改善，情绪、行为及认知功能恢复正常。

六、随访

一年后进行电话随访，患者未坚持服药。但患者父亲反映，过去一年患者仅发作一次，持续 20 天左右，症状较以往发作程度较轻，嗜睡不明显，主要表现为少语少动，夜间多梦。嘱咐家属发作期间尽量避免打扰患者，确保患者安全。发作间期，避免感冒、劳累等诱发因素。

七、病例分析

该病例患者为青少年男性，14 岁上呼吸道感染后起病，以反复发作性过度嗜睡为主要特征，发作期伴有厌食、认知功能和感知觉变化，发作时间从 10 天到 1 个月。症状严重影响了患者的生活和学习功能。但发作间歇患者表现一切正常。结合患者既往病史及各项相关检查，相继排除了其他躯体疾病、精神活性物质因素、精神疾病以及其他睡眠疾病，符合 KLS 的诊断标准。

KLS 目前尚无特效治疗。多数患者在数年之后发作次数减少、程度减弱，至成年期，多数自行停止发作。在发作间期，避免劳累、感冒等诱因刺激，可减少部分患者发作次数。在发作期间，要尽量避免打扰患者，为患者创造安全、舒适的环境。药物治疗方面，碳酸锂对 50% 患者有效。其他促醒药物如莫达非尼可减少患者的睡眠时间。

九、病例点评

克莱恩 – 莱文综合征（Kleine–Levin Syndrome，KLS）又称为"睡美人综合征"，是一种慢性复发性睡眠障碍。其特征为反复发作的思睡伴认知、精神和行为异常，发作间歇功能状态正常。本病罕见，由 Kleine 首次报道，随后 Levin 又做了进一步阐述。患病率为 1 ~ 2 例 /100 万人，世界范围内均有报道，以犹太人居多，多为散发性病例，家族性更为少见。目前 KLS 的病因、发病机制尚不明确，但有一定的家族遗传性。上呼吸道感染是很多病例首发或复发的诱因。该病的诊断主要依靠临床表现和发作模式。

《国际疾病分类第十一次修订本（ICD–11）》中 KLS 的诊断标准如下。

1. 患者至少经历两次过度嗜睡及睡眠期的反复发作，每次持续 2 天至 5 周。

2. 通常这种反复发作每年超过一次，或至少每 18 个月一次。

3. 两次发作间期，患者的警觉性、认知功能、行为和情绪正常。

4. 发作期间患者必须至少出现下列一项症状：①认知功能障碍；②感知变化；③饮食异常（厌食或贪食）；④无节制行为（如性欲亢进）。

5. 思睡和相关症状不能以其他睡眠疾病、内科疾病和神经精神疾病（特别是双相障碍）及毒品或药物滥用更好地解释。结合本例患者，间断病程 3 年，以过度嗜睡为主，每次持续 10 天至 1 个月，嗜睡期间伴认知功能改变及感知觉变化，间歇期完全正常。本病例首次发作前有上呼吸道感染表现，但多次躯体及神经系统查体未见阳性体征，各项检查未见异常表现，结合既往病史，可除外相关躯体疾病。根据患者的临床表现和病情演变，可明确诊断为 KLS。

关于 KLS 治疗，目前尚无特效方法。可给予患者支持性心理治疗，发作期不要试图唤醒患者，保证患者处于安静、安全、舒适的环境。根据患者的发作情况合理安排患者学习及生活，避免劳累、感染等刺激。药物治疗方面，目前没有循证医学证据表明哪种药物一定有效。有研究报道，碳酸锂对于 KLS 有治疗和预防复发的作用，但有效率不足 50%。由于 KLS 被认为是一种自限性疾病。所以，究竟是药物疗效还是病情的良性转归尚需要长期随访及高质量的研究来证实。

本病例的特殊性除了罕见外，还在于多数医生对其缺乏相应的了解。该患者 3 年间多次到多家全国三甲医院就诊，均未得到明确的诊断，增加了患者及家属的焦虑感，也造成了医疗资源的浪费。因此，通过分享此病例，希望提高广大同行对睡眠相关疾病的认识。

参考文献

［1］World Health Organization.ICD–11 beta draft［EB/OL］.（2017–07）［2017–07–27］.http：//apps.who.int/classifications/icd11/browse/f/en.［19］World Health Organization.

［2］陆林．精神病学（第 6 版）［M］.北京：人民卫生出版社，2018.

［3］Afolabi–Brown O，Mason TBA.KLeine–Levin Syndrome［J］.Paediatr

Respir Rev，2018，25：9-13.

［4］Arnulf I，Zeitzer JM，File J，et al.Kleine-Levin syndrome：a systematic review of 186 cases in the literature ［J］.Brain，2005，128（Pt 12）：2763-2776.

（病例提供：贾海玲　河北省第六人民医院）

（点评专家：张　斌　南方医科大学南方医院）

病例 35　抗 NMDA 受体脑炎所致精神障碍

一、病历摘要

基本信息：女性，16 岁，学生，初中在读，2020 年 1 月第一次就诊。主诉：情绪低落伴烦躁 4 年余，发作性抽搐 27 天。

现病史：患者于四年前无故出现心情差，高兴不起来，无故哭泣，烦躁，发脾气，有怀疑，认为同学背后议论自己，凭空闻到自己脚臭，曾经到本院就诊，具体诊断不详，服用疏肝解郁等药物治疗，效果一般，服药时间短，自行停药。后病情好转，能正常上学，30 天前无故觉心情差，对周围的事情不感兴趣，烦躁，精力下降不愿出门。记忆力下降，有消极言语，无明显间歇期。27 天前患者生气后出现周身抽搐，双眼上翻、口吐白沫，持续数分钟后自行缓解，醒后不能回忆。发作期间无尿失禁，无舌咬伤。此后患者数次无故夜间外出，欲打人、自残，被制止后询问原因不答，事后不能回忆。患者在生气或情绪激动时出现双眼圆瞪、双下肢绷直、握拳，伴大汗，数分钟可缓解，不能回忆自身表现。疾病初期平均每天发作一次，后发作频率下降，平均 2～3 天发作一次。家属为其服奥卡西平片 0.3g/ 日及利培酮片 1～2mg/ 日治疗，服药 26 天，病情无明显改善。2020 年 1 月 6 日到白求恩医科大学就诊，行颅脑 MRI（白求恩医科大学）示：蛛网膜下腔囊肿；24 小时动态脑电图（白求恩医科大学）示右侧颞叶慢波改变（非特异性）。诊断为精神异常？曾服用奥卡西平和利培酮治疗，效果不理想，患者近期忘记自己的 QQ 密码，记忆力有所下降，精力下降，不愿出门，不能上学，患者晚饭时突然舌咬伤，全身紧绷，第二天早晨患者发脾气后拿剪刀，消极言语，称"我死了算了。"伴有自笑表现，由家属于 2020 年 1 月 7 日第一次住院治疗。

既往史：体健。否认有高血压、糖尿病等重大躯体疾病史，否认有手术、外伤史，否认食物药物过敏史。

个人史：独生女，母孕及孕产期无特殊，幼年成长发育正常，患者父母外出打工，患者自小由奶奶抚养长大，7 岁上学，学习成绩可，智力与同龄儿童无明显差异。目前为高中在读，平素性格：外向开朗，交往人好。无烟酒等不良嗜好，月经及婚育史无异常。

家族史：其堂哥诊断为"双相情感障碍"，目前服用丙戊酸钠缓释片 1.0g/ 日治疗，病情尚稳定。

体格检查：T 36.1℃，HR 60 次 / 分，R 18 次 / 分，BP 136/78mmHg。

一般内科查体无异常。

神经系统查体：双侧瞳孔等大等圆，对光反射灵敏，鼻唇沟对称，示齿及伸舌居中，颅神经检查未见阳性体征，四肢肌力 5 级，双侧巴氏症（－），颈软无抵抗，脑膜刺激征（－）。

精神检查：意识清晰，接触差，定向力完整，未查及明显幻觉及妄想，未引出强迫性思维及强制性思维，思维黏滞，情绪低落，显迟滞，兴趣下降，悲观。情感反应尚协调，精力不济，言语刻板、重复，意志活动减退，有自杀意向，记忆力下降，部分自知力。

二、辅助检查

入院后查血尿常规、生化组合、甲功五项、电解质、血糖、血脂、心肌酶、人类免疫缺陷病毒抗体检测（胶体金法）、丙型肝炎病毒抗体（胶体金法）、梅毒螺旋体抗体检测（胶体金法）未见异常。同型半胱氨酸 81.3μmol/L。

心电图示：窦性心律，ST 段压低。

影像学检查：颅脑核磁共振：考虑蛛网膜下腔囊肿。

汉密尔顿抑郁量表（HAMD）–17 总分：29 分。

汉密尔顿焦虑量表（HAMA）–17 总分：22 分。

入院诊断：①脑器质性精神病？②重度抑郁发作？

诊疗过程：因患者入院前检查脑电存在异常脑电波且有类似癫痫发作表现，故于 2020 年 1 月 7 日给予丙戊酸钠缓释片 500mg 对症处理。因抗抑郁药物存在增加癫痫发作的风险，且患者有双相情感障碍家族史，故单以丙戊酸钠缓释片对症处理抑郁症状。服用佐匹克隆片 7.5mg 晚改善睡眠。2020 年 1 月 8 日患者情绪较前略缓解，意识清晰，未再见消极言语，未再见类癫痫发作表现，偶有自笑。2020 年 1 月 10 日将丙戊酸钠缓释片加量至 500mg 2 次 / 天。以 B 族维生素对症处理同型半胱氨酸升高。患者情绪好转，烦躁减轻，近事记忆改善，言语流畅性增加，睡眠改善，二便正常。2020 年 1 月 13 日夜间患者再次无故出现四肢肌张力增高，目光呆滞，发抖，自行寻找整卷卫生纸塞入口中（事后自诉防舌咬伤），有尿失禁。约 1 小时后自行好转。2020 年 1 月 14 日为患者办理出院手续，转往青医附院就诊。青医附院给予自身免疫性脑炎自身抗体检测示：NMDA（N 甲基 –D– 天冬氨酸受体）抗体 IgG 阳性（++）1：10。筛查肿瘤未见异常。给予改良 RANKIN 量表（modified rankin scale MRS）评估得分为 2 分。

三、诊断

ICD–11 8E4A.0 中枢神经系统（脑或脊髓）的副肿瘤性或自身免疫性疾病

诊断依据：

1. 患者青年女性，17 岁，急性发病，既往无精神障碍病史。
2. 该患者脑脊液抗 NMDA 脑炎抗体检测阳性，24 小时动态脑电图未见痫样放电。
3. 辅助检查　影像学检查示脑实质未见异常信号影，蛛网膜囊肿（右颞极）。

四、鉴别诊断

1. 病毒性脑炎　其中最常见的是单纯疱疹病毒性脑炎。该病起病更急，1/4 患者有口唇疱疹史。病毒性脑炎患者未见自主神经功能失调，而抗 NMDA 受体脑炎患者常见。影像学表现有头部 MRI 在 T_1W 可见额叶、颞叶等部位低信号，T_2W 见高密度异常信号。其脑脊液白细胞增多数高于抗 NMDA 受体脑炎，脑脊液中 HSV 抗体检测阳性，抗病毒治疗有效。

2. 精神分裂症　抗 NMDA 受体脑炎部分患者可因精神行为异常为首发或唯一症状，需要鉴别。精神分裂症一般有家族病史，主要以精神行为异常，如环境、妄想、人格改变、认知障碍等为临床表现，一般不出现运动障碍、昏迷、中枢性通气不足等，治疗上以抗精神类药物治疗有效可鉴别。

五、诊疗经过

给予静脉注射人免疫球蛋白 24g/ 日，合并丙戊酸钠缓释片 500mg 2 次 / 天口服。2020 年 1 月 22 日停用免疫球蛋白静脉注射，继续丙戊酸钠缓释片 500mg/ 日口服。患者意识清晰，定向力完整，接触可，未引出幻觉、妄想，思维联想可，未见思维内容及形式障碍。情绪平稳，略显抑郁，烦躁消失。意志活动可，言语流畅，无异常行为，自知力完整。HAMD 量表评分为 10 分，mRS 评分为 0 分。脑电图示：正常范围脑电图。

六、随访

患者出院后 2 周、1 个月、2 个月、3 个月给予随访，患者无异常行为，情绪平稳，未再见癫痫发作，能正常学习、生活。服用激素治疗半年后停药，于 2020 年 12 月 30 日患者再次因"发作性意识丧失，伴肢体抽搐"入院治疗，14 天后出院，诊断为抗 NMDA 受体脑炎。14 天后出院。持续随访中。

七、病例分析

抗 NMDA 脑炎诊断一直是个难题。将近 70% 的患者存在非特异性前驱期表现，如头痛、低热、恶心及以上呼吸道感染症状，极难与呼吸道系统疾病区分。目前认为检测血清和脑脊液的抗 NMDA 受体抗体是较为有效的手段。此类患者常与肿瘤合并出现，其中以畸胎瘤为主，故需进行超声、CT 等影像学检查，以确定是否存在肿瘤。即使未发现肿瘤者仍建议患者定期行影像学检查。治疗上，国内外尚无统一标准。目前临床普遍认同的一线治疗为免疫球蛋白注射治疗、血浆置换、糖皮质激素治疗，二线免疫治疗则以免疫抑制剂为主，本案例中采用免疫球蛋白注射治疗。本病例诊断需排除双相情感障碍，患者在病史中存在情绪低落、兴趣下降、精力下降、悲观、自我评价低、自杀意向、睡眠障碍等症状，病史 1 个月余，符合重度抑郁发作的诊断标准，未查及以情感高涨为主的躁狂发作。病史中出现短暂的伤人、伤己、外走症状，但患者此时存在意识障碍，事后难以回忆，不考虑为易激惹症状。尽管患者存在双相情感障碍家族史，暂构不成双相情感障碍的诊断。患者以情绪低落为主要精神异常表现，异于常见的以言行紊乱为主要表现的抗 NMDA 受体脑炎。大量功能磁共振研究显示，患者在颞叶异常时可出现抑郁情绪，本案例中结合患者 24 小时动态脑电图示右侧颞叶慢波改变，病情好转后脑电恢复正常，推测可能机制为不明原因感染诱发抗 NMDA 受体的自身抗体形成，进而产生自身免疫性反应导致颞叶神经系统受损，而非罹患抑郁症。这名患者后期的随访，激素停用后半年，再次出现抗 NMDA 脑炎的二次发生，进一步明确诊断。

八、疾病介绍

抗 N- 甲基 -D- 天冬氨酸受体（N-methyl-D-aspartate receptor，NMDAR）脑炎是一种与抗 NMDA 受体抗体相关的自身免疫性疾病，是一种边缘叶脑炎，其发病机制尚不清楚。这一疾病于 2007 年由宾夕法尼亚大学的 Dr.Josep Dalmau 团队首次报道，并于 2008 年被正式命名，临床表现为精神异常、痫性发作、意识障碍、中枢性通气不足、运动障碍以及自主神经功能紊乱。任何年龄均可发病，好发于儿童及青年女性，最常见于伴有卵巢畸胎瘤的青年女性。患者发病年龄最小为 2 个月，最大为 85 岁。抗 NMDA 受体脑炎曾经被命名：急性弥散性淋巴系统性脑膜脑炎、急性可逆性边缘性脑炎、急性青年女性非疱疹性脑炎。前驱期：5 天左右，发病之初通常有发热、头痛、乏力等非特异的病毒感染类似前驱症状。精神症状 / 癫痫发作期：20 天左右，最初出现精神行为的异常，患者可出现情感障碍如冷漠、抑郁、恐惧，或类躁狂症状，认知功能下降，记忆力减退，人格改变等，以及类似精神分裂症的表现，如思维障碍、幻觉、妄想，患者通常伴有明显意识障碍，还可伴有癫痫发作，少数患者甚至出现癫痫持续状态。强直（无反应）期：表现为沉默寡言、运动不能、对语言命令无反应，呈痉挛性张力障碍姿势，有时出现模仿言语和动作。运动过渡（不随意运动）期：一般首先表现为口舌肌运动障碍，如反复舔舌头、咀嚼动作，症状逐渐发展为不自主的口—面—肢体运动障碍，像持续张闭口动作、做鬼脸、肌阵挛发作、上肢舞蹈样动作等，该时期可能出现自主神经功能紊乱症状、中枢性通气不足等，此期历时最长也最关键，症状的发作很危险甚至可能致命。该疾病总体转归良好，免疫调节治疗可以完全消除其症状，早期识别显著改善抗 NMDA 脑炎患者的转归，但是部分患者遗留认知及行为问题。

九、病例点评

抗 NMDA 受体脑炎首次发现距今只有短短十多年，是一种罕见的免疫介导疾病，多发生于儿童及年轻成人，女性较男性多见。该病常与卵巢肿瘤及畸胎瘤存在关联。约 90% 的患者存在突出的精神及行为症状。以近记忆缺损、自主神经功能障碍、精神行为异常及癫痫发作为特点。抗 NMDA 受体脑炎病因不明确，大多有不典型的临床症状，漏诊误诊率高。抗 NMDA 受体脑炎患者针对 NMDA 受体 GluN1 亚单位产生了 IgG 自身抗体。这些自身抗体不仅可作为诊断标志物，同时具有致病性，改变了 NMDA 受体相关突触传导，进而引发一系列症状。

中华医学会神经病学分会于 2017 年 2 月发布了《中国自身免疫性脑炎专家共识》，正式提出了抗 NMDA 受体脑炎的诊断标准和治疗方案。其中提到确诊抗 NMDA 受体脑炎需要符合以下 3 个条件：①下列 6 项主要症状中的 1 项或者多项：a. 精神行为异常或者认知障碍；b. 言语障碍；c. 癫痫发作；d. 运动障碍 / 不自主运动；e. 意识水平下降；f. 自主神经功能障碍或者中枢性低通气；②抗 NMDA 受体抗体阳性；③合理地排除其他病因。而对于精神症状的控制，可以选用的药物包括奥氮平、氯硝西泮、丙戊酸钠、氟哌啶醇和喹硫平等药物。需要注意药物对意识水平的影响和锥体外系的不良反应等；免疫治疗起效后应及时减停抗精神病药物。

ICD-10 没有该疾病诊断条目，ICD-11 增加了该疾病的诊断条目。近期多项研究中，也可以很好地提示我们精神科临床医生，帮助我们临床的识别和诊断。Dalmau 博士及其合作者去年于《柳叶刀·神经病学》发表综述，并提出缩写词（SEARCH For NMDAR-A）（直译为"寻找抗 NMDA 受体抗体"），依次代表了抗 NMDA 受体脑炎的 13 个关键信息点——Sleep dysfunction：睡眠紊乱，Excitement：兴奋，Agitation：激越，Rapid onset：急骤起病，Child and young adult predominance：多见于儿童及年轻成人，History of psychiatric disease（absent）:（无）精神疾病史，Fluctuating catatonia：呈波动性的紧张症，Negative and positive symptoms：阴性及阳性症状，Memory deficit：记忆损害，Decreased verbal output：言语减少，Antipsychotic intolerance：抗精神病药不耐受，Rule out neuroleptic malignant syndrome：排除抗精神病药所致恶性综合征，

Antibodies：抗体最后一个 A 也代表其他检查（Additional testing），包括核磁共振、脑脊液及脑电图。还有其他研究症状的汇总可以提示精神科医生，544 名抗 NMDA 受体脑炎患者中，最常见的精神症状为激越，见于 59% 的患者。精神病性症状也很常见，尤其是幻视及行为紊乱，见于 54% 的患者。紧张症见于 42% 的成年患者，以及 35% 的儿童患者。一些危险信号也可提醒精神科医生，眼前的这位患者可能罹患抗 NMDA 受体脑炎。

抗 NMDA 受体脑炎严重时可致命，但大部分患者对免疫治疗反应良好。如果可行，治疗潜在肿瘤也有助于改善病情。抗 NMDA 受体脑炎最常用的一线治疗手段包括类固醇、静脉给予免疫球蛋白及血浆置换，二线治疗包括抗 CD20 单抗利妥昔，以及环磷酰胺。除免疫治疗外，抗 NMDA 受体脑炎患者也可以从支持治疗及精神科对症治疗中获益。抗 NMDA 受体脑炎患者对苯二氮䓬类药物耐受性良好，但对抗精神病药的耐受性常常不理想。电休克治疗用于抗 NMDA 受体脑炎的证据不一。此外，抗 NMDA 受体脑炎的康复过程可持续数月之久；其间患者常出现睡眠增加、食欲亢进及性欲亢进，导致康复进程复杂化。

目前，抗 NMDA 受体脑炎大部分患者会因为精神症状首先就诊于精神科，就像本案例汇报的患者，但是疾病的诊断和治疗大部分是在神经科完成的，所以，对于精神科医生而言，及时识别出可能患有抗 NMDA 受体脑炎的患者并建议其尽快转诊至神经科，是非常有意义的。

参考文献

［1］Dalmau J，et al.Paraneoplastic anti–N–methyl–D–aspartate receptor encephalitis associated with ovarian teratoma［J］.AnnNeurol，2007，61（1）：25–36.

［2］Dalmau J，et al.Anti–NMDA–receptor encephalitis：case series and analysis of the effects ofantibodies［J］.Lancet Neurol，2008，7（12）：1091–1098.

［3］中华医学会神经病学分会.中国自身免疫性脑炎诊治专家共识［J］.中华神经科杂志，2017，50（2）：91–98.

［4］Dalmau J，Armangué T，Planagumà J，et al.An update on anti-NMDA receptor encephalitis for neurologists and psychiatrists：mechanisms and models［J］.Lancet Neurol，2019，18（11）：1045-1057.

（病例提供：秦　君　青岛市精神卫生中心）

（点评专家：孙　平　青岛市精神卫生中心）